常见病药食宜忌丛书

·总主编　孟昭泉　孟靓靓·

心脏病药食宜忌

主　编　孟靓靓　刘云海

副主编　孟现伟　张晓芬　马　丽　卜令标

常文莉　张　昊

编　委　(以姓氏笔画为序)

丁　芳　卜令标　马　丽　毕　颖

刘云海　杨　敏　张　昊　张　峰

张成书　张晓芬　孟昭泉　孟靓靓

常文莉

中国中医药出版社

·北　京·

图书在版编目（CIP）数据

心脏病药食宜忌/孟靓靓，刘云海主编．—北京：中国中医药出版社，2016.11（2017.12重印）
（常见病药食宜忌丛书）
ISBN 978－7－5132－3568－6

Ⅰ.①心…　Ⅱ.①孟…　②刘…　Ⅲ.①心脏病－药物－禁忌　②心脏病－忌口
Ⅳ.①R541②R155

中国版本图书馆CIP数据核字（2016）第191781号

中国中医药出版社出版
北京市朝阳区北三环东路28号易亨大厦16层
邮政编码　100013
传真　010 64405750
山东百润本色印刷有限公司印刷
各地新华书店经销
*
开本 787×1092　1/16　印张 15.5　字数 340 千字
2016年11月第1版　2017年12月第2次印刷
书　号　ISBN 978－7－5132－3568－6
*
定价　39.00元
网址　www.cptcm.com

如有印装质量问题请与本社出版部调换
版权专有　侵权必究

社长热线　010 64405720
购书热线　010 64065415　010 64065413
微信服务号　zgzyycbs
书店网址　csln.net/qksd/
官方微博　http://e.weibo.com/cptcm
淘宝天猫网址　http://zgzyycbs.tmall.com

《常见病药食宜忌丛书》

编　委　会

总主编　孟昭泉　孟靓靓

编　委　(以姓氏笔画为序)

卜令标　于　静　山　峰　马　冉　马　丽

马庆霞　马金娈　王　琨　王冬梅　王宇飞

尤文君　方延宁　卢启秀　田　力　冯冉冉

冯明臣　毕　颖　朱　君　乔　森　刘云海

刘国慧　刘厚林　刘奕平　闫西鹏　米亚南

孙　田　孙忠亮　孙谊新　李　丽　李　波

李　峰　李　霞　李文强　杨文红　杨际平

杨宝发　杨慎启　宋丽娟　宋晓伟　张　申

张　会　张　昊　张　波　张文秀　张世卿

张成书　张庆哲　张珊珊　张晓芬　陈夫银

陈永芳　陈晓莉　苑修太　郑　晨　孟会会

孟庆平　孟现伟　胡丽霞　相瑞艳　钟妍妍

班莹莹　贾常金　顾克斌　徐晓萌　徐凌波

高　鹏　高淑红　郭洪敏　常文莉　董　伟

路　芳　谭　敏　魏艳秋

前 言

随着社会经济的发展和人民生活水平的提高，人们对自身保健的意识愈来愈强。一日三餐提倡膳食平衡，不仅要吃得饱，而且要吃得好，吃得科学，同时更注重饮食搭配方法。当患病以后，更要了解中西药物及食物之间的宜忌等知识。

食物或药物宜忌是指食物与食物之间、各种药物之间、药物与食物之间存在着相互拮抗、相互制约的关系。如果搭配不当，可引起不良反应，甚至中毒反应。这种反应大多呈慢性过程，在人体的消化吸收和代谢过程中，降低药物或营养物质的生物利用率，导致营养缺乏，代谢失常而患病。食物或药物宜忌的研究属于正常人体营养学及药理学范畴。其目的在于深入探讨食物或药物之间的各种制约关系，以便于人们在安排膳食中趋利避害。提倡合理配餐，科学膳食，避免食物或药物相克，防止食物或药物中毒，提高食物营养素或药物在人体的生物利用率，对确保身体健康有着极其重要的意义。

当患了某种疾病之后，饮食和用药需要注意什么；哪些食物或药物吃了不利于疾病的治疗，甚至加重病情；哪些食物吃了不利于患者所服药物疗效的发挥，甚至降低药效或发生不良反应；哪些药物不能同时服用，需间隔用药……这些都是患者及家属十分关心的问题。

因此，我们组织长期从事临床工作的专家，查阅海量文献，针对临床上患者及家属经常问到的问题，编写了《常见病药食宜忌丛书》，旨在帮助患者及家属解惑，指导药物与食物合理应用，以促进疾病康复。

患者自身情况各异，疾病往往兼夹出现且有其个体性，各种药食宜忌并非绝对，还需结合临床医生的建议，制定更为个性化方案，以利于疾病向愈。另外，中外专家对药食宜忌的相关研究从未停止，还会有更新的报道出现，我们将及时收录。基于上述原因，本丛书虽经反复推敲，但仍感未臻完善，其中的争议亦在所难免。愿各位读者、同道批评指正，以期共同提高。

本丛书在编写过程中，得到了有关专业技术人员的积极配合与大力支持，在此一并表示感谢。

《常见病药食宜忌丛书》编委会

2016 年 7 月

编写说明

新中国成立以来，我国人民的生活条件逐渐改善，卫生事业不断发展，传染病得到控制，婴儿死亡率下降，人民平均期望寿命明显增长。但由于生活方式的转变，心脏病已逐渐成为常见病，给社会及家庭带来沉重负担。这些都已引起社会的关注，并着手进行研究。

食物或药物宜忌，是指食物与食物之间、各种药物之间，存在着相互拮抗、相互制约的关系。如果搭配不当，可引起不良反应或中毒等。这些反应大多呈慢性过程，在人体的消化吸收和代谢过程中，降低药物或营养物质利用率，导致营养缺乏、代谢失常而患病。食物或药物宜忌的研究是属于正常人体营养卫生学及药理学范畴。其目的在于深入探讨食物或药物之间的各种制约关系，以便于人们在安排膳食中趋利避害。提倡合理配餐，科学膳食，避免食物或药物禁忌，防止食物或药物中毒，提高食物营养素或药物在人体的生物利用率，对确保身体健康有着极其重要的意义。

在多年的临床工作中，我们经常采用中西医结合的方法治疗疾病，获得了既经济又快速起效的效果。有时我们也经常指导患者及家属认识常见心脏病的临床特点，掌握一些简单方法，配合医生治疗，常能收到良好效果。为适应广大心脏病患者的需求，我们参考国内外有关资料，编写了《心脏病药食宜忌》一书。

本书对常见心脏病，每病按概述、食物宜忌（饮食宜进、饮食禁忌）、药物宜忌（中西药治疗及药物禁忌）进行了全面详细阐述。其内容通俗易懂、科学实用，是心脏病患者及其家属的必备读物，也可供广大医护人员阅读参考。

该书在编写过程中，曾得到有关专业技术人员的积极配合与大力支持，在此一并表示感谢。本书虽经反复推敲，但仍感未臻完善，批评、争议亦所难免，然金拭而后发光，玉琢而后成器，真理于争议中辨明，学术于批评中发展。笔者怀抛砖引玉之意，寄厚望于同仁及广大读者赐教。

主编

2016 年 8 月

目　录

一、心力衰竭

【概述】

心力衰竭不是一个独立的疾病，是各种病因心脏病的严重阶段，是多数器质性心脏病患者几乎不可避免的结局。传统的定义为在循环血量与血管舒缩功能正常时，由于心脏做功不正常而使心排血量不能够满足全身代谢对血流的需要，即称为心功能不全或心力衰竭。心功能不全表现为具有这两方面特征的临床综合征，临床上以心排血量不足、组织血液灌注减少，以及肺循环或体循环静脉系统淤血为特征，又称充血性心力衰竭。

1. 心力衰竭的临床类型

（1）按发病的缓急：分为慢性和急性心力衰竭，前者称为充血性心力衰竭。在疾病发生发展过程中，慢性心力衰竭可急性加剧，同理，急性心力衰竭经治疗后亦可演变为慢性心力衰竭。

（2）按主要受累部位：分为左、右心衰竭和全心衰竭。左心衰竭的特征是肺循环淤血，右心衰竭是以体循环淤血为主要表现。

（3）按心力衰竭时收缩与（或）舒张功能的改变：分为收缩功能不全性心力衰竭与舒张功能不全性心力衰竭，但有的患者可两种功能不全同时存在，成为混合性。

（4）根据心排血量属于绝对降低或相对不足：分为低排血量性心力衰竭和高排血量性心力衰竭。

（5）按心力衰竭时病理生理变化：分为原发性心肌收缩力减损性心力衰竭、负荷过度性心力衰竭及负荷量不足性心力衰竭。

2. 心功能分级

（1）NYHA 心功能分级：①Ⅰ级：体力活动不受限，一般体力活动不引起过度或不相适应的乏力、心悸、气促和心绞痛；②Ⅱ级：轻度体力活动受限，静息时无不适，日常体力活动可致乏力、心悸、气促和心绞痛；③Ⅲ级：体力活动明显受限，静息时无不适，但低于日常活动量即致乏力、心悸、气促和心绞痛；④Ⅳ级：不能无症状地进行任何体力活动，休息时可有心力衰竭或心绞痛症状，任何体力活动都可加重不适。

（2）Killip 分级：急性心肌梗死并发泵功能障碍按照 Killip 分级法进行分级，该分级法是按照临床症状及体征来判定。①Ⅰ级：无心力衰竭症状征象；②Ⅱ级：轻至中度心力衰竭，心尖部舒张期奔马律，肺部啰音在肺野 50% 以下；③Ⅲ级：肺部啰音在肺野 50% 以上；④Ⅳ级：心源性休克。

3. 病因

（1）基本病因：心力衰竭的基本病因很多，从病理生物角度可把心力衰竭的病因分为下列三个方面：

1）原发性心肌收缩功能障碍：①心肌病变：包括心肌病、心肌炎、心肌梗死等；②心肌代谢障碍：常见于冠心病、慢性肺心病、高原病、休克和严重贫血等各种疾病所致心肌缺血、缺氧引起的心肌代谢障碍。

2）心脏负荷过重：①压力负荷过重：又称后负荷过重。肺或体循环高压，左、右心室流出道狭窄，主动脉或肺动脉瓣狭窄等，均能使心室收缩时阻力增高，后负荷加重，引起继发性心肌收缩力减弱而导致心力衰竭。②容量负荷量过重：又称前负荷过重。瓣膜关闭不全、心内或大血管间左至右分流等，使心室舒张期容量增加，前负荷过重，也可引起继发性心肌收缩力减弱和心力衰竭。

3）心脏舒张受限：主要影响左心室松弛的疾病，如高血压性心脏病、肥厚性心肌病、主动脉瓣狭窄、老年人心脏和糖尿病，这些疾病通过延缓左心室的主动松弛而影响左心室充盈。主要影响左心室僵硬度的疾病，如心肌淀粉样变性、血色素沉着症、原发性限制性心肌病、心肌间质纤维化和心内膜心肌纤维化，这些病变早期常有左心室松弛性减退，晚期则左心室僵硬度增加，进而影响左心室充盈。

（2）诱发因素：80% ~90% 的心衰发生时有明确诱因，常见的有感染、心律失常、妊娠和分娩、体力活动和情绪激动、输血输液过多或过快、出血与贫血、电解质紊乱和酸碱平衡失调、使用抑制心肌收缩力的药物等。

4. 临床表现

（1）慢性左心衰竭

1）症状：左心衰竭的症状主要表现为肺淤血所致的症状。①疲乏无力：一般体力活动感乏力，系心排血量下降所致。②呼吸困难：是左心衰竭时较早出现和最常见的症状，为肺淤血和肺顺应性降低而致肺活量减少的结果。呼吸困难最初仅发生在体力劳动剧烈活动后，休息后可自行缓解，称为"劳力性呼吸困难"，系体力活动使静脉回流增加、肺淤血加重的结果，随肺淤血程度的加重，呼吸困难可在较轻的体力活动时甚至休息时也发生；有的则表现为夜间阵发性呼吸困难，典型发作多发生在夜间熟睡1 ~2 小时后，患者因气闷、气急而突然惊醒，被迫立即坐起，伴有阵咳、咳泡沫痰及（或）哮喘，后者又称心源性哮喘。发作较轻者坐起后数分钟呼吸困难可自动消退，严重者可发展为急性肺水肿。夜间阵发性呼吸困难的机制可能与卧位时静脉回流增加、膈肌上升、肺活量减少和夜间迷走神经张力增高有关。左心功能不全严重时，患者即使平卧休息也感呼吸困难，被迫半卧或坐位，称为端坐呼吸。由于坐位时重力作用，使部分血液转移到身体下垂部位，可减轻肺淤血，且横膈下降又可增加肺活量。在左心衰竭晚期，由于心排血量明显降低，脑组织缺血缺氧，呼吸中枢受抑制而呈现陈 - 施呼吸（Cheyne - Stokes respiration）。③咳嗽、咳痰及咯血：系肺泡和支气管黏膜淤血所致。痰常为浆液性，呈白色泡沫样，有时带血呈粉红色泡沫痰。④其他症状：左心衰竭时可出现发绀、夜尿增多、左肺动脉扩张压迫左喉返神经致声音嘶哑等症状，严重时，由于脑缺氧可出现嗜睡、烦躁甚至精神错乱等精神神经系统症状。

2）体征：除原有心脏病的体征外，左心衰竭的体征有以下两方面。①心脏体征：

一般有心脏扩大，以左心室增大为主，左心室极度扩张时，可发生相对性二尖瓣关闭不全而出现心尖区收缩期吹风样杂音。常有心率快，心尖可闻及舒张期奔马律，肺动脉瓣区第二心音亢进。部分患者可出现交替脉。②肺脏体征：夜间阵发性呼吸困难，发作时两肺有较多湿啰音，并可闻及哮鸣音、干啰音，吸气和呼气均有明显困难。约有25%左心衰竭患者产生胸水，以右侧多见。

（2）急性左心衰竭（急性肺水肿）：急性肺水肿是指血浆渗入肺间质，随后渗入肺泡内，影响到气体交换而引起的呼吸困难、咳嗽、咳泡沫痰症状的综合征。由心脏病所致的急性肺水肿，称为心源性肺水肿。心源性肺水肿的常见病因为急性左心衰竭，可因急性弥漫性心肌损害如急性心肌炎、急性广泛性心肌梗死等，致心肌收缩无力；因急性机械性阻塞，如严重的二尖瓣或主动脉瓣狭窄、左心室流出道梗阻、二尖瓣口黏液瘤或血栓的嵌顿、恶性高血压等所致心脏压力负荷过重；因急性容量负荷过重，如急性乳头功能不全、腱索断裂、瓣膜穿孔和主动脉窦瘤破裂等引起。一般说来，凡使左心室舒张末压和（或）左心房压力增加并使肺毛细血管压力升高至4.0kPa（30mmHg）以上即可发生急性肺水肿。根据肺水肿的发展过程和临床表现可将其分为以下5期：①发病期：症状不典型，患者呼吸短促，有时表现为焦虑不安，体检可见皮肤苍白湿冷、心率增快，X线检查肺门附近可有典型阴影。②间质性肺水肿期：有呼吸困难，但无泡沫痰，有端坐呼吸，皮肤苍白，常有发绀，部分患者可见颈静脉怒张，肺部可闻及哮鸣音，有时伴有细湿啰音。③肺泡内肺水肿期：有频繁咳嗽、极度呼吸困难、咳粉红色泡沫样痰等症状，体检发现双肺布满大、中水泡音，伴哮鸣音并有奔马律、颈静脉怒张、发绀等表现。④休克期：表现为血压下降、脉搏细速、皮肤苍白、发绀加重、冷汗淋漓、意识模糊等。⑤临终期：心律及呼吸均严重紊乱，濒于死亡。严重心力衰竭时可出现昏厥和心脏骤停。

（3）右心衰竭：多由左侧心力衰竭引起。出现右侧心力衰竭后，由于左心室排血量减少，肺瘀血现象常有减轻，呼吸困难亦随之减轻。单纯右心衰竭多由急、慢性肺心病引起。

1）症状：主要由慢性持续性体循环淤血引起各脏器功能改变所致，如长期胃肠道淤血引起食欲不振、恶心、呕吐等；肾脏淤血引起尿量减少、夜尿多、蛋白尿和肾功能减退；肝脏淤血引起上腹饱胀、肝区疼痛，长期肝脏淤血可引起心源性肝硬化。

2）体征：除原有的心脏病体征外，右心衰竭的体征有以下几方面：①心脏体征：因右心衰竭多由左心衰竭引起，故右心衰竭时心脏增大较单纯左心衰竭更为明显，呈全心扩大。以右心室增大为主者可伴有心前区抬举样搏动，剑突下常可见到明显搏动。心率增快，部分患者在胸骨左缘相当于右心室表面处听到舒张早期奔马律。右心室显著增大，可引起相对性三尖瓣关闭不全，在三尖瓣听诊区可闻及收缩期吹风样杂音。若有相对性三尖瓣狭窄时，在三尖瓣听到舒张早期杂音。②颈静脉充盈：颈外静脉充盈为右侧心力衰竭的早期表现。半卧位或坐位时在锁骨上方见到颈外静脉充盈，或颈外静脉充盈最高点距离胸骨角水平10cm以上，都表示静脉压增高，常在右侧较明显。严重右心衰竭静脉压显著升高时，手背静脉和其他浅表静脉也充盈，并可见静脉搏动。

③肝大和压痛：出现亦较早，大多发生在皮下水肿之前。压迫肝脏时，可见颈静脉充盈加剧。随心力衰竭的好转或恶化，肝大可在短期内减轻或增剧。长期慢性右心衰竭可引起心源性肝硬化。④下垂性水肿：早期右心衰竭水肿常不明显，多在颈静脉充盈和肝大较明显后才出现。先有皮下组织水分积聚，体重增加，到一定程度后才引起凹陷性水肿。皮下水肿先见于身体的下垂部位。病情严重者可发展到全身水肿。⑤胸水和腹水：以右侧胸水多见，亦可为双侧胸水，但以右侧胸水量较多。腹水大多发生于晚期。⑥发绀：单纯右心衰竭所致者，发绀多为周围性，出现在肢体的下垂部位及身体的周围部位；全心衰竭患者，发绀为混合性，即周围性和中心性发绀并存。⑦心包积液：右心衰竭或全心衰竭时可发生心包积液。⑧其他：晚期患者可有明显营养不良、消瘦，甚至恶病质。

（4）全心衰竭：同时具有左、右心衰竭的表现。

5. 辅助检查

心力衰竭的诊断主要依靠临床症状和体征，有些实验室检查对诊断有帮助。

（1）X线检查：左心衰竭早期即肺静脉充盈期时仅见肺上叶静脉扩张，下叶静脉较细，肺门血管影清晰。在肺间质水肿期可见肺门血管影增粗、模糊不清，肺血管分支扩张增粗，或肺叶间淋巴管扩张。两肺下野侧可形成水平位的 Kerley B 线。在肺泡水肿阶段，开始可见密度增高的粟粒状阴影，继而发展为云雾状阴影。急性肺水肿时可见自肺门伸向肺野中部及周围的扇形云雾状阴影。此外，左心衰竭有时还可见到局限性肺叶间单侧或双侧胸水。慢性左心衰竭患者还可有叶间胸膜肥厚，左心房或左心室增大。右心衰竭继发于左心衰竭者，X线检查显示心脏向两侧扩大。单纯右心衰竭者，可见右心房及右心室扩大，上腔静脉阴影增宽，可伴单侧或双侧胸水。

（2）心电图：心电图上 V_1 导联的 P 波终末向量（Ptf）是反映左心功能减退的良好的指标，研究表明 $Ptf-V_1$ 与肺毛细血管楔压有一定关系，可间接反映左心房及左心室的负荷及功能状态，在无二尖瓣狭窄时，若 $Ptf-V_1$ 小于 -0.03（mm·s），提示早期左心衰竭的存在。

（3）实验室检查：可有水电解质紊乱及酸碱平衡失调，可有肝肾功能异常。

（4）心功能检查：除依靠临床表现判断左心室功能不全外，左心室功能的评价包括有创性（如左心导管、右心漂浮导管和血管X线造影等）和无创性（如放射性核素扫描、超声心动图和计算机断层扫描、磁共振成像等）方法。

【饮食宜忌】

1. 饮食宜进

（1）饮食原则

1）补充蛋白质：康复期和慢性心力衰竭患者应保持各种氨基酸和蛋白质的摄入量，蛋白质以动物性、植物性各半为宜。

2）应食半流质饮食或软食：心力衰竭（心功能不全）患者胃肠道充血，消化能力差，应予患者进食易消化、富有营养的流质或半流质饮食，如牛奶、米汤、藕粉、鸡蛋汤、菜汁、水果汁、面条、馄饨、蒸蛋羹等。进食不宜过饱，当少食多餐。

3）多食新鲜水果和蔬菜：可以使人体获得丰富的维生素、无机盐和纤维素。纤维素可减低胆固醇的生成，有助于人体对食物的消化、吸收。

4）必须给予充足维生素：尤其注意维生素 B、维生素 C、E 族维生素的足够供给，适当多食绿叶菜、豆芽、水果。

5）应供给一定量铬、锰、镁、碘、钾等无机盐：应考虑从谷类、豆类、坚果、茶叶、绿叶菜、食用蕈类、海产品、土豆、番茄等中吸取。

6）当辨证用膳：据证酌情选食具有益气、补血、温阳、滋阴、强心、健脾、益肾、通阳、利水、活血、化瘀等功能之食品，如红枣、龙眼、生姜、牡蛎肉、猪心、赤豆、鲫鱼、冬瓜、桃仁等。

（2）饮食搭配

1）冬瓜与芦笋：芦笋营养丰富，含有的门冬酰胺能有效抑制肿瘤生长，且有降血压、降血脂作用，若配以甘淡微寒、清热利尿、解毒生津的冬瓜，不仅清凉爽口，而且有良好的保健效果，适于心力衰竭患者食用。

2）荠菜与瘦肉：二者搭配，营养丰富，有补心脾、益肾气、降血压、止血凉血的作用，适于心力衰竭患者食用。

3）蘑菇与油菜：蘑菇和油菜富含纤维素，可缩短食物残渣在消化道中的停留时间，减少有害物质及胆固醇的吸收，适于心力衰竭患者食用。二者搭配，亦可防老、抗衰、润肤。

（3）药膳食疗方

1）鲫鱼茶叶汤：鲫鱼 1 条（约 200g），茶叶 6 ~ 9g（绿茶、花茶均可）。鱼洗净，去内脏，将茶叶装入鱼腹中，用线缝好，加水煮熟。饮汤食鱼肉。每日 1 ~ 2 剂，连食数日，适于心力衰竭康复期或慢性心力衰竭。濒于昏迷者不可服食。

2）瓜皮赤豆汤：西瓜皮 100g（干者 30g），冬瓜皮 100g（干者 30g），赤小豆 30g。同煮汤，代茶频服。每日 1 剂，连饮 1 ~ 2 周。适于心力衰竭心悸、喘咳、肢肿较著者，也可用于肾炎水肿。畏寒、胸痛无明显水肿之心力衰竭不宜饮服。

3）鲜椰汁：新鲜椰子汁不拘量，频频饮服。适于心力衰竭见神疲乏、肢肿、纳少者。心胸闷痛、喘咳较著之心力衰竭不宜多饮。

4）山楂肉片：山楂 50g，瘦猪肉 250g，姜、葱、糖、醋、花椒、黄酒适量。山楂与瘦肉同煮至七成熟时取出，肉切片，与各调料拌匀，腌 1 小时，沥干，入烧热菜油中炸至微黄，再将山楂与肉片同炒至熟，淋上香油，加少许味精、白糖服食。每日分 2 次食，时时服食。适于慢性心力衰竭见神疲乏力、气短、纳差者及高血压、冠心病患者等。咳喘较著、肢肿明显者不宜多食。

5）红枣炖羊心：红枣 10 枚，羊心 1 只。羊心洗净，切片。红枣洗净，与羊心同煮沸，撇去沫，加入适量料酒、葱花、姜末，煨至烂熟，精盐、味精少许调味，并淋上麻油。佐餐食用，每日 1 剂，时时服食。适于各型慢性心力衰竭。急性期及严重心力衰竭则不宜多食。

6）牡蛎鸡蛋汤：鲜牡蛎肉200g，鸡蛋2只。牡蛎肉洗净，加料酒、姜末、葱花，烧熟，打入蛋糊，再煮沸，调味服食。每日1剂，时时服食。适于口渴、纳少、心悸失眠属心阴亏虚之慢性心力衰竭。急性心力衰竭咳喘较甚或肢肿显著者不宜食用。

2. 饮食禁忌

（1）忌空腹大量饮酒：酒中的乙醇对人体的神经、消化、循环系统都有一定的损害作用。空腹饮酒时，乙醇的吸收量是平时饮酒的几十倍。乙醇被吸收后，就会刺激中枢神经，引起心搏加快，血液循环量增加，心肌耗氧量增加，从而加重心力衰竭症状。

（2）忌大量饮用咖啡、茶叶等刺激性饮料：这些液体进入人体后，可引起兴奋、烦躁、呼吸加快、心搏加快、心律失常等，不利于本病症状的控制。因此，本病患者应当禁忌饮用刺激性饮料。

（3）忌大量饮水：过量饮水可使有效循环血容量增加，加重心脏负担，从而加重病情。

（4）忌暴饮暴食：过量的饮食会迅速使胃充盈，膈肌抬高，压迫心脏，增加心脏负担。心功能不全的患者往往不能适应这种变化，常导致病情加重甚至死亡。

（5）限制碳水化合物摄入，控制总热量：以保持标准体重为限。

（6）忌过食香蕉：因香蕉中含有丰富的钠，过食香蕉会增加钠在体内的潴留，导致水肿，对心力衰竭患者病情不利。

【药物宜忌】

1. 西医治疗

（1）一般治疗

1）休息：目的是为了减轻心脏的工作量，休息可使肾血流量增加，有利于钠和水的排泄及水肿的消退，使心率减慢、心肌耗氧量减少。必要时可应用镇静安眠剂。

2）吸氧：心力衰竭患者都有不同程度的低氧血症，因此吸氧十分必要。尤其在急性肺水肿、急性肺梗死、肺心病、急性心肌梗死及其他出现青紫的心力衰竭，需吸氧治疗。

（2）利尿剂的应用

1）噻嗪类利尿剂：常用的噻嗪类利尿剂有：氢氯噻嗪25mg，每日2~3次；环戊噻嗪0.25~0.5mg，每日2~3次，口服。此类药长期服用时，宜隔日服用。

2）袢利尿剂：常用制剂有：呋塞米（速尿），口服20~40mg，每日1~2次，亦可肌内注射或静脉注射20~40mg，每日1~2次。利尿效应与其单剂量密切相关，在未达到其最高极限前，剂量愈大，利尿作用愈强。肾小球滤过率很低时，给予大剂量（呋塞米500~1000mg）仍有促进利尿效果。静脉注射的效果优于口服。依他尼酸，口服25~50mg，每日1~2次；静脉注射25~50mg，每日1~2次。布美他尼（丁苯氧酸），1mg口服，每日1~2次；静脉注射0.5~2mg，每日1次。吡咯他尼，3~18mg/d，分2~3次口服。

3）保钾利尿剂：常用制剂有螺内酯 20～40mg，每日 3～4 次；氨苯蝶啶 50～100mg，每日 3 次。阿米洛利，作用机制与氨苯蝶啶相似，一般剂量为 5～10mg，每日 1～2 次。呋喃蝶呤 300～600mg，分 2～3 次口服。

4）其他利尿剂：已较少或很少用于心力衰竭的利尿剂有碳酸酐酶抑制剂、汞利尿剂、嘌呤类利尿剂和渗透性利尿剂等。

（3）血管扩张剂的应用

1）直接作用于血管平滑肌的扩张剂：①硝普钠：初始量 10μg/min，每 5 分钟增加 5～10μg/min，直至发生疗效或低血压等副作用。最大剂量可用至 400μg/min。②硝酸酯制剂：常用制剂：a. 硝酸甘油：舌下含服，每次 0.6mg，疗效不显著时，可每 5～10 分钟增加 1 次。静脉滴注，最初剂量 10μg/min，无效时可渐增剂量，最高剂量 200μg/min。停药时逐渐减量，以免发生“反跳”。b. 硝酸异山梨醇酯：含服时 5～10mg/次，每 3 小时 1 次，口服，最初剂量 10mg，可渐增至 20～40mg，每 4～6 小时 1 次。c. 单硝酸异山梨酯：为二硝酸异山梨醇酯的活性代谢产物，与母药比，生物利用度更高，作用维持时间更长。常用量为每次 10～20mg，每日 3 次。③肼屈嗪：从小剂量开始，先给予 10～25mg/次，每日 3 次，以后递增至 50mg/次，每 6 小时 1 次。肌内注射或静脉注射的剂量为每次 20～40mg。

2）α 受体阻滞剂：盐酸哌唑嗪，口服用量为首剂 0.5mg，如无不良反应，开始每次 1mg，每日 3 次，可按需要逐渐加量。乌拉地尔，口服 30～60mg/次，每日 1～2 次；静脉初次负荷量为 12.5～25.0mg，必要时 10～15 分钟后可再重复 1 次，静脉滴注以 2～4μg/（kg·min）速度滴注，每日 1 次，也可 24 小时连续应用，并酌情调整用药剂量和速度。

3）血管紧张素转换酶抑制剂（ACEI）：①卡托普利：初始量 6.25mg，1 小时后测血压，如无低血压，以后可逐步增至 25mg，每日 3 次。最大用量为 150～400mg/d。口服半小时起效，1～1.5 小时达高峰，持续 6～8 小时。②依那普利：其药理作用、疗效与卡托普利相似，但副作用更小。本品为长效口服制剂，初始量 2.5mg，3 小时后测血压，如无低血压，以后可逐步增量至 10～15mg，每日 1～2 次。作用持续 12～24 小时。③培哚普利：初始量 2mg，以后增至 4mg，每日 1 次。

4）钙拮抗剂：①硝苯地平：口服或舌下含服，常用量为 10～20mg，每日 3～4 次。②尼卡地平：该药为第二代钙拮抗剂，其药理作用、疗效与硝苯地平相似，但其副作用发生率低。口服剂量 40～160mg/d，分 3～4 次口服，静脉给药剂量为每次 5～10mg。

（4）β 受体阻滞剂的应用：应从极小剂量开始，观察患者反应，逐渐增量。美托洛尔，口服 6.25mg 后，观察血压、心率、心力衰竭症状和体征 3～4 小时，若无不良反应可用 6.25mg，每日 2 次。若耐受性好，可加量。阿替洛尔，口服 25～50mg/d，每日 1 次。

（5）正性肌力药的应用

1）洋地黄类：①快速作用制剂：适用于急性或慢性充血性心衰急性加重时。a. 毒毛旋花子苷 K、G，0.25～0.50mg，静脉滴注，5 分钟起效，0.5～1.0 小时达高峰。b.

毛花苷C，静脉注射，每次0.2～0.4mg，24小时总量1.0～1.6mg，5～10分钟起效，0.5～2.0小时达高峰。②中速作用制剂：适用于中度心力衰竭或维持治疗。最常用的制剂是地高辛，给药方法有两种：a. 负荷量加维持量法：0.25mg，每日3次，共2～3日，以后改成维持量，每日0.25～0.50mg。b. 维持量法：每日0.25～0.50mg，约经5个半衰期（5～7日）后可达稳态治疗血浓度，此种用法可使洋地黄中毒的发生率明显降低。静脉应用地高辛，起效快，血浓度高，易与口服地高辛进行剂量折算（口服地高辛生物利用度约为75%）。

2）环核苷酸（CAMP）依赖性正性肌力药：氨力农，负荷量0.75mg/kg，缓慢静脉注射，继以5～10μg/（kg·min），静脉滴注。米力农，负荷量50μg/kg，缓慢静脉注射，继以0.25～0.50μg/（kg·min），维持静脉滴注。

（6）急性左心衰竭的治疗

1）迅速有效纠正低氧血症：鼻导管或面罩高浓度、大剂量吸氧（＞5L/min）。有泡沫痰时在湿化瓶内加入40%～70%乙醇以消除泡沫。

2）减轻心脏负荷：坐位垂腿减少静脉回心血量。简便急救治疗：先舌下含服硝酸甘油0.6mg，每5分钟1次，效果不明显时可应用静脉血管扩张剂硝普钠静脉滴注，用血管扩张剂时要监测血压，血压小于12.0/5.3kPa（90/40mmHg）时也可同时应用多巴胺以维持血压。

3）镇静、减慢呼吸：吗啡，5～10mg，静脉注射。

4）利尿剂：呋塞米，20mg，静脉注射，必要时可加大剂量。

5）强心苷的应用：以二尖瓣狭窄为主的快速性心房颤动或室上性心动过速引起的肺水肿首选毛花苷C，0.4mg静脉注射。以左心室扩大为主，未使用强心苷者选用毒毛花苷K 0.25mg，或毛花苷C 0.2～0.4mg，静脉注射。

6）辅助治疗：①氨茶碱：哮鸣音明显的患者可将氨茶碱0.25g溶于5%葡萄糖液20mL中缓慢静脉注射，或氨茶碱0.50g溶于5%葡萄糖液250mL，静脉滴注。②呼吸困难明显时，可行气管插管，呼吸机辅助呼吸，必要时加用呼气末正压通气（PEEP），可有效地提高血氧分压，缓解呼吸困难症状和呼吸肌疲劳，阻止恶性循环。③主动脉内气囊反搏（IABP）：适用于冠心病心肌梗死伴心源性休克时，以改善冠状动脉灌注及排血阻抗，继而改善心功能。④持续性静脉血液滤过（CAVH）：适用于高度水肿、利尿效果不好或伴有肾功能不全患者，可迅速脱水，减轻心脏前负荷，改善心功能。

2. 中医治疗

（1）辨证治疗

1）心脾气虚，瘀饮阻肺

主症：心悸，怔忡，失眠，多梦，气短，胸闷，头晕，多汗，下肢轻度水肿，两颧暗红或咳痰带血，脉细数或结代，苔薄舌淡或红。

治法：补脾养心，活血化饮。

方药：养心汤（《证治准绳》）加减。太子参30g，黄芪20g，甘草6g，肉桂6g，五味子6g，当归30g，丹参18g，茯苓30g，泽泻20g，远志12g，酸枣仁16g。

加减：若喘咳明显，加葶苈子 15g，杏仁 8g，桑白皮 30g；若心悸明显，加生龙骨、生牡蛎各 30g，麦冬 20g；若反复感冒体虚，加玉屏风散。

用法：水煎服，每日 1 剂。

2）脾肾阳虚，水湿泛滥

主症：心悸，气短，下肢水肿明显，甚则腰骶及周身水肿，腰酸膝冷，恶寒，乏力或伴有腹水、腹胀、纳少、尿少、大便溏，脉沉弱结代，苔白，舌淡暗或紫暗。

治法：补脾温肾，化气利水。

方药：实脾饮（《济生方》）加减。黄芪 30g，附子 15g，茯苓 30g，干姜 6g，白术 9g，木瓜 15g，大腹皮 15g，猪苓 30g，泽泻 20g，车前子 15g。

加减：若脘腹胀满纳少，加苏叶 9g，陈皮 9g，厚朴 9g；若水肿尿少明显，加肉桂 5g，冬瓜皮 30g；若咳喘、夜难平卧、阳虚水泛，加桂枝 9g，甘草 10g，五加皮 9g，桑白皮 30g，生龙骨、生牡蛎各 30g。

用法：水煎服，每日 1 剂。

3）肺肾两虚，水气上泛

主症：咳喘，心悸不宁，气短动则尤甚，端坐倚息，不能平卧，痰白而稀，面白，唇青，尿少，脉虚数或滑数，舌苔白或白润，舌淡暗。

治法：补肺益肾，纳气利水。

方药：济生肾气丸（《济生方》）合生脉饮（《内外伤辨惑论》）加减。干地黄、山茱萸各 20g，茯苓 30g，泽泻 20g，丹参 18g，肉桂 6g，附子 15g，车前子 30g，牛膝 9g，人参 6g，麦冬 15g，五味子 6g。

加减：若咳喘明显，加葶苈子 15g，生龙骨、生牡蛎各 30g，桑白皮 30g；若脘腹胀明显，加苏叶 9g，木瓜 12g，焦槟榔 15g。

用法：水煎服，每日 1 剂。

4）心肾气阴两虚，瘀饮壅塞三焦

主症：心悸，气短，动则喘息，多汗，口干，心烦，头昏，耳鸣，少寐，腰酸腿软，脘腹胀满，胁下痞块，下肢水肿，脉细数结代，舌红苔腻。

治法：益气养阴，通利三焦。

方药：生脉饮（《内外伤辨惑论》）加味。人参 9g，玉竹 15g，麦冬 15g，五味子 6g，黄芪 30g，制附子 12g，生地黄、熟地黄各 20g，丹参 30g，泽泻 20g，茯苓 30g。

加减：若口干、心烦内热明显，加连翘 15g，元参 30g；若胸闷胸痛，加川芎 9g，瓜蒌 15g，薤白 12g；若胁痛肝大，加三棱 9g，赤芍 30g，牡蛎 30g；若心悸明显，加生龙骨、生牡蛎各 30g，紫石英 20g。

用法：水煎服，每日 1 剂。

5）心肝气虚，水血瘀阻

主症：面色暗，唇绀，胸闷，胸痛，心悸怔忡，胁下痞块，脘腹胀，腹水，下肢肿，大便秘结，脉沉涩，舌暗有瘀点。

治法：调气活血，泻下利水。

方药：补阳还五汤（《医林改错》）加减。生黄芪30g，生地黄20g，柴胡6g，当归9g，赤芍15g，泽泻、泽兰各15g，丹参30g，三棱10g，苏叶9g，木瓜12g，焦槟榔15g。

加减：若气阴虚明显，加太子参30g，玉竹15g，元参30g；喘憋、气短明显，加肉桂6g，山茱萸20g，补骨脂20g；腹水、尿少，加冬瓜皮30g，葶苈子15g，黑白丑9g。

用法：水煎服，每日1剂。

6）心阳虚脱，湿浊壅盛

主症：喘憋，心悸，烦躁不安，端坐倚息，咳吐痰涎或粉色痰，尿少，脉疾数，舌淡。

治法：回阳救逆，填精固脱。

方药：六味回阳饮（《景岳全书》）合生脉饮（《内外伤辨惑论》）加减。麦冬15g，人参9g，五味子6g，附子20g，炮姜9g，当归12g，熟地黄20g。

加减：若喘憋、淋漓汗出，加山茱萸30g，生龙牡（各）24g，浮小麦30g；尿少，加茯苓30g，泽泻20g，车前子15g。

（2）验方

1）心力生丸：黄芪4份，人参、党参、当归、萹蓄、炒枣仁、甘草各3份，麦冬、天冬、五味子、熟地黄、制附子、元参、三棱、槟榔、泽泻、桂枝各2.5份，以上药按比例，加蜜等炼制为丸，每丸重6g，每次1丸，每日2次，适于慢性心衰缓解期心肾阴阳两虚。

2）薯蓣丸：薯蓣30份，神曲、当归、桂枝、生地黄、黄豆卷各10份，人参、阿胶各7份，茯苓、柴胡、桔梗各5份，杏仁、防风、白术、麦冬、白芍、川芎各6份，丹参、干姜各3份，甘草28份，白蔹2份，大枣100枚。大枣为膏，合以上药炼蜜为丸。每丸10g，每次1丸，每日3次，黄酒或温水送服。适于多种虚劳疾病、慢性心脏病心功能不全缓解期康复治疗。

3）强心栓：葶苈子、桑白皮、赤芍、生黄芪、汉防己，按1：2：1：1：1比例配成药膏，药膏占生药的10.5%，制成锥形栓剂，每粒重2g，含生药1g，每次1粒，每日2次；重症每日3次，肛门纳入，深4cm。适于慢性心衰急性发作期。

4）心衰合剂：葶苈子、桑白皮、车前子、生黄芪、丹参、太子参各30g，泽泻、麦冬各15g，五味子、当归各10g，水煎服，每日1剂。适于慢性心衰气阴两虚型。

3. 药物禁忌

（1）利尿药

1）不宜多食味精：味精的主要成分为谷氨酸钠，服用味精后既可加重钠水潴留又有协同排钾的作用，增加低血钾的发生率。故服用排钾利尿药期间应少食或不食味精。

2）忌同时饮酒及酒制品：排钾利尿药可导致体内钾减少，而酒及酒制品（药酒、含乙醇饮料等）亦可使钾减低，加重低血钾症状，从而使心肌对洋地黄类强心药敏感性增高，发生中毒反应。另外，依他尼酸等与酒所含的乙醇均有抑制中枢神经、扩张血管的作用，若二者合用可加重体位性低血压。

3）不宜高盐饮食：因服用氢氧噻嗪期间，若食盐过多（如过食腌鱼、腌肉等），不利于其利尿作用的发挥。

4）服保钾利尿药不宜食用含钾高的食品：因保钾利尿药（如螺内酯、氨苯蝶啶、阿米洛利）可引起血钾增高，若与含钾高的食物（如蘑菇、大豆、菠菜、川冬菜等）同用，易致高钾血症。

5）忌饭前服氯化钾：氯化钾对胃肠道有刺激作用，空腹服用可加重胃肠道反应。而饭后服用，食物可以起到屏障作用，保护胃肠道黏膜，减少或避免药物的不良刺激。因此，心力衰竭患者利尿后补充氯化钾时，应在饭后服用。

6）不宜与二氮嗪合用：因降压药二氮嗪与利尿药合用可使后者的利尿作用减弱。

7）呋塞米不宜与苯妥英钠或苯巴比妥合用：因两药合用可使呋塞米利尿作用减弱，尿量减少50%。这是由于苯妥英钠干扰了呋塞米的吸收。

8）呋塞米不宜与氯贝丁酯合用：因两药合用可出现尿量明显增加，并出现肌肉僵硬、酸痛、腰背疼痛及全身不适。多尿可能是由于氯贝丁酯竞争性取代呋塞米与血浆白蛋白结合，使血浆中游离呋塞米浓度增高所致。肌肉综合征偶见于氯贝丁酯的不良反应，也可能由于利尿后失钾、失钠所致。两药合用后，氯贝丁酯的半衰期从12小时增至36小时，药物在体内的蓄积可能是加重不良反应的原因。

9）呋塞米、氢氯噻嗪不宜与环孢素合用：呋塞米、氢氯噻嗪可竞争性抑制尿酸的分泌排出，与免疫抑制药环孢素合用，可使肾小管重吸收尿酸增加，血清尿酸浓度增高，从而诱发痛风。

10）呋塞米、氢氯噻嗪不宜与肌肉松弛药合用：因呋塞米、氢氯噻嗪易致低血钾，而低血钾可增强肌肉松弛药如筒箭毒碱的肌松和麻醉作用。

11）呋塞米、氢氯噻嗪慎与洋地黄制剂同服：因为呋塞米、氢氯噻嗪排钠的同时，也增加尿钾的排出，易引起低血钾，而低血钾可使心肌对洋地黄敏感化，导致洋地黄中毒，出现严重心律失常。必须合用时，应补充氯化钾或摄入含钾丰富的食物，如橘子、西红柿等。

12）呋塞米、依他尼酸忌与氨基糖苷类抗生素合用：因呋塞米、依他尼酸与氨基糖苷类抗生素（如链霉素、庆大霉素、卡那霉素、新霉素等）对第八对脑神经均有刺激作用，可使耳毒性增加，导致听力减退或暂时性耳聋。

13）呋塞米、氢氯噻嗪、依他尼酸不宜与糖皮质激素合用：因为糖皮质激素（如泼尼松、地塞米松、氢化可的松）有从组织中动员钾并使其从肾脏排泄的作用，而呋塞米等亦可促进钾排泄，使钾的排泄量显著增加。所以两药一般不宜合用，若确需合用，应加服氯化钾。

14）氢氯噻嗪慎与普萘洛尔同用：有资料表明，氢氯噻嗪与普萘洛尔并用时可引起血浆极低密度脂蛋白、三酰甘油、磷脂及胆固醇浓度增高，有潜在增加冠心病的危险。因此，对伴有冠心病的患者，不宜将两药同用。

15）氢氯噻嗪不宜与阿司匹林合用：因两药均可轻度增加血尿酸含量，并用易诱发痛风。

16）氢氯噻嗪不宜与碳酸锂并用：由于两者都能抑制肾小管对 Na^+ 的重吸收，合用易引起血钠降低，促使组织对锂的摄取，导致锂中毒，出现心力衰竭。

17）氢氯噻嗪不宜与氯化铵合用：因两药合用会引起血氨增高，对肝功能障碍患者易致肝性脑病。

18）噻嗪类利尿药忌与甘珀酸合用：由于甘珀酸具有糖皮质激素样作用，可使血压升高、水钠潴留及氢钾排泄，它与噻嗪类利尿药（如氢氯噻嗪）的排钾作用相加，可使血钾明显降低。

19）噻嗪类利尿药忌与吲哚美辛合用：因噻嗪类利尿药（如氢氯噻嗪）与吲哚美辛合用可使高血压患者卧位血压平均升高13/9mmHg。对心力衰竭患者，如果合用可加重其症状。

20）保钾利尿药不宜与含钾高的中药合用：保钾利尿药与含钾高的中药，如萹蓄、泽泻、白茅根、夏枯草、金钱草、牛膝、丝瓜络等合用易引起高血钾等不良反应。

21）螺内酯、氨苯蝶啶和阿米洛利不宜合用：三药均为保钾利尿药，合用易致高钾血症。

22）螺内酯不宜与阿司匹林同服：两药合用可使螺内酯利尿作用减弱。

23）保钾利尿药不宜与氯化钾合用：保钾利尿药（如螺内酯、氨苯蝶啶等）有排钠贮钾的作用，与氯化钾合用易致高钾血症，严重者可引起心率减慢、传导阻滞及心律失常等。尤其对肾功能障碍患者更应注意。

（2）洋地黄

1）慎与含钾高的中药及汤剂同用：含钾量高的中药有昆布、墨旱莲、青蒿、益母草、五味子、茵陈、牛膝等，汤剂有人参养荣汤、柴朴汤等。这些药物与洋地黄类药物合用时，能降低洋地黄效力，影响治疗效果，故应尽量避免同时应用。

2）慎与中药药酒同用：含有乙醇的药酒种类很多，常见的有舒筋活络酒、胡蜂酒、风湿酒、国公酒等。因大量乙醇可降低血钾浓度，增加心肌对洋地黄类药的敏感性，易诱发中毒，所以洋地黄类药物应避免与药酒同时服用。

3）慎用钙剂及含钙量高的中药：患者用洋地黄类药治疗时，不宜同时服用钙剂（如乳酸钙、葡萄糖酸钙）和含钙量多的中药（如石决明、珍珠母、虎骨、牡蛎、石膏、瓦楞子等）及其汤剂（白虎汤、竹叶石膏汤等）。因钙离子对心脏的作用与洋地黄类似，能加强心肌收缩力，抑制 Na^+-K^+-ATP 酶，增强洋地黄的作用，同时也使其毒性增强，引起心律失常和传导阻滞。

4）慎用蟾酥、罗布麻及其制剂：蟾酥、罗布麻具有与洋地黄相似的强心作用，与洋地黄类药物合用易引起中毒反应。

5）慎用人参：人参的部分分子结构类似洋地黄毒苷，其强心作用主要是直接兴奋心肌。人参与地高辛合用，有相互增强作用，易发生地高辛中毒反应。故服用地高辛治疗期间应慎用人参，如需联合应用应适当调整用药剂量。

6）慎用甘草及甘草制剂：甘草的主要成分是甘草甜素，经水解后可得甘草次酸，可能出现水肿、低血钾等，增加心肌对洋地黄类药的敏感性，易诱发中毒。

7）慎用枳实：枳实主要含对羟福林和N－甲基酪胺，具有兴奋α受体和β受体的作用，可增强心肌收缩力，增强洋地黄类药物的作用，同时增加其毒性，引起心律失常，所以应避免洋地黄类药物与枳实同用。

8）慎用麻黄及其制剂：麻黄中含有麻黄碱，若与洋地黄同时服用，可对心脏产生毒性反应。服用洋地黄的患者，应慎用麻黄及含麻黄的中成药制剂。

9）慎与含鞣酸的中药同用：五倍子、桂皮、狗脊、侧柏等中药含有大量鞣酸，不宜与洋地黄类药联合应用，否则相互作用易产生沉淀并失去活性从而影响药效。

10）不宜与含鞣质的中成药合用：含鞣质的中成药有四季青片、虎杖浸膏片等，洋地黄苷类易与鞣质结合产生沉淀，不易被吸收利用，故二者不宜合用。

11）慎与六神丸（通窍散）合用：六神丸的主要成分中有蟾酥，其水解物为蟾毒配基，基本结构与蟾酥相似，如与洋地黄合用，极易发生中毒反应。

12）慎与乙酰琥珀胆碱同用：因为乙酰琥珀胆碱可使洋地黄化的患者出现心律失常或心搏停止。

13）服洋地黄期间或服药后7日内禁止用肾上腺素及其类似药物：因二者合用易引起心动过速而导致心力衰竭。

14）慎与β受体阻滞剂合用：因二者合用可使心力衰竭恶化。

15）忌与苯妥英钠同用：苯妥英钠具有酶促作用，能促进洋地黄的代谢，降低洋地黄的血药浓度，导致疗效降低，故合用时应增加洋地黄用量。

16）不宜与溴丙胺太林及含有颠茄类生物碱的药合用：因溴丙胺太林及含有颠茄类生物碱的药（如胃痛散等）可使胃排空和胃肠蠕动减慢，使洋地黄吸收增加，易致洋地黄中毒。

17）不宜与降压灵合用：两药均能兴奋迷走神经，合用易导致心动过缓，早期发生房室性期前收缩，甚至房室传导阻滞。

18）不宜与利福平合用：因两药合用可对肝脏多功能氧化酶起诱导作用，加速洋地黄分解，使洋地黄血浆浓度降低，疗效减弱。

19）不宜与萝芙木碱拟交感药合用：因两药合用可增加洋地黄中毒的危险，易诱发心律失常。

20）不宜与两性霉素B合用：两性霉素B可引起低钾血症，两药合用易发生洋地黄中毒。

21）不宜与考来烯胺合用：考来烯胺是阴离子型交换树脂，其静电吸附作用可使其与洋地黄形成复合物，妨碍洋地黄的吸收，降低洋地黄血药浓度而使疗效降低。故当洋地黄中毒时，可以加用考来烯胺（消胆胺），使之与洋地黄生成复合物，减少肝肠循环而达到排毒的目的。

22）不宜与巴比妥类药物合用：巴比妥类药（如苯巴比妥、戊巴比妥等）可促进洋地黄的代谢，降低洋地黄在血中的浓度，从而降低疗效。

23）不宜与普鲁卡因合用：因为普鲁卡因吸收后，可降低心肌收缩力，抑制心脏的房室传导，降低洋地黄的强心作用，增加其毒性反应。

24）不宜与利血平合用：因两者均能兴奋迷走神经，合用易导致心率过缓，诱发期前收缩，甚至发生不同程度的心室传导阻滞，因而不宜合用。

25）不宜与糖皮质激素合用：由于糖皮质激素（如泼尼松、氢化可的松等）可引起钾丢失，易导致洋地黄中毒和心律失常。

（3）地高辛

1）忌与胍乙啶合用：胍乙啶可增强地高辛对心脏的毒性，故不宜同时应用。

2）不宜与新霉素、对氨水杨酸合用：新霉素和对氨水杨酸能干扰地高辛的吸收，所以在应用地高辛时应尽量避免应用新霉素及对氨水杨酸。

3）不宜与奎尼丁同服：地高辛与奎尼丁合用时，地高辛血药浓度升高易致洋地黄中毒，所以二者必须联用时应将地高辛剂量减半。

4）不宜与硫酸镁合用：因为硫酸镁可加快肠道蠕动，两药合用可使地高辛血药浓度降低，作用减弱。

5）慎与碱性药物合用：碱性药物（三硅酸镁、碳酸镁、枸橼酸铋钾、氢氧化铝凝胶、复方氢氧化铝、泌乐得胃等）与地高辛合用时可减少地高辛的吸收，故合用时应注意地高辛的用量。

6）慎与维拉帕米合用：因合用可使地高辛总清除率降低，引起地高辛的生物半衰期延长。即使地高辛在正常剂量内，临床上两药合用也易引起地高辛中毒。因此，临床上两药合用时应适当减少药物剂量。

7）不宜与硝苯地平合用：硝苯地平可干扰地高辛的药物动力学，使地高辛的肾脏清除率降低，血药浓度增高，毒性增大。因此，合用硝苯地平时必须注意监测并随时调节地高辛的剂量。

8）不宜与活性炭同服：因活性炭具有吸附作用，两药同服将影响地高辛的疗效。而先服地高辛 2~3 小时，再服活性炭则无明显影响。

9）不宜与胺碘酮合用：两药合用可引起血浆地高辛浓度增高，致机体中毒。这可能是因为胺碘酮置换了心肌组织结合的强心苷，或者阻止地高辛从肾脏排出的缘故。

10）不宜与四环素、红霉素等抗生素合用：因为一部分地高辛是由肠道内的细菌代谢的，抗生素引起肠道内菌群变化时，可使地高辛代谢减少，其血药浓度上升，导致地高辛中毒。

11）不宜与甲氧氯普胺合用：因为地高辛主要在十二指肠部位吸收，而甲氧氯普胺促进胃肠道蠕动，加强胃肠排空，使地高辛在十二指肠吸收部位停留的时间缩短，吸收减少，血药浓度降低，疗效相应减弱。

12）慎与氢氯噻嗪合用：因为地高辛剂量较大时，能抑制 Na^+-K^+-ATP 酶，使酶的构象变化而抑制 Na^+-K^+ 交换，使细胞膜内 Na^+ 增加而 K^+ 减少，心肌细胞内 Na^+ 增多、K^+ 或 Mg^{2+} 降低均能增加心肌对地高辛的敏感性。氢氯噻嗪能引起血中电解质紊乱，如低镁、高钙及低钾。高钙能加强心肌收缩力，低钾时心肌对强心苷敏感性增强，可导致心率加快、心律失常等毒性反应。因此，两者合用时应检查肝、肾、心脏功能及水电解质平衡，对血钾低者应补充氯化钾。

（4）多巴胺

1）慎与氯丙嗪及氟哌啶醇合用：氯丙嗪和氟哌啶醇可阻断心、肾等脏器血管上的多巴胺受体，从而拮抗多巴胺对这些部位血管的作用。

2）慎与普萘洛尔合用：因普萘洛尔可拮抗多巴胺对心脏的兴奋作用。

3）忌与环丙烷或卤代烃类麻醉药合用：因合用易因心肌应激性增加而诱发心律失常。

4）忌与单胺氧化酶抑制药、三环类抗抑郁药及麦角生物碱合用：多巴胺与单胺氧化酶抑制药（如呋喃唑酮、苯乙肼、丙卡巴肼、异卡波肼、帕吉林等）、三环类抗抑郁药（如丙米嗪、阿米替林等）及麦角生物碱（如麦角胺、麦角新碱）合用，易致升压作用增强和外周血管强烈收缩，故应避免合用。

5）忌与苯妥英钠合用：因二者合用可引起严重低血压。

（5）多巴酚丁胺

1）忌与β受体阻滞剂合用：β受体阻滞剂（普萘洛尔、普拉洛尔等）可拮抗本药强心作用，故应避免合用。

2）忌与氟烷、环丙烷合用：二者合用易导致血压过低。

（6）氨力农：慎与丙吡胺合用，二者合用易导致血压过低。

（7）硝普钠：慎与可乐定、甲基多巴合用，二者合用易导致血压急剧下降。

（8）卡托普利

1）不宜与吲哚美辛合用：因二者合用可降低卡托普利的疗效。

2）卡托普利、依那普利不宜与保钾类利尿药物合用：因卡托普利和依那普利均有保钾作用，若与保钾利尿药（螺内酯、氨苯蝶啶等）或含钾盐的药物合用，可使血钾升高。

（9）肼屈嗪：不宜与异烟肼合用，因两药均经乙酸化代谢失活，合用可使不良反应增加。

（10）不宜长期应用水钠潴留药：肾上腺皮质激素如泼尼松、氢化可的松、醛固酮等药物可引起水钠潴留，长期使用可加重心功能不全而致死亡。

（11）慎用具有升血压作用的药物：枳实、陈皮、玉竹、生姜等中药有升血压作用，在应用中药治疗本病的药物配伍中应慎用。肾上腺素、去甲肾上腺素、多巴胺等具有升血压作用的西药则属忌用之品。

二、心律失常

【概述】

心律失常是指心肌活动的程序不正常，涉及心脏的电活动和机械性搏动的节律、心律的起源部位及冲动传导等任何部位异常，均可形成心律失常。

（一）过早搏动

过早搏动，亦称期前收缩、期外收缩或额外收缩，简称早搏，是起源于异位起搏点，而与当时的基本心律中其他搏动相比在时间上过早发生的心脏搏动，故实际上是“过早异位搏动”的简称。早搏按其起源部位可分为室性、房性和房室交接处性，其中以室性最为多见，房性次之。

1. 病因

早搏可发生于正常人，但心脏神经症与器质性心脏病患者更易发生。情绪激动、精神紧张、疲劳、消化不良、过度吸烟、饮酒或喝浓茶等均可引起发作；亦可无明显诱因，洋地黄、钡剂、奎尼丁、拟交感神经类药物、氯仿、环丙烷麻醉药等毒性作用，缺钾以及心脏手术或心导管检查均可引起。冠心病、心肌炎、晚期二尖瓣病变、甲亢性心脏病、二尖瓣脱垂等常易发生早搏。心脏扩大者易发生室性心律失常。室早后的代偿间歇使舒张期延长可导致成对室早，心肌梗死后瘢痕组织在收缩期向外凸出所形成的牵张是引起室性心律失常的原因。

2. 诊断要点

（1）临床表现特点：早搏可无症状，亦可有心悸或心跳暂停感。频发的早搏可致乏力、头晕等症状（因心排血量减少所致），原有心脏病者可因此而诱发或加重心绞痛或心力衰竭。听诊可发现心律不规则，早搏后有较长的代偿间歇。早搏的第一心音多增强，第二心音多减弱或消失。早搏呈二或三联律时，可听到每 2 或 3 次心搏后有长间歇；早搏插入 2 次正规心搏间，可表现为 3 次心搏连续。脉搏触诊可发现间歇脉搏缺如。

（2）心电图特点

1）房性早搏：①提早出现的 P波，其形态与窦性 P 波略有不同（须注意辨别隐藏在 T 波中的 P波）。②P-R 间期 >0.12 秒，若 P波后不继以 QRS 波群即为房早未下传（阻滞性房性早搏），需与窦性心律不齐或窦性静止鉴别；在前一次心搏 ST 段或 T 波上找到畸形提早 P波，可确诊为阻滞性房性早搏。③早搏后的 QRS 波与正常窦性相同，或因伴差异传导而变形，需与室早鉴别。④房性早搏激动常侵入窦房结，使后者提前除极，窦房结自发除极再按周期重新开始，形成不完全性代偿间歇，偶见房早后有完全性代偿间歇。

2）房室交接处性早搏：①提早出现的 QRS 波群形态与窦性 QRS 波相同，亦可伴差异性传导而发生畸形。②逆行 P′波可出现在 QRS 波群之前、之中、之后，其中 P′－R＜0.12 秒或 R－P′＜0.20 秒；但若交接处性早搏兼有逆向或前向传导阻滞时，P′－R 或 R－P′时间延长。③交接处性早搏逆向和前向同时出现完全性传导阻滞时，心电图上无 P′－QRS－T 波群而表现为一长间歇，称为传出阻滞型交接处性早搏。该次早搏可发生隐匿性传导，使其后的窦性搏动 P－R 间期延长或 P 波不能下传。④早搏激动侵入窦房结的形成不完全性代偿间歇，不干扰窦房结自发除极的则形成完全性代偿间期。

3）室性早搏：①提早出现的畸形 QRS 波群，其时限大多＞0.12 秒，其前后无相关的 P 波，T 波与 QRS 波主波方向相反，ST 段随 T 波方向而移位；发生束支近端处的室早，其 QRS 波群可不增宽。②室早后大多有完全性代偿间歇。③室早与基本心律的关系可呈配对型、平行收缩型和间位型。配对型多见，即所有早搏和其前一个 QRS 波有固定距离。

（二）室上性心动过速

室上性心动过速（SVT）简称室上速，系指发作和维持需要心房、房室结或二者共同参与的快速性心律失常。

1. 病因

房速和房扑多见于器质性心肺疾病患者，如慢性阻塞性肺病、心瓣膜疾病等，可发生于心、胸外科手术后，也见于无明确器质性心脏病者。AVN－RT 和 AVRT 则多见于无器质性心脏病者。SVT 发作的频繁程度和持续时间在不同患者中有很大变异，同时患者的症状和临床表现与患者是否合并器质性心肺疾病及疾病的性质和严重程度密切相关。

2. 诊断要点

（1）临床表现特点：心动过速的起始和终止常较突然，其诱发因素多为情绪激动、体位突然改变、猛然用力或饱餐，有时并无明显诱因。发作时症状与心动过速所致血流动力学功能障碍程度密切相关，而后者又受患者年龄、有无器质性心脏病基础、基础心功能状态、心动过速频率以及重要器官基础血供状态等因素影响。发作在无器质性心脏病的年轻患者，频率＜200 次/分，且持续时间较短的，大多仅有突然心悸感，有时伴恐惧、不安和多尿；在有器质性心脏病基础的患者，频率＞200 次/分，且持续时间较久的，可引起心脑等器官供血不足，导致血压下降、头晕、黑蒙、心绞痛、心力衰竭等。脉搏细弱，听诊可闻快速、规则而匀整的心律，颈静脉搏动与心率一致。

（2）心电图特征：一系列快速、规则的 QRS 波群，频率大多在 160～220 次/分，平均 200 次/分。QRS 波群大多无增宽畸形，保持窦律时形态，ST 段压低和 T 波倒置常见；但若伴有束支传导阻滞、室内差异传导或预激综合征时，则 QRS 波可增宽变形。

（3）心电生理检查：①心内电生理检查：有完整的调搏和记录方案，优点是能了解心内电图（希氏束电图、心房各部位电图等），精确地确定室上速的性质、旁路的部位及各部分的电生理参数。心内检查是进行非药物治疗前的必需步骤。②食管电生理检查：可间接调搏左心房，记录食管内电图，诱发或终止室上速，对室上速的性质作出初选，并可观察药物的疗效。操作简便，易被接受，也较安全，是我国目前宜推广的检查方法。

（三）心房颤动

心房颤动（atrial fibrillation）简称房颤，指起搏点在心房的异位心动过速。

1. 病因

引起房颤的常见病因有冠心病、风湿性或非风湿性二尖瓣病变、高血压心脏病、病态窦房结综合征等。其他少见原因有心肌病、肺心病、甲亢、慢性缩窄性心包炎及其他原因的心脏病。胸腔和心脏术后、急性感染及脑血管意外亦可引起，少数可发生在洋地黄中毒、酒精中毒患者。部分患者的房颤找不到任何原因，称之为特发性房颤。近年来，特发性房颤的发病率明显增加。

2. 诊断要点

（1）临床症状：症状与原发病及心室率快慢有关。心室率接近正常且无明显器质性心脏病患者可无明显症状。多数患者表现为心悸、胸闷等。若发生在严重的器质性心脏病基础上可诱发心衰、休克、晕厥或心绞痛发作。持续房颤可因房内附壁血栓脱落引起动脉栓塞，如脑栓塞。

（2）体征：心律完全不规则，心音强弱不等，心室率多增快（多在 120～180 次/分），脉搏短绌。但心室率低于 90 次/分或高于 150 次/分时，节律不规则可不明显。

（3）心电图检查：各导联中 P 波消失；心室率完全不规则；代之为大小不等、形态各异、间隔不均匀的 f 波，其频率为 350～600 次/分。f 波可能相当显著，类似不纯扑动；也可能极纤细，难以辨认。

（四）心房扑动

心房扑动（atrial flutter）简称房扑，是指心房内产生 300 次/分左右规则的冲动，引起快而协调的心房收缩。

1. 病因

房扑的病因与房颤大致相同。但持发性房扑极少见，几乎总是发生于器质性心脏病患者，心外科术后较为常见。

2. 诊断要点

（1）临床表现：症状与房颤相比，取决于心脏原发病和心室率。心率多在 150 次/分左右，节律规则。若方式传导比例不固定或不纯房扑时，心率可不规则。往往因运动或按压颈动脉窦而使心室率成倍增减。仔细听诊可发现轻而快的心房音。

（2）心电图检查：典型的心电图表现为各导联 P 波消失，代之为形态、方向及大小完全相同、间隔匀齐、连续性的 f 波。频率 240～340 次/分，心室率常为心房率的一半，QRS 波群形态正常（也可以伴室内差传）。

（五）室性心动过速

室性心动过速（VT），简称室速，为起源于希氏束分叉以下的束支、浦肯野纤维、心室肌的快速性心律失常。

1. 病因

引起室速的病因绝大多数见于器质性心脏病患者，尤其是急性心肌梗死、室壁瘤、心衰时，心肌病亦为常见病因。抗心律失常药物（如普罗帕酮、胺碘酮、奎尼丁等）过量发生室速者亦较多见。另外，二尖瓣脱垂及拟交感神经药物过量的患者亦可发生。还有一些原因不明且无器质心脏病患者发生的室速，称为特发性室速。

2. 诊断要点

（1）临床表现：症状取决于室速的频率、持续时间和基础心脏病情况。轻者可仅有心悸或头晕、恶心及呕吐。严重者可表现为休克、晕厥、心衰，甚至猝死。体征除原有心脏病表现外，心率 >100 次/分，心律可略不规则，兴奋迷走神经的方法不能终止发作，亦不能减慢心室率。

（2）心电图检查：频率为 130～180 次/分，R－R 间期不均匀，发作前常有室性早搏，QRS 异常宽大（>0.14 秒）并常有切迹，可呈现房室脱节、心室夺获。

（3）特发性室速（又称异搏定反应性室速、分支性室速）：此型的特点为：①青年人多见，无器质性心脏病；②室速发作呈右束支阻滞图形 + 电轴左偏；③Ⅰ类抗心律失常药物不能终止发作；④维拉帕米（异搏定）可有效的终止发作；⑤发作时 T 波倒置很深，起源部位在左束支。

（4）尖端扭转型室性心动过速（torsade depoints，TDP）：又称多形性室性心动过速，此型临床表现可见一过性心悸、头晕，持续 5～15 秒以上，患者因心搏出量减少而诱发心源性昏厥和抽搐，不治疗则极易因室颤死亡。心电图特点：TDP 多由舒张晚期 R－on－T 性室早引起，QRS 波畸形，多形性，波峰尖锐；ORS 波的尖端向上几秒，逐渐改变；尖端向下几秒，心电轴呈 180°反复扭转。

（六）预激综合征合并快速心律失常

预激综合征（Wolff－Parkinson－White syndrome，WPW）简称预激，是指心房的冲动使整个心室或心室的某一部分提前激动，或心室的冲动使整个心房或心房的某一部分提前激动。根据房室间异常通道的部位不同又分为 Kent 束（房室束）、James 通道（起于结间束，止于房室结下部）、Mshsinm 纤维（起于房室结下部或希氏束，止于心室肌）。

1. 病因

WPW 是正常房室传导系统以外的先天性房室附加通道，多无器质性心脏病。

2. 诊断要点

（1）临床表现：WPW 本身并无症状，只有合并心律失常时可表现为突发心慌、气短。若合并严重心律失常可导致休克、晕厥、心衰，甚至猝死。具有突发突停的特点。体征因心律失常类型的不同而各异，合并室上速时，心室率快而规则；合并房颤时，可有房颤的体征，但心室率较普通房颤快。

（2）心电图检查：心电图检查是诊断本病的重要手段，正确分析心电图是诊断的关键。

1）WPW合并室上速：由Kent束合并的室上速多为房室间折返的心动过速，有3种类型：①Ⅰ型：又分为ⅠA型和ⅠB型。a. ⅠA型：利用正常的房室传导系统作为折返环路前向支，旁路为逆传支，即顺向型。心电图特征为：QRS波群正常（伴室内差传时例外）；无△波；P波在R－R间期的前50%，且R－P为70～110毫秒；可有电交替现象。b. ⅠB型：旁道为前向支，正常的房室传导系统为逆向支，即逆向型。此型少见，心电图特征为：QRS波群宽大畸形（实际为完全预激）；P在R－R间期的后50%。②Ⅱ型：折返环路局限于房室结内慢径与快径之间，旁道仅作为旁观者不参与折返。心电图特征同房室结双径路所致的室上速，心房和心室不是折返的组成部分。③Ⅲ型：是双旁道参与的房室折返性心动过速。一条旁道为前向支，另一条为逆向支，此型极少见。心电图特征为：QRS波群宽大畸形（完全预激）；P在R－R间期的中点。

2）WPW合并房颤和房扑：WPW合并房扑罕见，只占4%，是恶性心律失常之一。合并房颤的发生率为11%～39%，WPW易合并房颤的原因是心室冲动经旁道逆传入心房，若适逢心房的易损期则可能诱发房颤。WPW合并房颤时可经不同途径激动心室，产生房室结下传型、旁道下传型、房室结与旁道交替下传型、房室结与旁道共同下传型。

（七）心室扑动和心室颤动

心室扑动（室扑）和心室颤动（VF）分别为心室肌快而微弱的无效收缩或不协调的快速乱颤，二者血流动力学影响均等于心室停搏。室扑常为室颤先兆，很快即转为VF。

1. 病因

各种器质性心脏病及许多心外因素均可致室扑或室颤，以冠心病、原发性心肌病、瓣膜性心脏病、高血压性心脏病为最常见。原发性VF则好发于急性心梗、心梗溶栓再灌注后、原发性心肌病、病窦综合征、心肌炎、触电、低温、麻醉、低血钾、高血钾、酸碱平衡失调、嗜铬细胞瘤和拟肾上腺素药物过量，奎尼丁、普鲁卡因胺、锑剂和洋地黄等药物中毒，QT间期延长综合征、Brugada综合征、预激综合征合并房颤时旁道不应期＜270毫秒、二尖瓣脱垂综合征等。

2. 诊断要点

（1）临床表现特点：典型表现为阿－斯（Adams－Stokes）综合征：患者突然抽搐，神志不清，面色苍白，随几次断续的叹息状呼吸之后，呼吸逐渐停止；此时查心音、血压、脉搏均消失，瞳孔散大。如发作为间歇性，则在间歇期间可听诊到不规则心搏（常为多源性室早）或快速心搏（室速），心音较弱。部分患者阿－斯综合征表现不明显既已猝死。

（2）心电图特点：①心室扑动：室扑在心电图上表现为匀齐的连续大波动，频率

150～250次/分，波形颇似房扑，但波幅粗大，QRS波群、ST段和T波混在一起无从辨识。常为暂时性，大多数转为室颤，是室颤的前奏；但也可转为室速，极少数恢复窦性心律。室扑与室速的区别在于后者QRS与T波能分开，波间有等电位线，且QRS时限不如室扑时宽；其与室颤的区别在于后者波形及节律完全不规则，且电压较小。②心室颤动：P波及QRS、T波均消失，代之以形状不同、大小各异、极其不匀齐的波群，频率极快，为250～500次/分，在开始时振幅尚较大，以后逐渐变小，最终消失。

（八）房室传导阻滞

房室传导阻滞（atrioventricular block，AVB），是指心脏激动由心房向心室传导过程中受阻、延迟或中断。

1. 病因

常见病因有：①迷走神经张力增高；②冠心病，急性或陈旧性心肌梗死，心肌严重缺血；③风湿性或病毒性心肌炎，白喉感染等；④洋地黄、奎尼丁、普鲁卡因胺、普萘洛尔等药物中毒；⑤主动脉钙化狭窄、二尖瓣钙化影响房室传导等；⑥先天性发作多为三度阻滞。迷走神经兴奋常表现为短暂的房室传导阻滞，部分患者可仅表现为卧位时出现传导阻滞，以至于长期误诊为器质性病变。AVB阻滞的部位可以在心房、房室交界区、希氏束和束支。根据阻滞程度可分为一、二、三度。

2. 诊断要点

（1）一度房室传导阻滞：常无临床症状，心电图表现为P－R间期>0.20秒，且每个P波后均有QRS波群。

（2）二度房室传导阻滞：听诊时可有心搏脱漏，其可分为Ⅰ型（又称文氏型或莫氏Ⅰ型）和Ⅱ型（又称莫氏Ⅱ型）。二度Ⅰ型的心电图表现为：①P－R间期逐渐延长，直到P波受阻而不能下传到心室；②R－R间期逐渐缩短，直到P波受阻；③包含受阻P波的R－R间期比两个P－T间期之和短；由于其阻滞部位多在房室结，故QRS波群常不增宽。二度Ⅱ型房室传导阻滞的心电图表现为：①P波间歇受阻而不能下传心室；②在传导到心室的搏动中，P－R间期可均正常或延长。由于其阻滞部位多在希氏束以下，故QRS波群常增宽。

（3）三度房室传导阻滞（又称完全性房室传导阻滞）：听诊时心率缓慢、不规则，出现心房音和大炮音。其心电图表现为：①P波与QRS波群无关；②心房率比心室率快，心房律可为窦性或异位性，心室节律由交界区自主起搏点发出者，其频率常在40～60次/分，QRS波群多正常；由希氏束以下自主起搏点发出者，其频率常在40次/分以下，有时甚至不足20次/分，可产生阿－斯综合征等严重临床表现。

（九）病态窦房结综合征

病态窦房结综合征（sick sinus syndrome，SSS）是因为周围组织器质性病变造成心脏传导系统有比较弥漫性的冲动形成或（和）窦房结冲动传出障碍而产生一系列心律失常，以此引起心、脑、肾供血不足的临床综合征。

1. 病因

SSS常见病因有冠心病、急性心肌梗死，或因风湿热、白喉等所致心肌炎，以及胶原性疾病、进行性肌营养不良等非特异性病变，还有老年造成窦房结硬化－退化－纤维变性，甚至心房、房室结、希－浦系统病变使窦房结功能低下。另外，某些药物，如洋地黄、β受体阻滞剂、甲基多巴、钙离子拮抗剂，以及高钾血症和原发性Q－T间期延长综合征、阻塞性黄疸、甲状腺功能减低等均可诱发本病。

2. 诊断要点

（1）临床表现：主要与严重的心动过缓、心律不齐和不能及时产生逸搏有关，可表现为胸闷、乏力、心悸、心绞痛、心力衰竭、休克、头昏、晕厥、意识障碍、中风、少尿、消化不良及肌肉酸痛等。

（2）心电图检查：除前述分型中心电图改变外，还可见有：①持久而严重的窦缓，心率＜35次/分；②窦性停搏或窦房阻滞在较长时间内不出现逸搏；③未经药物治疗而缓慢心室率的房颤；④房颤经药物或直流电转复后出现较长的停搏；⑤24小时动态心电图心率平均＜50次/分。

（3）窦房结功能检查：①窦房结恢复时间（SNRT）、校正后的窦房结恢复时间（SNRTc）和窦房传导时间（SACT）测定：SNRT＜1500毫秒；SNRTc＜600毫秒；SACT：直接测定法＜130毫秒，间接测定法＜250毫秒。

（十）Brugada综合征

Brugada综合征于1996年被命名。作为一种新发现的疾病，Brugada综合征是由于编码心肌离子通道基因突变引起功能异常而导致的临床综合征。

1. 病因

Brugada综合征的发病是由于编码心肌钠离子通道的基因SCN5A突变所致，目前已经发现80余种突变，占Brugada综合征的18%～30%。2型Brugada综合征（BrS2）的致病基因定位于3号染色体。

2. 诊断要点

Brugada综合征的显著特征为：①心电图V_1～V_3导联ST段抬高、多变，多形性室性心动过速和（或）心室颤动。②晕厥反复发作及心脏性猝死。③心脏无明显器质性异常。其临床谱很宽，可以从静息基因携带者（只携带突变基因，但无临床症状，在基础和药物激发条件下心电图仍然正常）至心脏性猝死，且心电图呈动态变化，同一患者在不同时期可有不同的心电图表现，表现为从正常至典型的Brugada综合征心电图。但无症状者占绝大多数，为59%～72%。

【饮食宜忌】

1. 饮食宜进

（1）饮食原则

1）饮食宜清淡、柔软、易消化。

2）应予充足蛋白质、维生素及无机盐。

3）当按辨证而用膳，分别给予具有益气、养血、补阴、补阳、化痰、逐软、泻火、行气、活血、温阳等作用之饮食，如红枣、莲子、龙眼、百合、猪心、生姜、葱、苦瓜、菊花等。

4）宜补充微量元素：有些微量元素对心脏功能有益，如钙、锰、镁、铬、钒等，应注意摄入。

5）宜食新鲜水果和蔬菜：它们可以使人体获得丰富的维生素、无机盐和纤维素。纤维素可减低胆固醇的生成，有助于人体对食物的消化、吸收。

（2）饮食搭配

1）山楂与菊花：近年的医学研究证明，山楂能明显降低胆固醇，降低血压，软化血管，增加冠脉血流；与有清热解毒、凉血之功效的菊花同食，对心律失常患者有益。

2）茼蒿与猪心：茼蒿营养丰富，尤其胡萝卜素含量较高，可增加机体免疫力，还含有挥发油及胆碱，有降压补脑作用，亦可和脾胃、利二便。若配以养血补虚、镇静安神的猪心，则可补心安神。适于心律失常、烦躁不安、失眠、神经衰弱等症。

3）薇菜与猪肉：薇菜性薇寒，味甘，有清热祛湿、活血祛瘀等功效；猪肉滋阴润燥、补中益气。二者搭配可为机体提供丰富营养，有滋阴健中、活血利湿的作用。适于心律失常。

（3）药膳食疗方

1）龙眼莲心粥：龙眼 10g，莲子 30g，红枣、粳米各 50g。先煎龙眼、莲子、红枣至烂熟，入粳米同煮成粥。顿食或分 2 次食，每日 1 剂，连食 3 ~7 日。适于气血两虚见少气乏力、眩晕、心悸者。心胸闷痛、舌紫暗及口渴、咽干、面赤、便秘而心悸者不宜用此。

2）金针蜂蜜饮：黄花菜 30g，蜂蜜 30g。黄花菜加水煮烂，调入蜂蜜。睡前顿食，每日 1 剂，连食 1 ~2 周。适于神经衰弱、失眠、心悸者。便溏、畏寒者不宜服食。

3）百合龟枣汤：百合 30g，龟肉 60g，红枣 15g。百合掰瓣，龟肉切块，红枣去核，共煮汤，饮汤食肉、百合、红枣。每日 1 剂，连食数日或时时服食。适于失眠、心烦、心悸属心肾阴虚者。畏寒肢冷、心前区时痛属阳虚者不宜食用。

4）煮猪心：猪心 1 个，朱砂 3g。猪心洗净，剖开，纳入朱砂，缝好，煮熟，调味食猪心。每日 1 剂，连食数日，或时时服食。适于心血亏虚、心神不安、失眠、心悸者。咳喘痰多、胸闷苔腻属痰饮证之心悸不宜应用。

5）鳓鱼粉：鳓鱼适量。晒干，煅烧，研末。每服 10g，温开水或米汤冲服。每日 2 次，连服数日。适于神经衰弱时时心悸怔忡者。

6）绿豆鲜藕汤：绿豆 50g，鲜藕 250g。水煮熟，加适量白糖服食。每日 1 剂，连食数周。适于心烦、咯血、心悸属心火亢盛者。畏寒、肢冷、心胸闷痛者不宜服食。

2. 饮食禁忌

（1）严重发作者当暂禁食。

（2）不可暴饮暴食、过饥过饱：饱餐后胃内容物过多，导致膈肌上抬压迫心脏，影响心脏正常搏动，易诱发或加重本病。

（3）禁烟酒，不宜饮咖啡、浓茶。大量饮酒、吸烟及饮咖啡、浓茶可导致心律失常，心功能差的患者大量饮酒后还可引发心力衰竭。

（4）慎食辛辣刺激性食物：辛辣刺激性食物（如大蒜、浓茶、咖啡等）可加重心动过速或诱发心律失常。但对于心动过缓或伴房室传导阻滞者，这类食物可以加快其心率。

（5）忌饮醋过量：根据临床报道，一次大量喝醋可诱发早搏。

【药物宜忌】

1. 西医治疗

（1）过早搏动

1）室上性早搏的治疗：对此类患者，或虽无明显心脏病而有较重自觉症状者可选用以下药物治疗：①洋地黄制剂，适用于心功能不全时。②β受体阻滞剂：适用于劳动、情绪激动或窦性心律增快时突发的早搏。常用普萘洛尔（心得安）10～20mg，口服，每日2～3次；或美托洛尔25mg，口服，每日2次。③维拉帕米（异搏定）40～80mg，口服，每日2～3次。④胺碘酮0.1～0.2g，口服，2～3次；或普鲁卡因0.25～0.5g，每日3～4次，口服。但这几种药物较少应用。

2）室早的治疗

①口服药物：a. 美西律：化学结构与利多卡因相似，是治疗室早的首选药物之一。常用口服量为0.1～0.2g，每日3～4次。b. 胺碘酮：尚有扩张冠状动脉作用，尤适用于冠心病患者。无明显负性肌力作用，很少诱发或加重心衰。常用0.1～0.2g，口服，每日3次。c. 普罗帕酮：常用0.1～0.15g，口服，每日3～4次。d. 妥卡尼（室安卡因，妥卡律）：常用0.4～0.6g，口服，每日3～4次。e. 美托洛尔：常用25mg，口服，每日2次。f. 阿替洛尔：常用25～50mg，口服，每日1～2次。用于冠心病（心绞痛）或与交感神经兴奋有关的室早。g. 阿托品：可用于心室率缓慢伴发的室早，尤其是并行收缩型室早，剂量个体化。

②需紧急处理的室早：a. 利多卡因：50～100mg缓慢静脉注射，必要时每5～10分钟重复1次，直至室早消失或总量达300mg。若无效，不必再用此药；若有效，应改为1～3mg/min静脉滴注，维持12～48小时，以后改用口服药物。肝功能不全及充血性心衰者适当减量。b. 普鲁卡因胺：50～100mg，缓慢静脉注射，每5～10分钟重复1次，直至有效或总量达100mg。有效后以1～4mg/min静脉滴注维持，也可改为肌内注射或口服。用药期间注意血压有无下降和QRS波是否增宽。c. 胺碘酮：静脉注射负荷量150mg（3～5mg/kg），10分钟静脉注射，10～15分钟后可重复1次，继以1mg/min，静脉滴注6小时，以后依病情逐渐减量，24小时总量一般不超过1.2g。

（2）室上性心动过速

1）兴奋迷走神经疗法

①物理方法：包括咽反射、压迫眼球、冷水面部浸浴、直肠按摩等。

②腺苷或三磷腺苷（ATP）：常用腺苷6～12mg或ATP 10～20mg直接快速静脉注射，5～10秒注射完毕，3～5分钟后未复律者，可加倍剂量重复1次。

2）抗心律失常药

①普罗帕酮（心律平）：1～1.5mg/（kg·次），（常用70mg）加入25%葡萄糖注射液20～40mL，静脉注射，10～20分钟后无效重复1次，一般静脉注射总量不超过280mg。

②维拉帕米（异搏定）：静脉注射后1～5分钟起效，10分钟作用达高峰，持续15分钟以上。用法：5mg稀释于25%葡萄糖注射液20mL，静脉注射5分钟注射完；15分钟内仍未能转复者可重复1次。一般以总量不超过15mg为安全。

③毛花苷C（西地兰）：如2周内未用过洋地黄制剂可用0.4mg加入10%～25%葡萄糖注射液20～40mL，缓慢静脉注射；1～2小时后无效可再给0.2～0.4mg，总量不超过1.2mg。WPW伴逆向型AVRT患者禁用。

④β受体阻滞剂：美托洛尔1～2mg/min，静脉注射，用量可达5mg。间隔5分钟，可再给5mg，直到取得满意的效果，总剂量不超过10～15mg。伴有高血压或心绞痛的SVT患者宜首选β受体阻滞剂。但有SSS、支气管哮喘等病史者禁用。

⑤特殊情况下的药物选择：伴有COPD者，可用钙拮抗剂维拉帕米或地尔硫䓬，禁用腺苷、STP等。SSS合并SVT，应先置入临时心室起搏电极，再静脉用药，以策安全。

3）电学治疗：①直流电复律；②食管调搏复律；③射频消蚀治疗；④抗心动过速起搏器。

（3）心房颤动

1）药物复律：用于Af复律的药物主要包括：Ⅰc类药物如普罗帕酮，Ⅲ类药物如索他洛尔、胺碘酮和新研制的Ⅲ类药物伊布利特和多非利特（dofetilide）等。对于新发房颤，无器质性心脏病者，推荐普罗帕酮2mg/kg，稀释后静脉注射>10分钟，无效可在15分钟后重复，最大量280mg。新发房颤患者，无器质性心脏病，不伴有低血压或充血性心力衰竭症状，血电解质和QTc间期正常，可以考虑使用伊布利特1mg，稀释后静脉注射>10分钟，无效10分钟可重复同样剂量，最大累积剂量2mg。无论转复成功与否，在开始给药至给药后4小时必须持续严密心电图监护，防止发生药物所致的尖端扭转性室速。有器质性心脏病的新发房颤患者，推荐静脉应用胺碘酮5mg/kg，静脉输注1小时，继之0.5mg/h，静脉泵入。可以持续使用至转复，一般静脉用药24～48小时。若短时间内未能转复，拟择期转复，可考虑加用口服胺碘酮200mg/次，每日3次，口服，直至累积剂量已达10g。

2）直流电复律。

3）维持窦性心律预防复发：对于孤立性Af患者，可首选β受体阻滞剂，美托洛尔25～50mg，口服，每日2次。普罗帕酮150～200mg/次，每日3～4次，口服，胺碘酮200mg/次，每日3次，口服。

4）防治血栓栓塞并发症：应用华法林较阿司匹林能更有效地预防Af患者的脑卒中事件，华法林2.5～3mg/d，口服（目标INR=2.0，范围1.5～2.5）；阿司匹林100～150mg/d，口服。

5）房颤的消融与起搏治疗。

（4）心房扑动

1）非药物疗法：①直流电同步复律；②心房快速起搏；③射频消融。

2）药物疗法：药物控制心室率：对血流动力学状态稳定的患者，应首先以降低心室率为治疗目标。可用洋地黄、β 受体阻滞剂、维拉帕米、胺碘酮等药物以增加房室传导阻滞的程度，控制心室率。

①洋地黄制剂：是房扑伴心功能不全者的首选药物。可用毛花苷 C（西地兰）0.2～0.4mg，稀释后缓慢静脉注射，必要时于 2 小时后再给 0.2～0.4mg，使心室率控制在 100 次/分以下后改为口服地高辛维持。

②钙拮抗剂：首选维拉帕米，5～10mg，稀释后缓慢静脉注射，偶可直接复律，或经房颤转为窦律，口服疗效差。

③β 受体阻滞剂：延长房室交接区不应期和减慢房室传导，用洋地黄疗效不满意时加用本类药物后可进一步减慢心室率。美托洛尔，25～50mg，2 次/日，口服。

④对于房扑伴 1∶1 房室传导，多为旁道快速前向传导。可选用延缓旁道传导的普罗帕酮（心律平）150～200mg/次，每日 3～4 次，口服；胺碘酮 200mg/次，每日 3 次，口服。禁用延缓房室结传导而旁道传导增加，而加快心室率的洋地黄和维拉帕米等。

3）抗凝治疗：目前对房扑患者的抗凝治疗仍无明确一致的意见，推荐应用华法林，2.5～3mg/d，口服（目标 INR＝2.0，范围 1.5～2.5）；阿司匹林，100～150mg/d，口服。

（5）室性心动过速

1）药物治疗

①胺碘酮：最佳适应证为扩张型心肌病、心肌缺血患者，对伴有心功能不全的室速患者首选。用法：静脉注射负荷量 150mg（3～5mg/kg），10 分钟注入，10～15 分钟后可重复，随后以 1～1.5mg/min 静脉滴注 6 小时，以后根据病情逐渐减量至 0.5mg/min。24 小时总量一般不超过 1.2g，最大可达 2.2g。口服胺碘酮负荷量 0.2g，3 次/日，共 5～7 日；0.2g，2 次/日，共 5～7 日；以后 0.2（0.1～0.3）g，1 次/日维持。维持量的用法要根据病情行个体化调整。

②利多卡因：最佳适应证为冠心病、急性心梗、心肌缺血。常用 50～100mg，静脉注射，1～2 分钟注完；必要时每隔 5～10 分钟再给 50mg，直至心律转复或总量达 300mg 为止。有效后以 1～4mg/min 静脉滴注 24～48 小时，稳定后改用口服药物。

③普鲁卡因胺：最佳适应证同利多卡因。用法：100mg，静脉注射（3～5 分钟），每隔 5～10 分钟重复 1 次，直至心律失常被控制或总量达 1～2g，有效后以 1～4mg/min 静脉滴注维持。也可采用鲁卡因胺持续静脉滴注，每分钟不超过 25mg。在静脉应用过程中，应行血压和心电图监测，若血压明显下降或心电图 QRS 波群增宽时应立即停止注射。有效后继续口服维持量 0.25～0.5g，每日 4～6 次口服。

④苯妥英钠：最佳适应证为洋地黄中毒患者。可用 100～250mg 加入注射用水 20～40mL 中缓慢静脉注射（5 分钟以上），必要时每隔 5～10 分钟重复静脉注射 100mg，但

2 小时内不宜超过 500mg，一日量不超过 100mg。治疗有效后改口服维持，第 2、3 天维持量为 100mg，5 次/日；以后改为每 6 小时 1 次。

⑤β 受体阻滞剂：最佳适应证为心梗伴交感神经张力增高、甲亢、二尖瓣脱垂、梗阻型心肌病、肾上腺素能依赖性尖端扭转性室速。美托洛尔，5mg，5 分钟内静脉注射，必要时 5 分钟可重复，最大剂量 10 ~ 15mg；或艾司洛尔，0.25 ~ 05mg/kg，静脉注射（ >1 分钟），续以 50μg/（kg · min）静脉滴注维持。

⑥维拉帕米：最佳适应证为梗阻型心肌病、维拉帕米敏感性室速。用法：5 ~ 10mg/次稀释后缓慢静脉注射（ >5 分钟）。

2）非药物疗法

①心脏直流电复律。

②射频消融术。

③埋藏式心脏复律除颤起搏器（implantable defibrillator，ICD）。

④外科治疗：已设计有多种外科手术方法以治疗室壁瘤或右心室发育不良所致室速。

3）尖端扭转型室性心动过速

①纠正或解除病因与诱因：包括停用诱发 QT 间期延长的药物，纠正电解质紊乱，治疗明显的心动过缓等。

②异丙肾上腺素：剂量：2 ~ 10μg/min，静脉滴注，根据心率升高程度调整用量，一般需将心率提高到 90 次/分以上。调节其剂量使心室率维持在 90 ~ 110 次/分。此法简单易行，但必须严密观察，随时调节频率。

③静脉补钾和补镁。

④β 受体阻滞剂：为首选药物，以普萘洛尔为最常用，剂量可用 2mg/（kg · d），必要时增加剂量。

4）特发性室性心动过速

首选药物为维拉帕米。急性发作时血流动力学稳定，用维拉帕米静脉注射，5mg，加入 20mL 葡萄糖静脉注射，总量可用至 15mg；口服用于预防发作，维拉帕米 40mg，每日 3 ~4 次。胺碘酮、普罗帕酮、普鲁卡因胺、氟卡尼可能有效。对持续性室速亦可用消融治疗。

（6）预激综合征伴快速性心律失常

1）主要作用于 AVN 的药物：美托洛尔，5mg，静脉注射，每 5 分钟重复，总量 15mg；ATP，10mg，静脉注射；维拉帕米，5mg，缓慢静脉注射，每 15 分钟可重复 5mg，总量 15mg。通过延长 AVN 不应期，终止折返性心动过速，对治疗 OAVRT 安全有效。

2）作用于 AVN 和 AP 的药物：常用的有胺碘酮和Ⅰc 类药物如普罗帕酮、氟卡尼等。药物选择依不同类型心动过速而异。

①OAVRT：宜选用延长 AVN 不应期的药物，如胺碘酮，150mg 加入 20mL 葡萄糖，10 分钟内静脉注射，若无效以后 10 ~ 15 分钟可重复静脉注射 150mg。完成第一

次静脉注射后即刻使用1mg/min，维持6小时；随后以0.5mg/min维持18小时。第一个24小时内用药一般为1200mg。普罗帕酮，1.0～1.5mg/kg（一般可用70mg），稀释到20mL后10分钟内缓慢静脉注射。无效者10～15分钟后可重复1次，总量不宜超过210mg。

②AAVRT：宜选用延长AP不应期的药物，如胺碘酮、普罗帕酮、普鲁卡因胺等。

③WPW伴Af/AFL：宜选用延长AP和AVN不应期的药物，如胺碘酮、普罗帕酮、普鲁卡因胺等。

3）电治疗

①直流电复律。

②食管心房起搏。

③射频消融。

（7）心室扑动和心室颤动：一旦确诊为心脏骤停，立即尝试捶击复律，但应在监护下进行，如神志清醒者，嘱患者用力咳嗽转复心律。如无呼吸，应开通气，行气管插管，同时行胸外心脏按压，辅助呼吸、输液，并且给予电转复心律。

在心肺复苏间期静脉注射利多卡因有利于以及保持电极稳定性。应给予静脉注射利多卡因1gm/kg。如果复苏不成功或继续存在电极部分稳定性，2分钟后可重复此剂量，随后持续静脉滴注。经初步处理后仍维持心室颤者，应给予静脉注射肾上腺素并重复电除颤。在整个复苏过程，必要时可每5分钟重复剂量1次，在缺乏或甚微建立静脉内或气管内给药途径时可采用心内注射肾上腺素。

如上述处理失败，可改用其他抗心律失常药物。最常用为普鲁卡因胺和溴苄胺。对于难治性室性心动过速和心室颤动，建议应用胺碘酮。急性高钾血症引起的顽固性心室颤动、低血钙或应用钙通道阻滞剂中毒者，可给予10%的葡萄糖酸钙5～10mL，静脉注射（速度为2～4mL/min）。在心肺复苏间期不应常规使用钙剂。

由严重缺钾引起的VF反复发作，应静脉滴注较大量氯化钾，一般用2～3g溶于5%葡萄糖注射液500mL中，最初24小时内常需给氯化钾10g左右；治疗持续到心电图上缺钾表现消失为止。由锑剂中毒引起反复VF者，可反复用阿托品1～2mg，静脉注射或肌内注射，同时也应补钾。由奎尼丁或普鲁卡因胺毒性反应引起的VF则不宜用利多卡因，需用阿托品或异丙肾上腺素治疗。如VF发作的间歇中基本心率较慢，并频发室早，可试用异丙肾上腺素，静脉滴注。

缓慢性心律失常或心搏停顿：无脉搏性电活动的处理不同于心室颤动，在给予患者基本生命支持下，应尽力恢复稳定的自主心律，或设法起搏心脏。常用药物为肾上腺素和阿托品静脉注射。亦可用异丙肾上腺素（1mg，稀释成1：10 000溶液10mL）。若有条件，应争取施行临时性人工心脏起搏，如体外心脏起搏、床边经左锁骨下静脉心内膜起搏等。

经过心肺复苏使心脏节律恢复后，随之应着重维持稳定的心律与血流动力学状态。利多卡因或普鲁卡因胺持续静脉滴注有助于维持心电图稳定性。儿茶酚胺能较好地稳定心脏电活动（例如，使心室颤动波从细到粗，加快缓慢性心律失常的自主心律）。当不需要肾上腺素的变时效应时，可考虑使用正性肌力作用较强的多巴胺或多巴酚丁胺。异丙肾上腺素可用于治疗原发性或电除颤后的心动过缓，以提高心率，增加心排血量。无脉搏性电活动应用儿茶酚胺类仍不奏效，有时可试用氯化钙，2～4mg/kg，但其疗效并不确定。

心脏复苏后的处理原则和措施，包括维持有效的循环和呼吸功能，预防再次心脏骤停，维持水、电解质和酸碱平衡，防治脑水肿、急性肾衰竭和继发感染等措施。

（8）房室传导阻滞

1）提高心室率：一度与二度Ⅰ型AVB，心室率≥50次/分，无明显症状者，一般无须特殊处理。二度Ⅱ型和三度AVB从未发生过阿－斯综合征者，可酌情选用下列药物或措施提高心室率，促进传导，以防阿－斯综合征发作，尤其是心室率<50次/分，有明显症状者。

①阿托品：可解除迷走神经对心脏的抑制作用，使心率加快，一般情况下不增加心肌的耗氧量。适用于希氏束分支以上的阻滞。可用阿托品0.3～0.6mg，口服，皮下或肌内注射。但应注意，阿托品能加速房室传导，纠正文氏现象，但它加快心房率，可使二度Ⅱ型AVB加重，尤其QRS波宽大畸形者不宜应用。亦可选用山莨菪碱等药物。

②异丙肾上腺素：0.5～1.0mg加入5%葡萄糖注射液500mL，持续静脉滴注，控制滴速使心室率维持在60～70次/分；过量不仅可明显增快心房率而使房室阻滞加重，而且还能导致严重室性异位心律。

③碱性药物（5%碳酸氢钠）：有改善心肌细胞应激性、促进传导系统心肌细胞对拟交感神经药物反应的作用，尤适于高血钾或酸中毒时，可用5%碳酸氢钠60～125mL，静脉滴注。

2）起搏器治疗：二度Ⅱ型AVB有明显缺血症状或经上述药物治疗病情不好转者，或三度AVB有晕厥及阿－斯综合征发作者应置入起搏器。若估计为暂时性严重AVB，可先置入临时起搏器，积极治疗原发病，观察变化。若由慢性双侧束支或三束支阻滞引起三度AVB，心室率25～40次/分，QRS波宽大畸形，节律点不稳定，应考虑置入永久性起搏器治疗。

（9）病态窦房结综合征

1）药物治疗

①阿托品：0.3～0.6mg，2～6小时1次；必要时可肌内注射，0.5～1mg/次；紧急情况下可静脉注射1～2mg，每1～2小时1次。

②异丙肾上腺素：可用1mg溶于0.9%氯化钠溶液250～500mL，静脉滴注，其滴注速度以1～2μg/min为宜。

2）起搏治疗。

（10）Brugada综合征

1）药物治疗：目前唯一能显著阻断Ito电流的药物则是奎尼丁。奎尼丁应用时应当给予大剂量（1200～1500mg/d）。除奎尼丁外，还可应用异丙肾上腺素，0.15μg/min，静脉滴注，其可使患者抬高的 ST 段恢复正常。另外可以应用西洛他唑，200mg/d 口服，西洛他唑是一种磷酸二酯酶抑制剂，其增加 Ca^{2+} 电流后，可使患者抬高的 ST 段恢复正常。

2）非药物治疗：包括埋藏式自动心脏复律除颤器（ICD）、射频消融和永久起搏治疗。

2. 中医治疗

（1）辨证治疗

1）心气不足

主症：心悸气短，神疲乏力，动则尤甚，失眠多梦，头晕自汗，胸闷不舒。舌淡红，苔薄白，脉细弱或结代。

治法：补益心气。

方药：炙甘草汤加减。炙甘草、党参、阿胶、麦冬、酸枣仁、生姜各 10g，桂枝 6g，生地黄 15g。

加减：若兼血瘀，症见胸闷憋痛，口唇紫暗者，加丹参 30g，桂枝 10g，檀香 6g，以活血通络；兼气虚及阳、形寒肢冷者，加附子 6g，荜澄茄 6g，以温阳；兼脾气虚弱、纳呆、腹胀、便溏者，加薏苡仁 15g，炒白术、陈皮各 10g，砂仁 6g，以健脾利湿。

用法：水煎服，每日 1 剂。

2）心血不足

主症：心悸头晕，倦怠乏力，面色不华。唇舌色淡，脉细或结代。

治法：养血安神。

方药：四物汤加味。炙党参、炙黄芪各 15g，熟地黄、当归、白芍、柏子仁、龙眼肉、酸枣仁、炙甘草各 10g，川芎 9g。

加减：兼阴虚潮热、盗汗、心烦口干者，去熟地黄，加生地黄 15g，玉竹 12g，麦冬 10g，五味子 6g，以滋养心阴；兼心气虚怯、善惊易怒、少寐多梦者，加生龙齿 30g，珍珠母、炒酸枣仁各 15g，以养心镇惊。

用法：水煎服，每日 1 剂。

3）心阳不振

主症：心悸胸闷，气短息促，面色㿠白，形寒肢冷，自汗乏力。舌淡苔白，脉沉细而结代。

治法：温补心阳。

方药：桂枝甘草龙牡汤加味。炙党参、炙黄芪各 15g，炙甘草、桂枝、茯苓、煅龙骨、煅牡蛎、熟附子、白术各 10g。

加减：若饮邪上犯、恶心呕吐、头晕目眩、胸脘痞满者，加姜半夏 12g，细辛 3g，干姜 6g，以化饮降逆；若阳虚水泛、小便短少、肢体水肿者，加车前子 12g，泽泻、猪苓各 10g，附子 9g，以温阳利水。

用法：水煎服，每日 1 剂。

4）心血瘀阻

主症：心悸不安，胸闷不舒，心痛时作，或见唇甲青紫。舌质紫暗或瘀斑，脉涩或结代。

治法：活血化瘀。

方药：桃仁红花煎加减。桃仁、红花、赤芍、川芎、生地黄、香附、丹参各10g，当归、延胡索各12g，青皮、桂枝各9g，甘草6g。

加减：兼气虚者，可去香附、青皮，加党参、黄芪各15g，黄精12g，以补气益气；兼阳虚者，去青皮、香附，加淫羊藿12g，附子10g，肉桂6g，以温经助阳。

用法：水煎服，每日1剂。

5）痰扰心神

主症：心悸胸闷，眩晕恶心，失眠多梦，痰多口苦。苔腻稍黄，脉滑或结代。

治法：化痰定悸。

方药：温胆汤加味。法半夏、陈皮、枳实、竹茹、酸枣仁各10g，茯苓15g，生龙齿20g，远志、甘草各6g，生姜3片。

加减：若气虚夹痰者，去枳实、竹茹、生姜，加党参、白术各15g，石菖蒲10g，以益气豁痰，养心安神；痰浊蕴久化热而见心悸失眠、胸闷烦躁、口干苦者，加黄连6g，以助清热豁痰。

用法：水煎服，每日1剂。

6）气阴两虚

主症：心悸怔忡，心烦不寐，乏力气短，自汗口干，手足心热。舌红少津，脉虚细或结代。

治法：益气养阴。

方药：甘草汤合生脉饮加减。党参、丹参、生龙骨、生牡蛎各15g，生地黄、五味子各9g，麦冬10g，肉桂6g。

加减：兼血瘀者，症见胸闷而痛、舌有瘀点瘀斑者，加川芎、红花、降香、赤芍以活血化瘀；夹痰湿者，症见头晕目眩、呕吐痰涎或胸脘痞闷、苔白腻、脉弦滑或结代者，加瓜蒌、半夏、竹茹、天南星，以除痰化浊。

用法：水煎服，每日1剂。

7）心肾阳虚

主症：心悸气短，动则尤甚，神倦怯寒，形寒肢冷，面色㿠白、水肿。舌淡苔白厚，脉沉弱或结代。

治法：补益心肾。

方药：参附汤合右归丸加减。党参、黄芪、熟地黄、补骨脂、淫羊藿各15g，制附子20g（先煎），枸杞子12g，桂枝10g。

加减：兼血瘀内阻者，症见胸闷痛、唇甲发绀、脉沉涩者，加益母草15g，泽兰12g，枳壳10g，红花6g，以理气化瘀；兼水肿者，加猪苓、茯苓皮各15g，花椒目10g，大腹皮12g，以利水消肿。

用法：水煎服，每日1剂。

8）阳虚欲脱

主症：汗出如珠，面色灰白，呼吸气微，四肢厥冷，精神萎靡，甚或晕厥。舌质淡，脉微欲绝。

治法：益气回阳救脱。

方药：独参汤（人参9～15g，煎服或切片咀嚼）或参附汤加味。炙党参20g，附子10g（先煎），炙黄芪、山茱萸肉、煅龙骨各15g，肉桂6g。

加减：伤阴者，症见舌质偏红，脉细数无力者，加玉竹、天冬各15g，太子参10g，以养阴生津；若兼夹痰浊血瘀者，可分别加陈皮、枳壳、半夏各10g，丹参30g，红花9g，郁金12g，以理气化湿或活血化瘀。

用法：水煎服，每日1剂。

（2）验方

1）整律合剂：党参、丹参、苦参各30g，炙甘草15g，柏子仁、常山各10g，每日1剂，水煎2次，口服，30日为1个疗程。适于心气内虚之证引起的房性早搏、室性早搏。

2）健心复脉灵：黄芪、丹参、甘松各30g，川芎12g，桂枝6g。水煎服，每日1剂，每周6剂。或制成流膏，每瓶500mL，每周服1瓶，每日服3次，每次约服25mL。控制早搏后酌情减量或改服片剂。适于心气虚衰，血脉瘀涩的本虚标实之早搏。

3）调心汤：党参、丹参各15～30g，紫石英20g，生地黄、麦冬、川芎各15g，连翘10g，炙甘草9g，桂枝6g，水煎服，每日1剂，控制早搏后酌情减量。适于心阴不足，心气失常之证。对病毒性心肌炎引起的早搏疗效尤佳。

4）益气温阳化瘀汤：人参、檀香各12g，附子、桂枝、薤白各15g，黄芪、丹参各30g，干姜、川芎各10g，甘草6g。水煎服，每日1剂。配服参桂再造丸。每次1丸，每日3次，开水冲服。

5）参花三香汤：紫丹参50g，红花5g，云木香10g，檀香3g，降香30g。每日1剂，水煎服。

6）能滞汤：丹参30g，降香15g，石菖蒲、瓜蒌、郁金香各10g，血竭粉、沉香粉各1g，麝香0.1g（冲服），水煎服。

7）升率汤：丹参25g，附子、人参各20g，麻黄、麦冬、当归各15g，郁金香12g，细辛5g。每日1剂，各分3次服，5周为1个疗程。

3. 药物禁忌

（1）奎尼丁

1）普罗帕酮：奎尼丁可使普罗帕酮强代谢型患者血清浓度加倍升高，而其活性代谢产物的浓度则减半，两药联用抗心律失常疗效保持不变。

2）胺碘酮：可使奎尼丁血药浓度加倍，两药联用时应减少奎尼丁剂量，以防中毒和发生非典型心动过速。

3）抗惊厥药：苯妥英钠、苯巴比妥和扑米酮可使奎尼丁血药浓度降低，联用时应适应增加奎尼丁剂量。

4）阿司匹林：与奎尼丁联用可使出血时间延长2～3倍，使患者有出血倾向。

5）β受体阻滞剂：与奎尼丁联用，普萘洛尔血药浓度有所提高，对房颤可能有效；但有发生心动过缓或体位性低血压的报道。

6）钙通道阻滞剂：硝苯地平可使奎尼丁血药浓度降低，停用硝苯地平后奎尼丁血药浓度升高2倍。维拉帕米可使奎尼丁血药浓度加倍，联用可发生毒性反应。

7）西咪替丁：可使某些患者奎尼丁血药浓度升高，联用时出现中毒。但两药均有抗心律失常作用，两药减半联用效果更佳。

8）白陶土，果胶：可减少奎尼丁胃肠道吸收、降低血药浓度。

9）酮康唑：可使奎尼丁血药浓度明显升高。

10）轻泻药：可使奎尼丁减少吸收，降低生物利用度。

11）甲氧氯普胺：可使奎尼丁缓释剂吸收减少，但可使其他剂型的吸收增加。

12）利福平：可使奎尼丁血药浓度降低，疗效减弱。

13）碱性中药：可增加肾小管对奎尼丁的重吸收、减少排泄，使奎尼丁血药浓度增高易发生中毒。碱性中药包括硼砂、蛇胆苏打片、胃康宁、胃乐、胃散、健胃片、愈风宁心片、喉症丸、猴枣散，冰硼散、痧气散、通窍散、红灵散等。

14）胆汁及其中成药（蛇胆川贝散、藿胆丸、脑立清、喉症丸、六神丸、万应锭、哮喘姜胆片、牛胆汁浸膏、胆石通胶囊等）：胆汁的阴离子与奎尼丁结合形成不溶性物，可减少吸收，降低疗效。

15）洋金花：与奎尼丁联用有相加性迷走神经阻滞效能（抗胆碱作用相加），易发生不良反应。

16）10%硫酸：奎尼丁为弱酸性，不可与碱性药、鞣酸及碘化物混合应用。

17）普拉马林：奎尼丁与普拉马林（丙缓脉宁）有交叉过敏反应。

（2）普鲁卡因胺

1）胺碘酮：与普鲁卡因胺联用治疗顽固性室性心动过速疗效较好，但可使普鲁卡因胺清除率降低、半衰期延长，血药浓度提高60%，N－乙酰普鲁卡因浓度提高30%。联用时应减少普鲁卡因胺用量，以防中毒。

2）西咪替丁：可使普鲁卡因胺血药浓度升高，老年人和肾清除率降低者易发生中毒。雷尼替丁此作用不明显。

3）对氨苯甲酸：可减少普鲁卡因胺代谢，提高其血药浓度。普鲁卡因胺能拮抗磺胺类药物的抗菌作用。

4）奎尼丁：联用时个别患者普鲁卡因胺血药浓度明显升高。

5）利多卡因：与普鲁卡因胺有交叉敏感性。

6）神经肌肉阻滞剂：与普鲁卡因胺联用可增强神经肌肉阻滞作用，普鲁卡因胺可加强琥珀胆碱、氨基糖苷抗生素的神经肌肉阻滞作用。

7）胆碱能药物：普鲁卡因胺的抗胆碱作用可能拮抗胆碱能药物的治疗作用（重症肌无力）。

8）降压药：与普鲁卡因胺有相加的降压作用。

9）不可配伍药物：地西泮、苯妥英钠，氯氮䓬，麻醉药和巴比妥盐类。

（3）利多卡因

1）溴苄胺：二者合用可引起体位性低血压。

2）美托洛尔：降压药美托洛尔可延缓利多卡因的排泄，二者同用时利多卡因的毒性比单独使用时更易产生。

3）派替啶，异丙嗪，哌甲酯（利他林），普鲁卡因胺，西咪替丁：合用可增加利多卡因的毒性。

4）苯妥英钠：合用可引起心动过缓或心搏骤停。

5）苯巴比妥：苯巴比妥具有酶促作用，合用可加速利多卡因的代谢，使其血药浓度降低，作用减弱。

（4）普罗帕酮（丙胺苯丙酮，心律平）

1）地尔硫䓬：可使普罗帕酮在肝脏的代谢受到抑制，两药联用时也影响地尔硫䓬的体内吸收和处置过程（活性代谢物峰浓度增大）。两药联用时应监测血药浓度，以避免不良反应。

2）奎尼丁：可使普罗帕酮血药浓度升高2倍，清除率明显降低，两药联用时普罗帕酮可减量50%左右。

3）利多卡因：与普罗帕酮联用因两药代谢的相互制约，可使血药浓度提高0.5倍和0.7倍。

4）阿普林定：与普罗帕酮大部分均在肝脏代谢，联用时两药的药代动力学曲线均有改变，说明互有影响。

5）β受体阻滞剂：普罗帕酮可使普萘洛尔的峰浓度成倍增高，消除减慢，半衰期延长。普罗帕酮可使美托洛尔的清除率降低，稳态血药浓度增高2~5倍，这种相互作用在长期用药时更加明显。索他洛尔可影响普罗帕酮在肝内的代谢，使其血药浓度升高。

6）地高辛：普罗帕酮可使地高辛总清除率明显降低，稳态血药浓度增高，凝血酶原时间显著延长。

7）苯巴比妥：其肝药酶诱导作用可加速普罗帕酮代谢，使清除率增高，血药浓度降低。

8）普鲁卡因胺：可影响普罗帕酮在肝内的代谢，使其血药浓度升高，两药联用时应调整剂量。

（5）胺碘酮

1）奎尼丁：与胺碘酮有协同作用，但联用时奎尼丁血药浓度可增加1倍以上，故应减量30%~50%。

2）普鲁卡因胺：胺碘酮可使其血药浓度升高，一般避免两药联用。

3）丙吡胺，普罗帕酮：与胺碘酮联用易诱发扭转型室速，如必须联用时两药剂量均宜减为半量。

4）阿义马林（缓脉灵）：与胺碘酮联用可引发 Q－T 间期延长、扭转型室速等，如需联用阿义马林应减量 30%～50%。

5）利多卡因：与胺碘酮联用有治疗心律失常作用，但可使利多卡因血药浓度增高，引发窦性停搏或加重传导阻滞。

6）苯妥英钠：与胺碘酮联用治疗心律失常较为理想，但可使苯妥英钠血药浓度增加 2.5 倍，易发生毒性反应，故应减量。

7）阿普林定：与胺碘酮联用治疗房性心律失常和预激并发快速型心律失常疗效显著，但阿普林定血药浓度增高，易出现扭转型室速等心血管反应，联用时应减量约 50%。

8）普萘洛尔：与胺碘酮联用易引发窦性心动过缓和传导阻滞，甚至发生心脏停搏。

9）维拉帕米：与胺碘酮联用易可致心动过缓和加重传导阻滞。

10）硝苯地平：可抑制胺碘酮所致心动过缓，联用治疗慢性心律失常尤为适宜。

11）地高辛：与胺碘酮联用其血药浓度升高 68% 以上，可发生洋地黄中毒及高钙血症；必需联用时地高辛用量应减少 50%，并监测血药浓度。有胺碘酮诱发地高辛中毒的临床报道。

12）华法林：与胺碘酮联用时，抗凝作用增强 30%～60%，故华法林用量应减少 30%～50%。

13）排钾性利尿药：与胺碘酮联用时，其排钾作用增强，应注意补钾。

14）考来烯胺（消胆胺）：可加速胺碘酮代谢。

15）阿托品：小剂量联用可加重胺碘酮所致心动过缓，大剂量阿托品则加重口干等副作用，故不宜应用阿托品对抗胺碘酮所致心动过缓。

16）麻醉药：胺碘酮可增加全身麻醉的并发症。

17）西咪替丁：可使胺碘酮血药浓度升高。

18）地尔硫䓬：与胺碘酮联用可产生窦性静止及低血压，有心脏传导障碍及自律性异常者应用更应慎重。

19）抗肿瘤药：胺碘酮可使抗肿瘤药的细胞毒作用增强。

20）卡托普利：与胺碘酮联用有致窦性停搏的临床报道。

21）普罗帕酮：与胺碘酮联用可致 QRS 异常增宽。

（6）阿托品

1）不宜饭后服用：因为阿托品对腺体分泌有抑制作用，饭后服用会影响食物消化，故阿托品不宜饭后服用。

2）蜂王浆：蜂王浆中含有 2 种类似乙酰胆碱的物质，实验证明，这两种物质所产生的作用可被抗胆碱药物阿托品所对抗，若与抗胆碱药物同时使用则会明显降低抗胆碱类药物的疗效。因此，蜂王浆不宜与抗胆碱类药物的同时应用。

3）富含鞣酸的食物：核桃仁、柿子、茶叶等食物中含有大量鞣酸，而鞣酸易使阿托品失去活性或产生沉淀，从而降低其疗效，故在服用阿托品期间不宜饮茶，亦不宜食用富含鞣酸的食物。

4）含鞣酸的中药及其制剂：含鞣酸的中药及其制剂如五倍子、虎杖片、四季青片、紫金锭等易使阿托品失去活性或产生沉淀，不易被吸收而降低疗效，故不宜同服。

5）维生素C：维生素C可加速阿托品的清除，从而减弱阿托品的作用。

6）抗酸药：阿托品与抗酸药（如氢氧化铝、西咪替丁等）联合应用有协同作用，但因抗酸药能干扰阿托品的吸收，故二者联用时应分开服用。

7）阿托品、溴丙胺太林不宜与甲氧氯普胺并用：甲氧氯普胺是中枢性止吐药，有促进胃肠道蠕动、排空及增进消化功能的作用，而阿托品、溴丙胺太林属于抗胆碱药，能抑制胃肠道蠕动及分泌，两药呈现拮抗作用，合用时两药的作用均减弱。

8）含有生物碱成分的中药：中药乌头、黄连、贝母等含有一定量的生物碱，与西药生物碱类药物阿托品、氨茶碱、咖啡因等联合应用时，会使药物毒性增加，容易造成药物中毒。

9）吩噻嗪类药物：吩噻嗪类药物（如氯丙嗪、奋乃静、三氟拉嗪等）有阿托品样作用，与阿托品合用可加重口干、视物模糊、尿闭等症状，并有诱发青光眼的可能。

10）苯海拉明：苯海拉明具有阿托品样作用，合用时不良反应增加。

（7）苯妥英钠

1）异烟肼：异烟肼系药酶抑制药，能明显抑制苯妥英钠对位羟基化，使苯妥英钠代谢受阻，生物半衰期延长，作用增强，同时其毒性亦增强。

2）氯贝丁酯：氯贝丁酯能抑制苯妥英钠在体内的代谢，使苯妥英钠的半衰期延长，血药浓度增高，作用增强，但毒性亦增大，故不宜同用。

3）氯霉素：氯霉素是药酶抑制药，可使苯妥英钠代谢受阻，因而使苯妥英钠血药浓度增加4～5倍，半衰期延长1倍，使其作用增强，同时也增加了苯妥英钠中毒的危险性。

4）氯丙嗪，保泰松，雌激素：氯丙嗪、保泰松及雌激素具有酶抑制作用，可抑制苯妥英钠的代谢，使血药浓度增加，令苯妥英钠的作用与毒性均增加。

5）苯巴比妥：苯巴比妥具有酶促作用，并用时可使血中苯妥英钠的浓度降低，半衰期缩短，作用降低。

6）对氨水杨酸：对氨水杨酸可减少苯妥英钠的代谢，二者合用可使苯妥英钠血药浓度增加，作用增强，同时毒性也增加。

7）哌甲酯：哌甲酯可抑制肝微粒酶对苯妥英钠的代谢，使苯妥英钠血药浓度提高，合用易引起苯妥英钠中毒。

8）四环素：二者都有损害肝脏的作用，合用后可引起肝脏毒性作用增强。

9）含有乙醇的药酒：如虎骨酒、国公酒等，含有乙醇。乙醇是一种药酶诱导剂，能使肝脏药酶活性增强，苯妥英钠代谢加速，半衰期缩短，因而使其药效下降。

10）西咪替丁：二者合用可使苯妥英钠总清除率降低，血药浓度增加，作用和毒性均增强，故合用时必须适当减少苯妥英钠的用量，以防发生药物中毒。

11）苯二氮䓬类药：苯二氮䓬类药有地西泮、硝西泮等，与苯妥英钠合用后可使苯妥英钠血药浓度增高，作用和毒性均增加。

12）呋喃妥因，氨苯蝶啶：苯妥英钠有酶促作用，可使药酶的活性增高，药物代谢加快，血药浓度降低，从而使呋喃妥因、氨苯蝶啶的疗效减弱。

13）三环类抗抑郁药：三环类抗抑郁药（丙米嗪、阿米替林、多虑平等）可使苯妥英钠作用减弱，故二者不宜合用。

14）卡马西平：卡马西平系肝药酶诱导药，苯妥英钠也是弱的肝药酶诱导药，两药合用可因肝微粒体羟化酶活性升高，而使苯妥英钠代谢加快，血药浓度降低，作用减弱。

15）磺胺类药：磺胺类药（如复方新诺明、磺胺嘧啶、磺胺异噁唑）与苯妥英钠合用，可使苯妥英钠代谢减慢，血药浓度升高，毒性增加。

16）苯唑西林：苯唑西林与苯妥英钠同服可使苯妥英钠血药浓度明显降低，作用减弱。

17）醋硝香豆素（新抗凝），双香豆素：醋硝香豆素和双香豆素均有酶抑作用，可抑制酶对苯妥英钠的代谢，使苯妥英钠活性增强，毒性增加。

（8）普萘洛尔

1）氨茶碱：普萘洛尔与氨茶碱对磷酸二酯酶的作用相反，同服可使两者的作用部分地相互抵消。

2）单胺氧化酶抑制药：普萘洛尔与单胺氧化酶抑制药（如呋喃唑酮、苯乙肼、丙卡巴肼、帕吉林等）合用，可引起严重的中枢兴奋反应，导致高血压，故在这些药停用2周内，不宜用普萘洛尔。

3）洋地黄：普萘洛尔有增加洋地黄毒性的作用，故二者一般不宜同用。对已洋地黄化的患者则当禁忌同用。

4）噻嗪利尿药（氢氯噻嗪）：有研究资料表明，二者并用可引起血浆极低密度脂蛋白、三酰甘油、磷脂及胆固醇浓度增高，有潜在增加冠心病的危险。

5）可乐定：普萘洛尔属β受体阻滞剂，与可乐定同服，可加重停用可乐定的反跳现象，并有致死的报道。

6）甲基多巴：普萘洛尔可增强甲基多巴的代谢产物α－甲基去甲肾上腺素的升压作用，故两药同时服用时，普萘洛尔应减少剂量，以免发生脑血管意外。

7）西咪替丁：西咪替丁可使肝微粒体酶系对普萘洛尔的代谢减慢，使肝脏对普萘洛尔的首次通过效应减弱，故二者合用可延长普萘洛尔的半衰期，使血药浓度升高2～3倍，还可增加普萘洛尔抑制心率的作用，导致严重的心动过缓，血压下降。

8）维拉帕米：维拉帕米可抑制钙离子细胞膜，而阻滞钙离子在肌浆网中贮存，两药都有钙离子拮抗作用，同用可导致心肌收缩力显著减弱，甚至心搏骤停，因而应避免同用。

9）酶促药物：普萘洛尔与具有酶促作用的药物（如卡马西平、苯巴比妥、苯妥英钠等）同用，可发生酶促效应，使普萘洛尔疗效降低。

10）氯苯那敏及含氯苯那敏的中成药：氯苯那敏能阻止肾上腺素能神经摄取递质，

使普萘洛尔的阻断肾上腺素能β受体作用减弱，疗效降低。含普萘洛尔的中成药（如感冒清等）亦有类似作用，故临床均不宜合用。

11）利血平：利血平可使心脏的儿茶酚胺耗竭并能增强普萘洛尔的α受体阻断作用，从而减弱心脏的交感神经冲动，导致心脏过度抑制。

12）奎尼丁：奎尼丁为全心 抑制药，与普萘洛尔合用，有使心脏骤停的危险。

13）氯仿，氟烷，乙醚：普萘洛尔与这些药合用，心肌可明显受到抑制，易引起心律失常或停搏。

14）氢氧化铝：氢氧化铝可延迟胃的排空速率，使普萘洛尔吸收降低，疗效减弱。

(15）胺碘酮：普萘洛尔与胺碘酮（乙胺碘呋酮）合用，可能会引起心动过缓、窦性停搏及房室传导阻滞。

(9）维拉帕米

1）普萘洛尔：普萘洛尔的代谢途径和方式与维拉帕米一致，两药合用有可能引起两药的代谢发生竞争性抑制，甚至导致心搏骤停。

2）奎尼丁：二者合用易引起心脏过度抑制。

3）地高辛：与地高辛合用，可使其血药浓度增高而毒性增强。

4）苯巴比妥，利福平：苯巴比妥可增加维拉帕米的清除，利福平可显著降低维拉帕米的生物利用度。

(10）丙吡胺

1）β受体阻滞剂（普萘洛尔等）：丙吡胺与β受体阻滞剂合用可发生严重低血糖，在摄入糖减少的情况下尤易发生，临床应予警惕。

2）奎尼丁类、恩卡尼类抗心律失常药合用：丙吡胺与奎尼丁、普鲁卡因胺、恩卡尼、氟卡尼、普罗帕酮等合用，易产生严重的负性肌力作用，加重心功能不全或延长传导时间。

(11）莫雷西嗪：慎与西咪替丁同服。二药同时服用，可使莫雷西嗪的清除率降低49%，致使血药浓度增加1.4倍。故两者合用，莫雷西嗪应减量。

(12）新斯的明：慎与颠茄类药合用。因颠茄类药（如阿托品）可掩盖新斯的明过量引起的中毒症状，使人丧失警觉，应尽量避免合用。

(13）妥卡尼：忌与利多卡因同用。妥卡尼与利多卡因的药理及药代动力学基本相同，因此同用易产生不良反应。

(14）恩卡尼：不宜与奎尼丁、丙吡胺合用。因恩卡尼可抑制心室内传导，与奎尼丁、丙吡胺合用易产生不良反应。

(15）氟卡尼：慎与普萘洛尔合用。两药合用，其血药浓度同时增高，因此联合使用时须谨慎。

(16）普罗帕酮：慎与地高辛同用。鉴于两药均有负性肌力作用，故二者合用应定时监测地高辛血药水平及适当减少地高辛剂量。

(17）溴苄胺：不宜与含钙的药物合用。含钙的药物（如乳酸钙、葡萄糖酸钙）可能与本药有拮抗作用，故二者不宜合用。

（18）索他洛尔：不宜与有延长 Q－T 间期作用的药合用。已知抗心律失常药（奎尼丁、普鲁卡因胺、丙吡胺），三环类抗抑郁药（丙米嗪、阿米替林），吩噻嗪类药（氯丙嗪）等都有延长 Q－T 间期作用，因索他洛尔的主要不良反应之一就是引起 Q－T 间期过分延长，故应避免与以上药物合用。

（19）抗心律失常药

1）慎与氢氧化铝及含氢氧化铝的中成药合用：氢氧化铝可吸附药物延迟胃的排空率，又可通过肠黏膜扩散速率而影响部分抗心律失常药物的疗效。含氢氧化铝的中成药有胃康宁、当归浸膏片等，均应慎用。

2）忌长期服用：因抗心律失常药物并未改变心律失常的病理组织，仅使病变区心肌细胞电生理性能得以改善。如长期服用此药，可产生许多不良反应，严重者可导致室性心律失常、传导阻滞等。所以，临床上应用此类药应严格掌握适应证和疗程。

（20）慎用具有抗胆碱作用的药物：具有抗胆碱作用的药物（如洋金花酊、天仙子、莨菪叶等）有阻断迷走神经效应，与迷走神经抑制药（如阿托品）合用有相加的迷走神经阻滞效能；相反，如与迷走神经兴奋药（如新斯的明）合用，则有相互拮抗作用。

（21）病窦综合征患者禁用减慢心率的药物：病窦综合征患者的窦房结起搏功能低下，传导功能障碍，如再用减慢心率的药物，极易导致心脏停搏而危及生命。一些常用的降压药、抗心律失常药、强心药、β 受体阻滞剂及钙拮抗药等均有减慢心率的作用，故应禁用。

三、先天性心血管病

【概述】

先天性心血管病（congenital cardiovascular diseases）是先天性畸形中最常见的一种，由于胎儿的心脏在母体内发育有缺陷或部分停顿所造成。病婴出生后即可发现有心血管病变，为儿科的常见病。但部分本病患儿又可自然或经治疗存活到成年，因此在成人心血管病中也占一定的比例。患本病者在我国出生存活的婴儿中占1‰~6‰，高原地区儿童中本病患病率高达13.7‰，国外报道出生活婴中本病患病率在3.2‰~8‰。

1. 病因

引起心脏胎儿发育畸形的原因，可能是多方面的，目前认为是在遗传缺陷（染色体异常、单基因突变等）的基础上，受到环境因素影响而形成。胎儿发育环境的变化（特别是母亲妊娠3个月左右的子宫内病毒感染、羊膜病变、早期先兆流产、酗酒和受放射线或细胞毒药物的影响等）、早产、高龄和患糖尿病的母亲、高原的缺氧环境等，都是与发病有关的环境因素。

2. 分类

根据患者是否有发绀，可将本病粗分为无发绀和发绀两大类。通过血流动力学检查，用病理解剖和病理生理相结合的方法，可将本病分为：①无分流；②左至右分流（左、右两侧血液循环途径之间有异常的沟通，动脉血从左侧心腔的不同部位流入静脉血中，但如发生显著肺动脉高压，则分流亦可转变为右至左）；③右至左分流（左、右两侧血液循环途径之间的异常沟通，使静脉血从右侧心腔的不同部位分流入动脉血中）。但一个患者同时有2类或2类以上的复合畸形者并不罕见。

我国常见的先天性心血管病依次为：心房间隔缺损（21.4%）、动脉导管未闭（21.2%）、心室间隔缺损（15.5%）、单纯肺动脉口狭窄（13.1%）、法洛四联症（13.1%）、艾森门格综合征（2.8%）、主动脉缩窄（1.4%）、主动脉窦动脉瘤破入右心（1.4%）、单纯肺动脉扩张（1.2%）等。

3. 临床表现

临床表现的轻重与病变所引起的血流动力学改变及其严重程度密切相关。轻型的无分流和有左至右分流者，可无或仅有轻度症状，且症状出现较晚；重型者早年即可出现症状，以发育差、心悸、气急、易患呼吸道感染、易疲劳、头昏等常见。有右至左分流者，尚常有下蹲动作、出现发绀和杵状指（趾）等。多数患者有特殊的体征，特别是存在典型的杂音，胸廓畸形也颇常见。

4. 辅助检查

胸部X线、心电图和超声心动图检查，一般可作出诊断。施行心脏导管检查、选择性指示剂稀释曲线测定和选择性心血管造影可进一步确诊。近年，应用X线和磁共振显像，可显示心血管的解剖病变，其中以磁共振显像诊断本病价值更大。

【饮食宜忌】

1. 饮食宜进

（1）饮食原则

1）饮食宜清淡、柔软、易消化。

2）宜予充足蛋白质、维生素及无机盐。

3）当按辨证而用膳，分别给予具有益气、养血、补阴、补阳、化痰、逐饮、泻火、行气、活血、温阳等作用之饮食，如红枣、莲子、龙眼、百合、猪心、生姜、葱、苦瓜、菊花等。

4）宜据原发病宜食之物质而供给饮食。

（2）饮食搭配

1）冬瓜与芦笋：芦笋营养丰富，且有降血压、降血脂作用，若配以甘淡微寒、清热利尿、解毒生津的冬瓜，不仅清凉爽口，而且有良好的保健效果，适于患者食用。

2）荠菜与瘦肉：二者搭配，营养丰富，有补心脾、益肾气、降血压、止血凉血的作用，适于患者食用。

（3）药膳食疗方

1）白人参10g，莲子15枚，冰糖30g，加水置蒸锅内水蒸1小时后，取出服用。

2）黄芪250g，党参250g，白糖500g，将前两味药加水适量煎煮，每半小时取药液1次，共煎煮3次，然后合并药液，再文火煎至黏稠，加入白糖，使之吸净药液再晒干，压碎，装入瓶中。每次取10g，沸水冲服，每日2次。

3）龙眼莲心粥：龙眼10g，莲子30g，红枣、粳米各50g。先煎龙眼、莲子、红枣至烂熟，入粳米同煮成粥。顿食或分2次食，每日1剂，连食3～7日。适于气血两虚见少气乏力、眩晕、心悸者。心胸闷痛、舌紫暗及口渴、咽干、面赤、便秘而见心悸者不宜用此。

4）金针蜂蜜饮：黄花菜30g，蜂蜜30g。黄花菜加水煮烂，调入蜂蜜。睡前顿食，每日1剂，连食1～2周。适于神经衰弱、失眠、心悸者。便溏、畏寒者不宜服食。

5）百合龟枣汤：百合30g，龟肉60g，红枣15g。百合掰瓣，龟肉切块，红枣去核，共煮汤，饮汤食肉、百合、红枣。每日1剂，连食数日或时时服食。适于失眠、心烦、心悸属心肾阴虚者。畏寒肢冷、心前区时痛属阳虚者不宜食用。

6）煮猪心：猪心1个，朱砂3g。猪心洗净，剖开，纳入朱砂，缝好，煮熟，调味食猪心。每日1剂，连食数日，或时时服食。适于心血亏虚、心神不安、失眠、心悸者。咳喘痰多胸闷苔腻属痰饮证之心悸不宜应用。

2. 饮食禁忌

（1）病情严重发作者当暂禁食。

（2）按病情轻重而给予流质、半流质、软食甚至普食。

（3）不可暴饮暴食、过饮过饱。

（4）禁烟酒。不宜饮咖啡、浓茶。

（5）忌肥腻及辛辣等强刺激饮食。

（6）按原发病的禁食原则限制脂肪、食盐等摄入量，适当控制热量摄入。

【药物宜忌】

1. 西医治疗

（1）去除诱发因素：识别与治疗能引起或加重心衰的特殊事件，特别是感染。在呼吸道疾病流行或冬春季节，可给予流行性感冒和肺炎链球菌疫苗以预防呼吸道感染。肺梗死、心律失常特别是房颤合并快速心室率、电解质紊乱和酸碱失衡、贫血、肾功能损害等，均可引起心衰恶化，应及时处理纠正。

（2）利尿剂：有液体潴留的证据或原先有过液体潴留的心衰患者，均应给予利尿剂，且应在出现水钠潴留的早期应用。通常从小剂量开始，如呋塞米每日 20mg，或托拉塞米每日 10mg，氢氯噻嗪每日 25mg，并逐渐增加剂量直至尿量增加、体重每日减轻 0.5～1.0kg。一旦病情控制（肺部啰音消失，水肿消退，体重稳定），即以最小有效剂量长期维持。在长期维持期间，仍应根据液体潴留的情况随时调整剂量。

（3）地高辛：目前多采用维持量疗法（0.125～0.25mg/d），即自开始便使用固定的剂量，并继续维持；对于 70 岁以上或肾功能受损者，地高辛宜用小剂量（0.125mg），每日 1 次或隔日 1 次。如为控制房颤的心室率，可采用较大剂量（0.375～0.50mg/d），但这一剂量不适用于心衰伴窦性心率患者。

（4）醛固酮受体拮抗剂：螺内酯，起始剂量 10mg/d，最大剂量为 20mg/d，有时也可隔日给予。依普利酮，国外推荐起始剂量为 25mg/d，逐渐加量至 50mg/d。开始治疗后，一般停止使用补钾制剂，除非有明确的低钾血症，并让患者避免食用高钾食物。必须同时应用袢利尿剂，同时使用大剂量 ACEI 可增加高钾血症危险；因此，卡托普利应≤75mg/d，依那普利或赖诺普利≤10mg/d。

（5）对症治疗。

（6）手术治疗。

2. 中医治疗

（1）辨证治疗

1）心阳不足

主症：心悸，怔忡，面色苍白，呼吸急促，唇甲发紫，头晕乏力，自汗，畏寒肢冷。舌质淡，苔白，脉虚大或沉细或散涩、结代等。

治法：温阳益气。

方药：桂苓术附汤加减。附子 6g，桂枝、白术、茯苓各 10g。

加减：若心悸烦乱者，加丹参、酸枣仁、龙眼肉，以安神宁心；发绀胸痛者，加川芎、降香、当归，以活血通脉；兼喘息气急者，加砂仁、蛤蚧、沉香，以平喘；若自汗湿冷者，加黄芪、牡蛎、防风，以固表止汗。

用法：水煎服，每日 1 剂。

2）心气血虚

主症：心悸，动则尤甚，眩晕，身倦乏力，气短汗出，面色苍白。舌质淡胖，边有齿痕，脉细或濡弱。

治法：补益气血。

方药：归脾汤加减。党参、黄精、丹参各 15g，黄芪 20g，当归、酸枣仁、龙眼肉各 10g，桂枝 6g，淮小麦 30g。

加减：若心悸者，加朱砂、牡蛎、珍珠母，以宁心安神；若头眩晕者，加升麻、荷叶，以平眩止晕。

用法：水煎服，每日 1 剂。

3）心脉闭阻

主症：唇口及指（趾）紫黑，面色晦滞，心悸不安，时发心痛，咳喘甚至咯血，胸肋刺痛，头晕乏力，颈脉怒张。舌质紫胀，苔白或黄，或有瘀斑，脉涩，或结，或代。

治法：活血化瘀，理气通络。

方药：桃仁红花煎加减。桃仁、红花、赤芍、川芎、延胡索、郁金、远志、桂枝、香附各 10g，生龙骨 30g（另煎）。

加减：若咯血重者，加三七末 3g（冲服），以止血；咳喘痰多者，加白芥子、苏子、杏仁、法半夏各 10g，以镇咳化痰。

用法：水煎服，每日 1 剂。

4）先天肾气不足

主症：发育迟缓，甚至畸形，胸部变形，智力低下，疲软无力，喜屈蹲位，惊悸，久不愈，稍动尤甚。舌体偏胖，舌质淡，苔薄白或白腻，脉细滑、细缓。

治法：滋补肾精。

方药：七福饮加减。人参、熟地黄、当归、白术各 12g，炙甘草 6g，酸枣仁、远志各 10g，龟甲胶 20g。

加减：若胸闷隐痛者，加丹参、川芎，以化瘀解痛；心悸、怔忡者，加柏子仁、珍珠母，以宁心。

用法：水煎服，每日 1 剂。

（2）验方

1）心力衰竭方：人参、附子、白术、橘皮、当归各 9g，黄芪 12g，炙甘草 6g。水煎服，每日 1 剂。适于先天性心血管病心气虚者。

2）生脉饮：党参（或人参 3g）20g，麦冬 30g，五味子 9g。水煎服，每日 1 剂。适于先天性心血管病心阴虚者。

3）鲜万年青根 15g，加大枣 5 枚，水煎服，每日 1 剂。适于先天性心血管病心阳虚脱者。

4）养心镇悸汤：白茅根、生白芍各 15g，天竺黄、龙骨、牡蛎、金银花、钩藤、茯神、石菖蒲、远志各9g，磁石12g。茯神、石菖蒲、远志用朱砂拌。水煎服，每日1剂。适于先天性心血管病心气虚弱、惊悸怔忡、伴失眠者。

5）石菖蒲3g，远志6g，朱茯神9g。水煎服，每日1剂。适于先天性心血管病心悸者。

6）紫石英10～15g，水煎服，每日1剂。

3. 药物禁忌

（1）强心苷（地高辛等）

1）影响吸收的药物：止泻剂（白陶土、活性炭）、制酸药和氢氧化铝、氧化镁、三硅酸镁、甲氧氯普胺、抗肿瘤药（环磷酰胺、长春新碱等）均可影响强心苷在肠道的吸收，降低血药浓度，影响药效。

2）红霉素，四环素类：可杀灭肠内腐物寄生菌，使强心苷的生物利用度提高，血药浓度可升高50%～120%。

3）影响分布的药物：保泰松、磺脲类、香豆碱类均可使强心苷血药浓度升高15%，可致中毒。

4）影响代谢的药物：肝药酶诱导剂苯巴比妥、苯妥英钠、螺内酯、乙胺丁醇、异烟肼、利福平等，均可增加肝药酶活性，加速强心苷的代谢，使其浓度降低50%。

5）影响清除的药物：①抗心律失常药：胺碘酮可使地高辛的血药浓度升高70%～100%，联用时应减少地高辛用量1/3～1/2。普罗帕酮可使地高辛浓度提高30%～90%，联用时应减少地高辛剂量30%～79%。奎尼丁可使地高辛血药浓度升高50%，联用时应减少地高辛剂量30%～50%。②钙拮抗剂：维拉帕米可使地高辛血药浓度提高，联用时应减少地高辛剂量33%～55%；地尔硫䓬可使地高辛血药浓度提高20%～80%，使洋地黄毒苷浓度提高20%。③血管扩张药：硝普钠、肼屈嗪可使地高辛血药浓度降低20%。④ACE抑制药：卡托普利可使洋地黄血药浓度增加15%～30%。⑤保钾利尿药：螺内酯可使地高辛血药浓度上升2～3倍，两药联用时应监测洋地黄血药浓度。⑥免疫抑制药：环孢素可使地高辛血药浓度升高50%～100%。⑦非甾体抗炎药：吲哚美辛可使地高辛的半衰期延长1倍，早产儿尤其明显。

6）相互作用的药物：①抗真菌药：两性霉素B可使钾丢失增加，两药联用时应及时纠正钾不足；②排钾利尿药：呋塞米、氢氯噻嗪引起钾丢失，可增加洋地黄的毒性；③钙剂：可使强心苷的作用增强，故应用强心苷的患者应避免静脉注射钙剂；④神经肌肉阻滞剂：应用强心苷患者给予琥珀胆碱可出现严重心律失常，机制不清；⑤β受体阻滞剂：普萘洛尔与强心苷联用可导致房室传导阻滞，而发生严重心动过缓，但不排除普萘洛尔用于洋地黄所致的快速心律失常。

7）抗结核药（利福平、异烟肼、对氨水杨酸钠）：均可降低地高辛血药浓度。

8）细胞毒类药物：可降低洋地黄吸收率达50%，对洋地黄毒苷影响较小。

9）北五加皮：与洋地黄联用增加毒性，并干扰地高辛检测结果（假阳性）。

10）蟾酥及其中成药（六神丸、养心丹、活心丸、麝香保心丸、救心丸等）、金盏花、福寿草、附子、乌头及其中成药：均含有强心物质，不宜与强心苷类药物联用，必须联用时应减量和加强监测。

11）含鞣质较多中药及中成药（七厘散、槐角丸等）：与地高辛同时服用可产生沉淀，影响吸收。

12）颠茄类生物碱（阿托品、654－2、天仙子、华山参、骨碎补，以及中成药胃痛散、胃安片、固肠丸、陈香露白露片等）：可增加地高辛吸收，易发生中毒反应。

13）含钙较多中药（石膏、龙骨、海螵蛸、牡蛎，以及中成药牛黄解毒片、乌贝散、龙牡壮骨冲剂等）：可增加强心苷药理作用和毒性作用。患者伴有低钙血症时，两药可以联用，但强心苷应减量1/3～2/3，以避免中毒反应。

14）麻黄及其中成药（麻杏石甘片、川贝精片等）：不宜与强心苷联用（兴奋心肌）。

15）影响强心苷胃肠道转化或吸收的中药：①洋金花、颠茄类药物：可增加洋地黄类吸收，毒性增加；②番泻叶、大黄、黄连：增加肠蠕动，使地高辛口服吸收不完全，减低生物利用度；③酸性或碱性中药：硼砂及其制剂影响强心苷的胃肠道转化和吸收速率；山楂及其制剂可增强强心苷的作用，减轻毒性反应。

16）与强心苷有协同作用的中药：①槲寄生：减慢心率、增加心肌收缩力，可治疗毛花苷C所致快速型室性心律失常；②丹参注射液：可防治毛花苷C所致的心律失常；③灵芝：可拮抗毛花苷C所致心律失常；④当归流浸膏：有奎尼丁样作用，可对抗地高辛所致的心律失常，并可缓解垂体后叶所致心肌缺血；⑤五味子：可加速洋地黄类药物的代谢和排泄，具有解毒作用；⑥连翘：可拮抗洋地黄类所致呕吐，其所含齐墩果酸具有强心利尿作用，与强心苷联用可加强疗效；⑦麦门冬，生脉散（麦门冬、人参、五味子）或任氏液：可使强心苷中毒时心肌抑制得以恢复；⑧附子：与强心苷有协同作用，可用于心力衰竭伴有房室传导阻滞及心室率降低者；⑨黄芪：具有非强心苷性强心作用，并有中度利尿作用，与强心苷联用可提高疗效；⑩山豆根：可对抗强心苷所致心律失常；⑪刺五加：可降低强心苷毒性。

17）含有强心苷成分可增加强心苷毒性的中药：①铃兰（Herda et Radix Convallariae）：含总强心苷约0.2%，铃蓝毒苷约为洋地黄毒苷效价的3.53倍，作用迅速，毒性较大；②万年青（Rohdra japonica Roth.）：叶、根和种子含强心苷，强心作用约为洋地黄毒苷的3倍，积蓄作用强，易引起中毒；③羊角拗（Radix Stropnant hi Divaricati）：其种子含强心苷，易引起中毒；④金盏花（Flos Calendulae Officinalis）：其全草含强心苷成分；⑤北五加皮：含强心苷。

18）对心肌产生协同作用，使强心苷毒性增加的中药：①麻黄及麻黄根：小剂量可拮抗洋地黄类的迷走神经兴奋作用，大剂量联用则易致室性心律失常；②枳实及其制剂：含对羟福林及N－甲基酪胺，可兴奋α及β受体，具有类似肾上腺素作用，可增加强心苷的毒性作用。

19）与强心苷有抵抗作用或增强毒性反应的中药：①汉防己：粉防己碱与毒毛花苷之间存在竞争性抵抗作用。汉防己可对抗强心苷的毒性，延长诱发室性早搏时间，提高强心苷的致颤阈限和致死剂量。②罗布麻：含4种强心苷成分的速效强心苷，类似毒毛花苷 K 减慢心率，亦具有洋地黄样特点，毒性相似。体内蓄积量罗布麻较毒毛花苷 K 大 1 倍左右，两药不宜联用。③罗芙木：含有利血平，可减慢心律及心脏传导，引起心动过缓及传导阻滞，甚至可诱发异位节律，两药不宜联用。④乌头：可增强毒毛花苷 G 对心肌的毒性作用，可致心律失常。含乌头碱中药包括川乌、草乌、雪上一枝蒿、附子、四逆汤、小活络丹、强筋英雄片等。⑤升麻及其制剂（清胃散、补中益气丸等）：其药理作用与强心苷相反，对心脏有抑制作用。

20）改变电解质平衡而影响强心苷作用的中药：①甘草、鹿茸及其制剂（六一散、麻杏石甘汤、玄参甘桂冲剂等）：具有去氧皮质酮样作用，可保钠排钾，使体内钾离子减少，导致心肌对强心苷的敏感性增高，易发生中毒反应；②阿胶及其制剂：含甘氨酸，可促进钙吸收，提高血钙浓度，易致强心苷中毒；③金钱草、泽泻：为排钾利尿药，可致低血钾，易引起强心苷毒性反应，发生心律失常；④木通：具有利尿、强心和潴钾作用，可增强洋地黄类的作用，对于心源性水肿效果尤佳，两药联用可不另行补钾；⑤浮萍、马齿苋：含大量钾盐，可减轻强心苷的毒性作用并促进排泄，减少强心苷的体内蓄积；⑥人参、地黄：人参可兴奋垂体 – 肾上腺系统，地黄含有促皮质激素物质，长期服用可导致药源性低钾血症，易致洋地黄类药物中毒。

21）含生物碱中药（黄连、黄芩、黄柏、附子、乌头、麻黄、延胡索、三颗针、十大功劳叶、苦参、黄连上清丸、清胃黄连丸、葛根芩连丸、牛黄清心丸、三妙丸、香连丸等）：在胃肠道具有强大抑菌作用，可改变肠菌群，使洋地黄类药物在肠内代谢减少，血药浓度增高，易发生中毒反应。

22）炭类中药：包括煅龙骨、煅牡蛎、煅蛤壳、侧柏炭、血余炭、蒲黄炭、十灰散等，可在消化道吸收强心苷，减少吸收，降低疗效。

23）含阳离子的中药：包括明矾、滑石、磁石、紫雪丹、白金丸、磁朱丸、六一散等，可减少强心苷吸收，降低血药浓度和药效。

（2）氢氯噻嗪

1）碳酸钙：应用噻嗪类利尿药期间，服用大剂量钙剂可出现高钙血症和代谢性碱中毒（Milk – Alkali 综合征）。

2）考来烯胺：可使口服氢氯噻嗪吸收量减少，利尿作用相应减弱；两药间隔 4 小时服用，可减轻但不能完全消除这种相互作用。

3）吲哚美辛：可一过性削弱噻嗪类利尿药的抗高血压效应，临床意义较小。吲哚美辛与氨苯蝶啶联用可导致急性肾衰竭。

4）溴丙胺太林：可明显增加氢氯噻嗪的胃肠吸收。

5）糖皮质激素，促皮质激素：与氢氯噻嗪联用增加排钾作用，易发生低钾血症。

6）降血糖药：与氢氯噻嗪联用减弱降糖作用。

7）洋地黄类强心苷：与氢氯噻嗪联用可增加毒性反应，应予补钾，并调整强心苷用量。

8）肌肉松弛剂：氢氯噻嗪的排钾作用及血液浓缩效应，可增强去极化和非去极化肌松药的作用，联用时可有呼吸肌麻痹等不良反应。

9）升压药：氢氯噻嗪可降低去甲肾上腺素的升压效应，但不甚明显。

10）螺内酯：与氢氯噻嗪联用可纠正钾的负平衡，但对正常肾素型或低肾素型高血压的疗效并不一定能保持钾平衡，仍需注意监测血钾水平。

11）卡托普利：为血管紧张素转化酶抑制剂，与武都力（含氢氯噻嗪）联用保钾作用叠加，可致高血钾。肾功能减退者勿用卡托普利。

12）抗高血压药：与氢氯噻嗪联用可增强降压作用。神经节阻滞剂与氢氯噻嗪联用，在动脉硬化患者易发生体位性低血压，促发心肌梗死或脑梗死。胍乙啶与氢氯噻嗪联用应减量一半，以避免血压过低。

13）吩噻嗪类药物：其α受体阻断作用可增强降压作用，与氢氯噻嗪联用易发生体位性低血压。

14）阿替洛尔：与氢氯噻嗪有协同性降压作用，两药联用控制心率效果亦优于单独应用阿替洛尔。

15）氯化钠：咸食或过多输入盐水可消除氢氯噻嗪的降压利尿作用，限制摄盐可加强其降压作用。

16）木通：具有保钾利尿作用，与氢氯噻嗪联用可增强利尿作用和维持钾平衡。

17）福寿草：与氢氯噻嗪联用可致低钾血症，两药联用时应补钾。

18）甘草：与排钾性利尿药联用可加重低血钾或瘫痪的危险。

19）乙醇、药酒：与氢氯噻嗪联用，因扩张血管降低循环血量，易发生体位性低血压。

（3）呋塞米

1）先锋霉素类（头孢菌素类）：与呋塞米联用加重肾毒性，可引起肾小管坏死。呋塞米可加重头孢噻啶、头孢噻吩的肾毒性，必需联用时可选用头孢西丁。

2）氨基糖苷类抗生素（链霉素、庆大霉素、卡那霉素、新霉素）：与呋塞米均属于耳内淋巴 ATP 酶抑制剂，两药联用可引起耳聋。

3）非甾体抗炎药：可抑制利尿药的利尿和降压作用。呋塞米可使吲哚美辛（消炎痛）血药浓度降低。

4）卡托普利：与利尿剂联用偶可致肾功能恶化。

5）苯妥英钠，苯巴比妥：长期应用此类药物者，呋塞米的利尿效应降低可达 50%。

6）筒箭毒：呋塞米可增加其肌肉松弛和麻痹作用。手术前 1 周应停用呋塞米。

7）水合氯醛：与呋塞米（静脉注射）联用可出现潮热多汗、血压不稳、全身不适，及心动过速等不良反应。

8）氯贝丁酯（安妥明）：与呋塞米联用可加重肾病综合征患者肾损害，使氯贝丁酯半衰期延长 2 倍，并加重肌僵硬、腰背酸痛等不良反应。

9）茶碱：呋塞米可使茶碱血药浓度升高。

10）肼屈嗪：可减弱呋塞米的利尿作用，使尿量减少 50% 左右。

11）考来烯胺，考来替泊：可降低口服利尿药吸收，联用时应间隔 2 ~ 3 小时服药。

12）口服抗凝药：依他尼酸可使华法林抗凝作用延长，螺内酯则可使其抗凝时间缩短。

13）降压药：与呋塞米联用，可增强降压效果，但应减少剂量。

14）甘露醇：与呋塞米联用，利尿作用加强。

15）环孢素：与呋塞米或噻嗪类利尿药联用可抑制尿酸排泄，引起痛风发作或产生痛风石。

16）丙磺舒：可延长呋塞米半衰期，使利尿总效应增强，但血中尿酸浓度增高，可引起痛风发作。

17）泼尼松：与呋塞米联用可加强排钾，加剧电解质紊乱。

18）酚妥拉明：与呋塞米直接混合可出现沉淀，如预先稀释则无配伍禁忌。

19）酸性溶液：可使呋塞米注射液析出沉淀（呋塞米）。长期放置的5%～10%葡萄糖溶液呈酸性，与呋塞米注射液配伍可发生混浊或沉淀。

20）中药方剂（木防己汤、真武汤、越婢加术汤、分消汤等）：可增强利尿药效果，并可减轻利尿药所致口渴；但排钾性利尿药不宜与甘草方剂联用，因可加剧假性醛固酮增多症。

21）大黄：与利尿药有协同性利尿作用。

22）依他尼酸：与呋塞米作用相似，联用后两药的副作用相加，一般不予联用。

23）去甲肾上腺素：呋塞米可降低血管对去甲肾上腺素等升压胺的反应，使升压效应减弱。

24）降糖药：与呋塞米联用可致血糖升高。

25）两性霉素B：与呋塞米联用可增加肾毒性和耳毒性。

26）洋地黄类：呋塞米易引起电解质紊乱、低钾血症，与洋地黄类强心苷联用易致心律失常。

27）锂盐：与呋塞米联用肾毒性明显增加。呋塞米可升高碳酸锂的血浆浓度，诱发锂中毒。

28）抗组胺药：与呋塞米联用增加耳毒性，易出现耳鸣、头晕、眩晕等。

29）碳酸氢钠：与呋塞米联用增加发生低性碱中毒危险。

30）皮质激素，促肾上腺皮质激素，肾上腺素，雌激素：可能降低呋塞米的利尿作用，并增加电解质紊乱和低钾血症发生机会。

31）食物：可降低口服呋塞米的生物利用度及利尿效果，故不可与食物同服。

32）味精：与依他尼酸联用可协同排钾，造成低钾、低钠反应。

33）乙醇、药酒：与依他尼酸联用扩张血管，加重体位性低血压反应。

34）不可配伍液体：10%转化糖，10%果糖。

35）不可配伍药物：任何酸性较强的药物，如维生素C、肾上腺素、去甲肾上腺素、四环素等。

四、慢性风湿性心脏病

【概述】

慢性风湿性心脏病是指急性风湿性心脏炎后所遗留的心脏瓣膜病变，简称风心病，是国内瓣膜性心脏病的最常见原因。风湿性心脏病的发展可分为活动期的心脏炎和非活动期的风心病两个阶段，后者是风湿性心脏病在临床上的主要表现形式。因风湿热容易复发，故风心病形成后，活动性心脏炎仍可继续存在或发展。

风心病以20～40岁最多见，女性稍多于男性。根据国内风心病的临床分析，二尖瓣病变率为95%～98%，其中20%～30%的患者合并主动脉瓣病变，约5%合并三尖瓣病变，合并肺动脉瓣病变的病例不足1%。单纯二尖瓣病变最常见，为70%～80%。单纯主动脉瓣病变甚为少见，占3%～5%，三尖瓣或肺动脉瓣病变多与二尖瓣病变或二尖瓣病变合并主动脉瓣病变同时存在。

1. 病因

最常见病因为风湿热，2/3的患者为女性。约半数患者无急性风湿热史，但多有反复链球菌扁桃体炎或咽峡炎史。急性风湿热后，至少需2年始形成明显瓣膜病变，多次发作急性风湿热较一次发作后出现狭窄早。单纯二尖瓣狭窄占风心病的25%，二尖瓣狭窄伴有二尖瓣关闭不全占40%。主动脉瓣时常受累。

罕见的其他病因有先天性畸形、累及瓣环下和瓣叶的老年人二尖瓣环钙化、类风湿关节炎、系统性红斑狼疮等。

2. 诊断要点

（1）临床诊断：典型病例，根据风湿病史、症状和特征性体征常可作出临床诊断。

（2）X线检查：包括X线心脏平片和右前斜位服钡摄片、断层摄片等，用以观察心脏影像的特征性外形改变，以协助确诊。

（3）心电图：可显示有关类型风湿性心瓣膜病变引起的心电图改变，以协助诊断。

（4）超声心动图：对估计瓣膜病变程度、瓣叶活动度，判断有无纤维化和钙化有重要意义。

常见慢性风湿性心瓣膜病变的诊断要点见表1。

表1　常见慢性风湿性心瓣膜病诊断要点

	二尖瓣狭窄	二尖瓣关闭不全	主动脉瓣狭窄	主动脉瓣关闭不全
主要症状	呼吸困难，咳嗽，咯血，发绀，晚期出现右心衰竭表现	左心衰竭发生甚晚。呼吸困难，心悸，疲乏，可有右心衰竭表现	疲乏，劳力性呼吸困难，严重者可出现心绞痛，甚至猝死	代偿期较长，晚期出现心悸、气促、头颈部动脉搏动感、胸痛及左心功能不全表现

续表

	二尖瓣狭窄	二尖瓣关闭不全	主动脉瓣狭窄	主动脉瓣关闭不全
典型体征	二尖瓣面容、心界梨形，S_1 亢进，心尖部局限的隆隆样舒张期杂音，可伴开瓣音，P_2 亢进和分裂	抬举性心尖搏动、心尖部粗糙的3/6级以上的全收缩期吹风样杂音，伴 S_1 减弱	主动脉瓣区粗糙的喷射性收缩期杂音；脉压减低；严重者可出现 S_2 逆分裂	抬举性心尖搏动，主动脉瓣等二听诊区高调递减的哈气样舒张期杂音，周围血管征 Austin－Flint 杂音
X线检查	二尖瓣型心脏、右前斜位可见左心房扩大并压迫食管	左心室扩大，可见收缩期左心房搏动，右前斜位可见左心房扩大并压迫食管	左心室肥厚，升主动脉狭窄后扩张，主动脉瓣钙化	主动脉型心脏，心胸比例增大，心脏与主动脉搏动增强
心电图	二尖瓣型P波，右心室肥厚	二尖瓣型P波，左心室肥厚	左心室肥厚劳损，严重者 $V_{1\sim2}$ QS波	左心室肥厚和劳损
超声心动图	二尖瓣前、后叶呈同向运动，前叶呈现“城垛样”改变，二尖瓣口面积 $<2.0cm^2$	心室收缩血液返回左心房，左心房及左心室大	主动脉瓣开放幅度降低，瓣口面积小，左心室壁增厚	血液反流入左心室，舒张期二尖瓣前叶有纤细扑动，左心室大

【饮食宜忌】

1. 饮食宜进

（1）饮食原则

1）宜根据具体病情选择饮食：不可片面饮食，不要认为鱼、肉、鸡、鸭才有营养，忽略了蔬菜、瓜果的益处。饮食应全面，则汲取营养会更为全面、均衡。

2）饮食要有节制：因该病病程较长，病久体虚，饮食不可过量，饮食要定时，可适量，不能饥饱失常，不能暴饮暴食；食物之软、硬、冷、热均宜适当，以防再伤脾胃。尤其值得注意的是，家属唯恐患者营养不够，或顾虑患者口味不合，过度进食滋补食物或不应吃的食物，非但不得其益，反而伤害脾胃。

3）饮食以清淡为宜：由于患者长期被病痛折磨，与药物为伴，病发作时，更是食不香、睡不安，又因虚者多，家属往往劝患者多食膏粱厚味，更易助湿生痰。风湿病患者有外湿之病因，如再生内湿，则内外合邪，对病情更为不利。因此，患者饮食不能过于滋腻，以清淡为宜。

4）正确对待食补与药补：有些人认为，有了病就是虚，应该吃补药，但亦有人主张“药补不如食补”，这些说法都欠全面。药补必须有医生指导，食补亦要根据病情以脾胃消化功能适当配合。食品要求新鲜，荤素皆有，数量不宜过多，以能吸收为度，使饮食口味适合患者胃口。

5）宜进高热能、高蛋白质饮食：如牛奶、蛋类、猪瘦肉、豆制品等。

6）宜多食新鲜蔬菜及水果：如白萝卜、芥菜、龙须菜、白菜、油菜、西红柿、苹果、枇杷、罗汉果等。

（2）具有抗风湿作用的食物

1）含硒食物：研究人员建议，风湿病患者每天吃适量富含硒的食品，可以调节人体的免疫力，提高患者抗风湿的能力。

自然界中含硒食物（表2）是非常多的，含量较高的有鱼类（金枪鱼、沙丁鱼等）、虾类等水产品，其次为动物的心、肾、肝。蔬菜中含量最高的为金花菜、荠菜、大蒜、蘑菇，其次为豌豆、大白菜、南瓜、萝卜、韭菜、洋葱、番茄、莴苣等。另外，有一些中草药也特别具有富集硒的能力，如黄芪、香附（莎草）、紫菀、蒺藜及苜蓿。食品中硒含量高，并不等于人对其吸收就高。一般而言，人对食用蕈（菌）类有机硒的利用率较高，可以达到70%～90%，而对鱼类及谷物所含的硒利用率较低，只有70%左右。因此正确摄取硒的方式是多吃强化补充有机硒的食品，如魔芋、富硒酵母及富硒大蒜等。另外，多吃水果、蔬菜等富含维生素A、维生素C、维生素E的食品，有助于硒的吸收。

表2　27种富含硒的食物的功效与应用

食物名称	功效与应用
中国鳖（水鳖子）	滋补营养，增强机体免疫力，舒筋活络，活血止痛；经烹饪后服食
水蛇	滋补营养，增强机体免疫力，经烹饪后服食。水蛇佳肴、药膳和配方用于保健和抗风湿
墨鱼	滋补营养，增强机体免疫力，舒筋活血止痛；经烹饪后服食。墨鱼佳肴、药膳和配方用于保健和抗风湿
红螺	滋补营养，增强机体免疫力，活血止痛；经烹饪后服食。佳肴、药膳和配方用于保健和抗风湿
香海螺	滋补营养，增强机体免疫力，除湿止痛；经烹饪后服食。佳肴、药膳和配方用于保健和抗风湿
牡蛎（海蛎子）	滋补营养，增强机体免疫力，舒筋止痛；经烹饪后服食。佳肴、药膳和配方用于保健和抗风湿、抗癌
鲨鱼	滋补营养，增强机体免疫力，活血止痛；经烹饪后服食
鲐鱼（青鲐鱼）	滋补营养，增强机体免疫力，舒筋活血止痛；经烹饪后服食。佳肴、药膳和配方用于保健和抗风湿、抗癌
带鱼	滋补营养，增强机体免疫力，舒筋活血止痛；经烹饪后服食。佳肴、药膳和配方用于保健和抗风湿
堤鱼	滋补营养，增强机体免疫力，舒筋活血止痛；经烹饪后服食。佳肴、药膳和配方用于保健和抗风湿
红娘鱼	滋补营养，增强机体免疫力，舒筋活血止痛；经烹饪后服食。佳肴、药膳和配方用于保健和抗风湿
黄姑鱼	滋补营养，增强机体免疫力，舒筋活血止痛；经烹饪后服食。佳肴、药膳和配方用于保健和抗风湿
黄鱼（大、小）	滋补营养，增强机体免疫力，舒筋活血止痛；经烹饪后服食。佳肴、药膳和配方用于保健和抗风湿
赤眼鳟（金目鱼）	滋补营养，增强机体免疫力，舒筋止痛；经烹饪后服食。佳肴、药膳和配方用于保健和抗风湿
黄鳝（鳝鱼）	滋补营养，增强机体免疫力，舒筋活血；经烹饪后服食。佳肴、药膳和配方用于保健和抗风湿
泥鳅	滋补营养，增强机体免疫力，舒筋活血，通络止痛；经烹饪后服食。佳肴、药膳和配方用于保健和抗风湿；家常菜肴

续表

食物名称	功效与应用
贝类	滋补营养，增强机体免疫力，舒筋活血；经烹饪后服食。佳肴、药膳和配方用于抗风湿
黑木耳	滋补营养，增强机体免疫力，舒筋活血止痛；经烹饪后服食。佳肴、药膳和配方用于保健和抗风湿
魔芋粉	降脂降血糖，除湿排毒，有“肠道清道夫”之称。佳肴、药膳适用于伴有糖尿病、高脂血症者的风湿病患者
竹荪	滋补营养，舒筋通络；经烹饪后服食。佳肴、药膳和配方用于保健和抗风湿
紫菜	滋补营养，凉血活血；经烹饪后服食。佳肴、药膳和配方用于保健和抗风湿
韭菜	滋补营养，温肾壮阳，活血散瘀；经烹饪后服食。佳肴、药膳和配方用于保健和抗风湿
番茄	滋补营养，凉血活血；经烹饪后服食。佳肴、药膳和配方用于保健和抗风湿
鸡蛋	滋补营养，增强机体免疫力；经烹饪后服食
鹅蛋	滋补营养，增强机体免疫力；经烹饪后服食
鸭蛋	滋补营养，增强机体免疫力；经烹饪后服食

2）大众化抗风湿用食（药）物

①香蕉：香蕉除含有丰富的胡萝卜素、维生素、矿物质（微量元素）外，更重要的是含有肿瘤坏死细胞因子（TNF）。日本东京大学教授山崎正利通过动物试验比较了香蕉、葡萄、苹果、西瓜、菠萝、梨和柿子等多种水果的免疫活性，证明了香蕉的效果较好，能增加白细胞、改善免疫功能，还能产生攻击异常细胞的物质 TNF。试验结果还提示：香蕉越成熟，它的免疫活性越强。香蕉还有润肠通便和降压作用，故风湿病并伴有高血压、便秘的患者，应适当吃些香蕉。

②大枣：大枣又名红枣、大红枣，有“天然维生素”之称，是一种很好的滋补食物。明代李时珍的《本草纲目》记载：“干枣润心肺、止咳、补五脏、治虚损，除肠胃癖气”，“大枣味甘无毒、主心邪气、安中养脾、平胃气、通九窍，助十二经”。枣肉中含有人体必要的维生素 P（又叫芦丁），一般每 100g 果肉中含量高达 3385mg，居各种果品之首。芦丁能增强人体细胞的黏着力，提高毛细血管韧性，降低毛细血管通透性和脆性，具有降血脂、抗过敏、强心、利尿，预防脑出血和延缓衰老等作用；其所含的环酸腺苷（简称 cAMP）对人体细胞起头重要的生理调节作用，可增强心肌收缩力，扩张冠状血管，抑制血小板聚集，并有抗过敏作用，对冠心病有一定的疗效，并且有抑制癌细胞增殖的效果；所含的黄酮－双葡萄糖苷 A，有镇静、催眠和降压作用；所含的维生素 C，具有解毒、抗炎、抗过敏、增强机体抵抗力和保持皮肤弹性、延缓衰老等作用；其所含维生素 E，有抗氧化、抗衰老作用。其药膳和配方，如红枣赤豆粥、红枣糯米粥，自古以来就是老年、虚弱者的保健饮食；红枣与芹菜一起煎服，有助于降低胆固醇和软化血管。

③猕猴桃：猕猴桃又名猴子梨、藤梨。含有丰富的维生素 C、17 种氨基酸、矿物质（磷、铁、镁和微量元素硒）、维生素 P、维生素 B_1、类胡萝卜素及解肮酶等活性物质。由于其含有大量的维生素 C 和抗氧化物质，因而成为免疫辅助剂；同时它还具有

抗衰老、辅助抗癌、消除疲劳、减肥健美等作用。

④苹果：苹果为水果佳品，营养丰富。苹果含有抗氧化物质（存在于表皮、果肉中），是减少和预防人体细胞氧化的有效成分之一，可预防细胞和组织内游离基所致的损害。有条件的可经常食用，但伴有高血压和脾胃虚寒者不宜多吃。

⑤木瓜：木瓜又名番木瓜、铁脚梨、懒老瓜。木瓜性温而味酸、涩，能理脾和胃化湿、平肝祛风、散瘀活血、舒经通络。现代研究表明，木瓜含有对人体有益的葡萄糖、果糖、多种矿物质（微量元素）、多种维生素、多种有机酸，其所含的番木瓜碱、木瓜蛋白、皂苷、胡萝卜素和多种氨基酸等具有调节自主神经（植物神经）功能、抗炎、抗风湿、利尿及镇痛等作用，并对多种细菌（如大肠杆菌、葡萄球菌、结核杆菌等）有抑制作用。

⑥苦瓜：苦瓜又名凉瓜、锦荔枝、红羊葡萄、癞瓜。性寒味凉，入心、脾、胃三经，有清热解暑、养血滋肝、和脾补肾、明目解毒的功效。每100g苦瓜含维生素C高达56mg，且含有苦瓜蛋白和胡萝卜素，有较强的抗氧化、去自由基、抗衰老的作用，是大众保健和抗风湿的佳肴。

⑦桑椹：桑椹又名桑实、桑果、桑枣等，富含维生素、胡萝卜素、微量元素和提高免疫功能的物质等。具有补血、滋阴、安神、生津润燥的功效，适于风湿病患者伴眩晕耳鸣、心悸失眠、须发早白、津伤口渴、内热消渴、血虚便秘等症。其药物配方可用于风湿病、癌症等的辅助治疗。

⑧龙眼肉：龙眼肉又名桂圆、龙眼干、滋圆，是色、香、味俱佳的名贵中药材和滋补珍品，可治“五脏邪气”，“安神厌食”，久服强魄聪明，轻身不老；可“开胃健脾，补虚益智”；可用于心脾虚损，气血不足所致的失眠、健忘、惊悸、眩晕等症，以及病后体弱、脑力衰退、罹患风湿病而免疫力低下者。

⑨人参果：人参果又名金参果、长寿果、仙桃或香瓜茄。幼果白色，成熟时为淡黄色，并有紫红色条纹。单果平均重200g，最重可达600～800g。果肉清香多汁，风味独特，除具有高蛋白、低糖、低脂肪的特点外，尚含硒、锌、钼等对风湿病、各种癌症、冠心病、高血压、糖尿病等都有较好辅助治疗作用的微量元素。

⑩板栗：板栗又称“铁杆庄稼”，《本草纲目》称栗果有“补肾益气，治腰、脚无力，内寒腹泄，活血化瘀”等功能。它含有丰富的蛋白质、氨基酸、维生素C等，具有较广泛的抗风湿和保健的功效。

⑪辣椒：辣椒又名海椒、辣子、青椒、甜椒、红椒番椒、香椒。品种多，红、绿、青、黄、黑色品种均有。每100g小红椒含维生素C 114mg，100g脱水甜椒含维生素C高达846mg。甜椒即柿子椒（灯笼椒），每100g中含维生素C 72mg。适量服食用青椒烹饪的菜肴和药膳，具有保健和抗风湿效果。

⑫佛手：佛手又名佛手柑、佛手香橼、蜜筒柑、蜜萝柑、蜜香橼、佛指柑等。历来有“果中鲜品，世间奇卉”的美誉，可谓“色、香、形”俱佳。药理实验证实，佛手提取物具有解痉和降压作用。适于风湿病并伴有胃痛、胁痛、呕吐、痰饮及喘咳等症者。

⑬生姜：生姜味辛，性微温，入脾、胃、肺经，有温中散寒、回阳通脉、燥湿消痰的功效。其营养丰富，具有较高的药用和保健功能、美容功能。6－姜酚是姜辣素的主要组分，是生姜中的主要药物活性功能因子，具有抗肿瘤、抗氧化、抗炎、抗风湿等作用。用其调味抗风湿菜肴、药膳经济实惠，方便实用。

⑭蜂蜜：李时珍在《本草纲目》中阐述了蜂蜜的药用功能："清热也，补中也，解毒也，润燥也，止痛也。"现代医学研究表明，服用蜂蜜可促进消化吸收，增进食欲，镇静安眠，提高机体的免疫功能。对风湿病患者伴有虚弱无力、神经衰弱、发育异常、营养不良等疗效较好。

3）具有辅助抗风湿作用的食物

①大豆：大豆又名黄豆。性味甘平，不凉不燥，具有益气养血、清热解毒、宽中下气、养胃健脾、利水消积、通便镇痛等功效。常食黄豆及其制品烹饪的佳肴和药膳，不但可以防治冠心病、癌症，还可以防治骨质疏松症、骨关节炎。尚有人认为，黑大豆（药黑豆）有扶正、滋补功效。

②刀豆：刀豆又名大刀豆、挟剑豆。性味甘平，有温中下气、利肠胃、止呕逆、益肾补元的功效。现代研究证明，刀豆不仅具有抗癌和镇静的作用，而且还有抗风湿作用。适于呕吐、疝气疼痛、肾虚腰痛、风湿腰痛，对风湿病患者伴有胃中虚寒或肾气不归元所致的呕吐、嗳气等有较好的疗效。

③白扁豆：白扁豆又名小刀豆、峨眉豆、藤豆、茶豆、南扁豆等。性味甘平，有健胃养脾、和中、消暑化湿的功效，主治暑湿吐泻、脾虚呕吐、食少久痢、赤白带下等症。白扁豆含有植物细胞凝结素，可增强机体免疫功能。嫩豆荚烹饪佳肴，有升清降浊、调肝和胃的功能，可用于女子带下。其药膳和配方可用于风湿病的防治。烹饪菜肴、药膳时，紫花扁豆（荚）和白扁豆（荚）可互换。

④香菇：香菇又名香蕈菌、冬菇、冬椹。我国食用香菇已有4000多年的历史。香菇炖骨头汤味道鲜美，香气沁人，营养丰富，是延年益寿的补品。香菇在民间有"健康食品""植物皇后"的美誉，含有多种人体需要的生物活性成分，如香菇多糖、胆碱、腺嘌呤，不但营养丰富，还具有调节人体新陈代谢、帮助消化、降低血压、减少胆固醇、预防肝硬化、消结石、增强人体免疫力、辅助防治癌症的功效。香菇还含有一种干扰素的诱导剂，能诱导体内干扰素的产生，使人体产生免疫作用，此诱导剂被证实是一种特异性免疫增强剂。香菇药膳和配方具有保健和抗风湿作用。

⑤灵芝：灵芝又名菌灵芝。灵芝含有多糖类、甾类、生物碱等；所含的多糖类物质等具有显著的抗风湿作用，能增强机体免疫功能，可升高白细胞和淋巴细胞数量，增强巨噬细胞的吞噬能力，对细胞免疫和体液免疫均有增强作用。灵芝药膳、孢子粉和配方（单方）均具有防癌和抗风湿作用。

⑥平菇：平菇又名凤尾菇、白平菇、黑平菇、耳菇等。平菇所含的蛋白多糖体和微量元素硒能增强机体免疫功能。其菜肴、药膳和配方是大众防癌和抗风湿的佳品。

⑦松茸：松茸又名松蘑、松丁蘑等。松茸所含的松菇多糖和较多量的硒可防癌治癌，能增强机体的免疫功能。其菜肴、药膳和配方有较好的抗风湿和辅助防治癌症的

效果。

⑧螺旋藻：螺旋藻含有极易被人体吸收的优质水溶性蛋白质（高达50%～70%），含有超氧化物歧化酶等营养活性成分，是目前人类已知的营养成分最充分、最全面、最均衡、最容易被人体吸收的天然营养保健品。在医生指导下，适当服用市售的螺旋藻粉剂、胶囊剂，可提高人体免疫力，因而对抗风湿有积极意义。

⑨黑蚂蚁：黑蚂蚁又名玄驹。味咸，性平，有毒。黑蚂蚁含多糖类物质、蚁酸（甲酸）、异黄蝶呤、常量元素和微量元素等，能增强机体免疫功能，具有抗风湿作用。

⑩燕窝：燕窝以“宫燕”的营养价值最高，“毛燕”的次之，“血燕”品质最差。燕窝含蛋白质高达50%，尚含有多种氨基酸、常量元素和微量元素、多种维生素。燕窝为名贵滋补佳品，有壮阳益气、填精补髓、润肺消炎、消肿止痛等功效。其药膳及配方具有抗风湿和抗衰老的功效。

⑪墨鱼：墨鱼又名乌贼鱼肉。味咸，性平，入肝、肾经。有养血滋阴之功效。有些乌贼肉干含硒量高（104.40μg/100g），具有扶正固本、增强机体免疫功能的功效。清·王士雄的《随息居饮食谱》载：“疗口咸，滋肝肾，补血脉，理奇经，愈崩淋，利胎产，调经带，最宜妇人。”用墨鱼肉、禽（乌鸡）炖汤，可用于防治风湿病和妇科肿瘤。

⑫石花菜：石花菜又名冻菜、鸡毛菜。味甘、咸，性寒、滑；具有防暑、清热等功效。石花菜药膳和配方可增强人体免疫功能，可用于抗风湿的预防和辅助治疗。

4）饮食搭配：①金针菜与鸡蛋：金针菜性凉，味甘。入脾、肺经。有安神、止血、清热、解毒、消炎、利尿、健胃、养血、平肝、催乳、补气血、强筋骨、宽胸膈等功效。金针菜与滋阴润燥、清热安神的鸡蛋搭配食用，有清热解毒、滋阴润肺、止血消炎的功效，对风湿性心脏病有辅助治疗作用。②白菜与生姜：生姜味辛，微温。入肺、胃、脾经。有健胃解表、温中散寒、兴奋发汗、止呕解毒等功效，可增强及加速血液循环，与清热解毒功效的白菜合用，对风湿性心脏病有辅助治疗作用。

5）药膳食疗方

①酸枣仁30g，粳米50g。将酸枣仁捣碎，用纱布袋包扎，与粳米同入锅内，加水500mL，煮至米烂汤稠后停火，然后去纱布袋，加红糖适量，盖上锅盖后焖5分钟即可服，每晚临睡前1小时湿热服食。适于风湿性心脏病心烦失眠、心悸怔忡、体虚自汗等。

②莲子500g，茯苓500g，麦冬500g，白糖、桂花各适量。莲子、茯苓、麦冬共碾细末，加白糖、桂花拌匀，适量调和，用武火蒸15～20分钟制成软糕服食。每日1次，早餐食用，每次100g为宜。对风湿性心脏病因心脾气血虚弱所致心悸、怔忡、食少、乏力等症有一定疗效。

③琥珀猪心：猪心1个，洗净。琥珀粉5g，党参粉10g，调味品适量（依个人口味）。共放入沙锅内，加水小火炖熟，加调味品适量，食肉喝汤。隔日1次，连服7剂。本方有养心安神之功效，可用于风湿热出现心脏炎、心律失常者。

④猪心枣仁汤：猪心1个，酸枣仁、茯神、远志各10g，调味品适量。将猪心剖

开，洗净，与酸枣仁、茯神、远志一并入沙锅内，加清水适量，先用武火煮汤，沥浮沫后改文火，炖至猪心熟透，依个人口味加调味品即可。食猪心喝汤。隔日 1 次，佐餐饮。本方养心安神，适用于心烦失眠者。

⑤参枣桂姜粥：桂枝、干姜各 6g，党参 10g，大枣 10 枚，粳米 100g，红糖适量。将桂枝、干姜、党参一起放入锅中煎煮，沸后改文火煎成浓汁，再放入粳米，煮成稀粥，粥成后加适量红糖，早晚分 2 次服。补益心脾，治疗心脾两虚之心慌、乏力者。

2. 饮食禁忌

（1）忌摄入食盐过多：风心病合并心功能不全时，体内潴留大量的钠而发生水肿，如果摄入食盐过多，可造成严重的水肿，从而增加心脏负担。

（2）忌食油腻厚味食物：如动物脂肪、黄油、奶油等食物，富含饱和脂肪酸，可引起血液胆固醇上升。

（3）忌食酸性食物：酸性食物可使胃酸分泌增加，加之抗风湿药物多刺激胃黏膜，易诱发消化道溃疡。因此，风湿热患者不宜食用酸性食物。

【药物宜忌】

1. 西医治疗

（1）一般治疗

1）休息：在风湿活动或有症状时，应限制活动或适当卧床休息，病变已无活动性且心脏功能良好者可照常工作，除过度体力劳动外，一般不必多加限制。为预防晕厥、心绞痛、心力衰竭、猝死，对有较严重主动脉瓣病变的患者必须适当限制其体力活动，劝阻患者避免参加竞争性运动或重体力劳动。

2）防治咽部链球菌感染与风湿活动复发，防止瓣膜进一步损害：如患者年龄在 30 岁以下，宜每月注射长效青霉素 120 万 U，直至咽炎、扁桃体炎满意控制，在上呼吸道感染流行期还要再做预防性注射；如患者 30 岁以上，但仍有明显扁桃体炎并时有急性发作者，宜注射长效青霉素进行预防。对青霉素过敏者，可选用红霉素或磺胺嘧啶等药，换瓣后仍需预防。

3）预防感染性心内膜炎：风湿性心瓣膜病患者，特别是二尖瓣与主动脉瓣关闭不全及轻度狭窄者，易于并发感染性心内膜炎，故在非心脏手术（如拔牙、口腔内手术、尿道及肠道手术）前后应予适量抗生素作预防治疗，如有感染则必须积极治疗。

（2）心功能不全的治疗

1）限制钠盐摄入：在患者出现心功能不全、水肿时，如血钠不低，则应适当限制钠盐摄入量。

2）利尿：利尿治疗可改善肺部及全身性充血所引起的各种症状。对二尖瓣、主动脉瓣病变的患者，如出现左或右心衰的症状，可适量应用利尿剂治疗。

3）强心：洋地黄可改善左心室收缩期的泵功能，对 MR 的效果优于 MS，并可有效地控制心房颤动心室率，故对心房颤动伴快速心室率者可用毛花苷 C（西地兰）0.4mg，缓慢静脉注射。在 AS 患者，无心衰时不必使用洋地黄做预防性治疗。

（3）急性肺水肿的治疗

1）取坐位或半卧位，两腿下垂，以立即减少静脉回心血量。必要时可轮流结扎四肢近心端，以进一步减少体静脉血液回流。

2）面罩加压给纯氧。

3）吗啡 3～5mg 静脉注射，或 5～10mg，皮下或肌内注射，可减轻烦躁不安和呼吸困难，并可扩张周围静脉，减少回心血量。呼吸抑制、昏迷、休克和慢性支气管炎者禁用。

4）快速利尿：呋塞米 20～40mg 或布美他尼 1～2mg，静脉注射，可大量快速利尿，减少血容量。

5）扩张血管：硝酸甘油 0.6～1.2mg，舌下含服，根据血压情况可反复给；硝苯地平（心痛定）5～10mg，舌下含服；硝普钠 10μg/min，静脉滴注，根据病情可逐渐加量，但 AS 患者慎用。

6）支气管解痉剂：喘定 0.25g，地塞米松 5～10mg，静脉注射；氨茶碱 0.25g，缓慢静脉注射。

7）转复或减慢快速心律失常：毛花苷 C 0.4mg 缓慢静脉注射，可减慢快速房颤的心室率，减轻症状，但对重度 MS 而伴有窦性心律的急性肺水肿患者忌用。对室上性心动过速患者，应在 ECG 监测下，选用维拉帕米（异搏定）2.5～5.0mg、普罗帕酮（心律平）70mg 或胺碘酮 75mg 加 5%～10% 葡萄糖 20mL 缓慢静脉注射，必要时可于 20 分钟后重复注射。

8）大咯血的处理：应降低肺静脉压，可采取注射强力利尿剂、取半坐位、轮流结扎四肢近端等措施。应特别指出的是，必须注意引流，防止窒息的发生。

9）对诱发急性肺水肿的诱因，如感染、快速性心律失常等，也应积极治疗，尽快控制。

采取以上治疗措施，可迅速控制急性肺水肿。

（4）心房颤动的治疗：在风湿性心脏病患者，心房颤动可诱发急性充血性心力衰竭，及早和迅速控制心室率极为重要，此时可予毛花苷 C 缓慢静脉注射。不适合手术治疗的病例发生心房颤动时，由于复律效果较差，即使恢复窦律也难以维持，故对大多数患者以应用洋地黄控制心室率较为宜。如需复律，可选用奎尼丁、普罗帕酮、胺碘酮等药，亦可用同步直流电复律术。

（5）栓塞的防治：风湿性心脏病患者，特别是并发心房颤动时，由于心房血流缓慢，易于形成血栓，故血栓栓塞的发生率高。如栓塞的动脉较大、起病在 12 小时以内且患者的心功能较好，而手术野又可接近时，可做动脉切开取栓术。内科可予抗凝药（华法林、阿司匹林等），肌内注射妥拉唑林 25mg，每日 4 次，以扩张周围血管，并可用普鲁卡因做局部封闭。脑梗死时行同侧颈交感神经节封闭术，肾栓塞时行肾周封闭术。

2. 中医治疗

辨证治疗：风湿性心脏病治疗的重点是心力衰竭，可参看充血性心力衰竭章节，此处仅介绍4种常见类型。

(1) 肺肾两虚

主症：气短，气促，动则加剧，易感冒，咳嗽，咳痰；或干咳，甚则不能平卧，或夜间突发气促，端坐于床上。舌苔薄白或薄黄，脉沉而弱。

治法：肃降肺气，补肾纳气。

方药：葶苈大枣泻肺汤合苏子降气汤。葶苈子30～60g（微炒、捣碎后包煎），苏子、半夏、陈皮、当归、茯苓、厚朴各10g，大枣10枚。

加减：若气短明显者，可用人参6g，蛤蚧10g，研末冲服；若恶寒，咳喘加重、痰多色白、质清稀，宜用小青龙汤温肺化软；若痰热阻肺，咳吐黏稠黄痰，咳痰不爽，苔黄腻，改用清气化痰汤加减（鱼腥草、金银花、黄芩、蒲公英各30g，半夏、杏仁、陈皮、枳实、瓜蒌、胆南星、茯苓、连翘各10g）。

用法：水煎服，每日1剂。

(2) 心肾阳虚

主症：心悸怔忡，心中觉空虚，或心悸如脱，或左乳下楚楚而动，形寒怯冷，面㿠白虚浮，两颧红紫，气短不续似太息之状，腹胀，四肢不温，自汗尿少，水肿。舌淡苔白，脉细弱。

治法：温阳利水。

方药：真武汤加减。制附子、白术、白芍、桂枝、木通、泽泻、半夏、猪苓、车前子各10g，茯苓、五加皮各30g，人参6g（另煎）。

加减：患者气短、气喘明显者，加五味子10g，细辛6g；心悸甚者，加龟甲、鳖甲、煅龙牡各10g；腹胀剧者，加槟榔或大腹皮、广木香各10g。

用法：水煎服，每日1剂。

(3) 血瘀水阻

主症：口唇发绀，两颧暗红，胁下痞块，静脉曲张，爪甲青紫，胸闷胸痛或脘腹胀痛，心悸，气短，下肢水肿。舌紫暗或有瘀斑、瘀点，脉细或涩。

治法：化瘀利水，佐以益气。

方药：血府逐瘀汤合四君子汤加减。人参6g（另煎），黄芪、茯苓、益母草、丹参各30g，桃仁、红花、赤芍、郁金、白术、当归、枳壳各10g。

用法：水煎服，每日1剂。

(4) 阳气虚脱

主症：气促，端坐呼吸，烦躁不安，极度焦虑，面色灰白，口唇发绀，皮肤湿冷，大汗出，心悸，或咳吐大量白色或粉红色泡沫痰或咯血。脉细数欲脱。

治法：回阳救逆固脱。

方药：参附龙牡汤加减。人参6g，炮附子、生龙骨、生牡蛎、五味子、麦冬、山茱萸肉、干姜各10g。

用法：水煎服，每日1剂。

或以黄花夹竹桃苷注射液0.25mg，以25%～50%葡萄糖液20mL稀释后缓慢静脉注射。时间不少于5分钟。或用人参注射液、参附注射液4～20mL，以葡萄糖液20mL稀释后静脉注射。

风湿活动期的中药治疗：风湿性心脏病可反复出现风湿活动，症见发热、关节肿痛、咽痛、皮肤红斑。治以祛风化湿，清热宁心。药用金银花30g，连翘、防风、桑枝、秦艽各15g，当归、赤芍、黄芪、茯神各10g；ASO增高者，可用忍冬藤、薏苡仁、鸡血藤各30g，蚕沙、防己、秦艽、川芎等各10g；关节肿痛明显者，可选用苍术白虎汤（苍术10g，石膏20g，知母10g，粳米20g，甘草3g），或宣痹汤（汉防己10g，杏仁10g，蚕沙10g，连翘10g，栀子10g，半夏10g，滑石10g，生薏苡仁30g，赤小豆10g），或痛风方（龙胆草3g，汉防己10g，黄柏10g，苍术10g，威灵仙10g，羌活10g，白芷10g，赤芍10g，桂枝10g，天南星10g，桃仁10g，红花10g，牛膝10g，神曲10g）。

3. 药物禁忌

（1）青霉素类

1）四环素，两性霉素B：不宜与青霉素钾盐联用，后者也不宜在含葡萄糖液或右旋糖酐溶液中与碳酸氢钠配伍，否则很快失效。

2）庆大霉素：不宜与青霉素配伍静脉滴注，两药联用时应分别给药。

3）维生素C：不宜与青霉素或红霉素在同一个容器中静脉滴注。但也有报道认为，加入一定量的维生素C，在一定的时间内能使青霉素在10%葡萄糖液中的稳定性增加。红霉素、两性霉素B、苯妥英钠、间羟胺或维生素C，不能与青霉素或头孢菌素类加入同一容器中，易出现混浊。

4）口服避孕药：与广谱青霉素联用能使避孕药失败。口服氨苄西林可使炔雌醇与炔诺酮的口服吸收减少，其机制可能是肠道细菌被抗生素大量杀死，甾醇结合物水解减少重吸收随之减少，雌激素浓度不足以抑制排卵。

5）复方新诺明：为慢效抑菌剂，而青霉素类为繁殖期杀菌剂，两药联用影响青霉素的杀菌作用，普鲁卡因青霉素也可致复方新诺明降效。

6）氨基酸营养液：不可与青霉素G混合给药，因为两者混合可增强青霉素的抗原性。

7）肾上腺素：其不良反应在青霉素引起的休克时加重。已有报道，患有冠状动脉病变的患者药物性过敏性休克发生时，肾上腺素宜减量，并同时应用肾上腺素皮质激素，可使过敏性休克患者的生存率提高20%～25%。

8）下列药物可明显延长青霉素G半衰期，一些已用于临床联合用药：阿司匹林、吲哚美辛（消炎痛）、丙磺舒、保泰松、磺胺苯吡唑、磺吡酮、磺胺甲噁唑、氯噻唑、磺吡酮等。磺胺甲氧嗪可使青霉素G半衰期缩短。

9）四环素：可降低青霉素治疗肺炎球菌肺炎、脑膜炎和猩红热的疗效。青霉素G与四环素类联用时能产生拮抗作用。青霉素是杀菌剂，抑制细菌细胞壁的合成，在细菌繁殖期此作用最强。

10）抗癫痫药：日本禁止抗癫痫药和碳青霉烯类抗生素联用。

11）利巴韦林（三氮唑核苷）：与青霉素溶液混合后，抗微生物作用有所减弱，稳定性稍有降低，因而不宜联用。

12）复方氨基比林：与青霉素混合可引起过敏性休克及大脑弥漫性损害。复方氨基比林是含氨基比林和巴比妥的水溶液，呈弱碱性，可使青霉素降解为青霉烯酸（苯甲青霉酸或苄青霉酸）及青霉噻唑。这两种产物易与血清蛋白或药品蛋白结合，产生过敏反应。复方氨基比林具有致过敏休克作用，禁忌与任何药品混合注射。

13）清开灵注射液：与青霉素联合静脉滴注可致不良反应（高热、不安、抽搐、血压下降等）。清开灵单独应用亦可致过敏反应（发热、抽搐、咽不适、呼吸困难、眼睑水肿等）。

14）培氟沙星：青霉素静脉滴注后，用培氟沙星可致过敏性休克，应慎用。

15）甲硝唑：与氨苄西林混合配伍 30 分钟颜色开始变黄，配伍 4 小时 pH 值由 8.89 降至 8.59。氨苄西林浓度由 100% 降至 79.46%，故两药不宜配伍使用（也有无变化，可以配伍的报道）。甲硝唑与青霉素钠配伍后应间歇快速、高浓度输入为好。甲硝唑与哌拉西林（氧哌嗪青霉素）、头孢哌酮、小诺米星、吉他霉素或头孢拉定在室温下配伍稳定。甲硝唑与苯唑西林配伍 2 小时外观颜色变为淡黄色，应于 2 小时内用完。

16）甲氨蝶呤（MTX）：青霉素可使 MTX 从肾脏排泄减少，引起 MTX 中毒。

17）头孢菌素类：头孢噻肟钠与美洛西林一起滴注，头孢噻肟的清除率降低 40%。

18）抗凝药：口服华法林的患者，应用氨苄西林时延长凝血酶原时间，静脉滴注青霉素 G 2400 万 U，可发生低凝血酶原血症。其作用机制可能是抗凝血酶原Ⅲ活性改变，血小板和纤维蛋白原向纤维蛋白转换的改变等。

19）氯喹：可减少口服青霉素类的吸收，原因可能是氯喹刺激肠道，使青霉素通过肠道的速度加快。

20）青霉素 G 钾或钠：一般不宜与其他药物配伍注射。

（2）阿司匹林

1）红霉素：在酸性环境中易被破坏失效，故与阿司匹林联用可降低红霉素的药效。

2）β 受体阻滞剂，血管紧张素转化酶抑制剂，利尿剂：这三类药物的作用机制均与前列腺素有关，而阿司匹林可抑制前列腺素的合成及释放，故联用可减弱这些药物的药理活性。

3）去甲肾上腺素：阿司匹林可能抑制或完全阻断去甲肾上腺素的血管收缩作用，两药应避免同时应用。

4）奥昔非君（OXY）：与阿司匹林均可抑制血小板聚集及防止脑血栓形成，剂量与效应正相关，两药联用可增强作用。

5）吲哚美辛，保泰松，羟基保泰松：与阿司匹林联用时血药浓度降低，而不良反应加剧。其他非甾体抗炎药，均可增加阿司匹林对前列腺素的抑制，因而诱发或加重对胃黏膜的损害。

6）对乙酰氨基酚（扑热息痛）：可减轻阿司匹林对胃黏膜的损害作用，联用可增强解热效应；但阿司匹林可降低对乙酰氨基酚的吸收速率。

7）糖皮质激素：与阿司匹林的胃肠道反应有相加作用，使出血加剧，故两药不宜常规联用。

8）双香豆素类，醋硝香豆素：阿司匹林 > 1g/d 时，可增强抗凝作用引起出血危险，联用时两药均应减量。

9）布美他尼：阿司匹林可降低其利尿效应。

10）螺内酯（安体舒通）：阿司匹林可抑制其排钠作用。两药联用时血中尿酸浓度升高，可使痛风发作。

11）噻嗪类利尿药：与阿司匹林联用可加剧机体电解质紊乱，以及诱发水杨酸中毒。

12）甲氨蝶呤：阿司匹林可增高其血药浓度，加剧不良反应。

13）呋塞米：可降低阿司匹林的排泄，诱发水杨酸中毒。

14）口服降血糖药：中小剂量阿司匹林具有一定降血糖作用，两药联用能增强疗效，但也可能致低血糖昏迷。

15）吗啡，可待因，喷他佐辛，达而丰：与阿司匹林联用可增强镇痛效应，联用时镇痛作用增强。

16）苯巴比妥：与阿司匹林联用可增强抗癫痫作用，但因胃肠反应严重而无实用意义。苯巴比妥为强酶诱导剂，可加速阿司匹林代谢而使其疗效降低。

17）非那西丁：与阿司匹林联用可增强肾毒性。

18）咖啡因：与阿司匹林联用可增加胃刺激性。

19）双嘧达莫，维拉帕米：与阿司匹林有协同性抗血栓作用，但联用时应减少双嘧达莫用量，以减轻降压作用。在防治脑血管疾病中，小剂量阿司匹林与其他心血管药物（双嘧达莫、钙拮抗剂、美托洛尔）联用较为理想，可预防血栓形成和避免药物副作用。维拉帕米与阿司匹林联用，改善血流变性呈协同效应。

20）乙醇：服用阿司匹林期间，饮酒可增加胃刺激反应及胃肠道潜出血量，亦可诱发胃出血。

21）维生素 C：可促进阿司匹林的吸收并防止其胃损害，长期应用阿司匹林宜适当联用维生素 C，但两药不宜同时服用。

22）维生素 B_1：可促进阿司匹林分解为乙酸和水杨酸，加重对胃黏膜的刺激性；两药可间隔 2 小时以上服用。

23）卡托普利：阿司匹林可降低其抗高血压效应。

24）对氨水杨酸钠：与阿司匹林联用增加水杨酸中毒反应。

25）丙戊酸钠：阿司匹林可使其血药浓度增高，诱发毒性反应（手震颤、嗜睡、共济失调等）。

26）异烟肼：阿司匹林可减慢异烟肼吸收。阿司匹林在体内可促使异烟肼转化为乙酰异烟肼，降低血药浓度，同时增加毒性反应。两药不宜同时服用。

27）肾上腺素，氨茶碱：阿司匹林哮喘是由于 PCE 合成减少所致，肾上腺素或氨茶碱治疗无效。

(3) 肾上腺皮质激素（泼尼松、地塞米松等）

1）抗凝剂：皮质激素可降低抗凝效应。

2）降血糖药：小剂量皮质激素可诱发高血糖反应，大量激素可使糖尿病恶化，需加大降糖药用量。

3）强心苷：皮质激素可提高强心效应，但激素的水钠潴留和排钾作用易诱发强心苷中毒反应，故两药联用时应适当补钾。

4）咖啡因：大量摄入后，“地塞米松抑制试验”结果将出现错误。

5）葡萄糖酸钙：与地塞米松联用可诱发 Kitamura 综合征。

6）琥珀胆碱：米库氯铵前处理能够基本消除琥珀胆碱引起的肌震颤，但使琥珀胆碱（1mg/kg）的起效时间延长，阻滞程度降低，肌松时间明显缩短。

7）吡喹酮：连续应用地塞米松可使吡喹酮的血药浓度降低 50%。

8）甲硝唑：泼尼松能加速甲硝唑从体内排出，联用时需加大甲硝唑剂量。

9）利福平：可降低皮质激素生物效应，两药联用时泼尼松龙用量甚至需加倍（药酶诱导作用）。

10）氯霉素：可使皮质激素效力增强（抑制药酶）。

11）青霉素：近期大量使用皮质激素，可影响青霉素皮试结果（假阴性）。

12）苯妥英钠，苯巴比妥：可加速皮质激素的代谢灭活（酶诱导作用），降低药效。

13）奎宁：与皮质激素有拮抗作用，联用时可降低奎宁抗疟效力。

14）抗癫痫药：与皮质激素联用需加大抗癫痫药物的用量，方能控制发作。

15）含多价金属离子抗酸药：可降低泼尼松生物利用度，两药不宜同时联用。

16）疫苗：皮质激素使灭活疫苗抗体形成减少，降低免疫效价，故接种疫苗前后 2 周内禁用皮质激素类药物。

17）异丙肾上腺素：与皮质激素联用，可增强异丙肾上腺素的心脏毒副作用。

18）单胺氧化酶抑制剂：用药期间加用皮质激素可能促发高血压危象。

19）非甾体抗炎药：与皮质激素联用可增强抗炎效应，并可减少各药用量，但可能加剧某些副作用，如水钠潴留、出血性并发症等。个例报道，地塞米松与吲哚美辛联用致上消化道出血死亡。

20）卡马西平：可增加地塞米松、甲泼尼龙和泼尼松的体内消除，联用时需加大皮质激素剂量。“地塞米松抑制试验”结果可能无效。

21）卡比马唑（甲亢平），甲巯咪唑：可增加泼尼松龙体内清除，联用时需增加皮质激素用量。

22）口服避孕药：可显著增加皮质激素血药浓度，使其治疗作用和毒副作用均可增加。

23）麻黄碱：可增加地塞米松体内清除。

24）环磷酰胺：与泼尼松联用可提高肾病完全缓解率和推迟复发率。泼尼松与免疫抑制剂具有协同作用。

25）硫唑嘌呤：与泼尼松联用可改善毛细血管功能及减轻免疫抑制剂副作用，使慢性血小板减少性紫癜症改善，但易致消化道出血。

26）酮康唑：可降低泼尼松和甲泼尼龙体内消除和代谢，联用时应减少皮质激素剂量。

27）大环内酯类抗生素：可降低甲泼尼龙体内代谢，联用时治疗作用及毒副作用均可增加，其他皮质激素不受影响。

28）维生素 A：可消除皮质激素所致创面愈合迟延副作用，但也影响激素抗炎作用。

29）十灰散：可减少口服皮质激素的吸收。

30）陈香路白路片：含氢氧化铝，可降低泼尼松生物利用度。

31）人参茎叶：可拮抗可的松对单核－吞噬细胞系统吞噬功能的抑制作用。

32）银耳：可拮抗可的松免疫抑制作用。

33）木通：可对抗泼尼松的免疫抑制作用。

34）黄芪：可对抗泼尼松所致免疫抑制，增强吞噬细胞功能。

35）冬虫夏草：可拮抗可的松免疫抑制作用。

（4）毛花苷 C：参见“先天性心血管病（强心苷）”。

（5）华法林

1）奎尼丁：合用可使华法林作用减弱。

2）胺碘酮：胺碘酮可使华法林类抗凝剂的作用增强，甚至导致严重出血倾向，二者合用必须慎重，华法林类抗凝剂的用药剂量应减少 1/3～1/2。

3）广谱抗菌药：广谱抗菌药与华法林合用，抗凝血作用可明显增强，易引起出血。若临床需要合用，应适当调整华法林的用药剂量。

4）水钠潴留药物：糖皮质激素可引起水、钠潴留，长期使用可致心脏负担加重。

5）对心肌有损害的药物：抗肿瘤药物，如多柔比星、柔红霉素；肾上腺素类药物，如肾上腺素、去甲肾上腺素、间羟胺、多巴胺；三环类抗抑郁药物，如丙咪嗪、吩噻嗪类药物等，长期使用可引起心肌损害。

五、感染性心内膜炎

【概述】

感染性心内膜炎（简称IE），是由细菌、真菌及其他微生物（病毒、立克次体等）直接感染而发生的心内膜、心瓣膜炎症。按发病的致病菌、起病缓急、病理、临床表现及预后不同，可分为急性与亚急性两种，但两者常无明显界线。

1. 病因

链球菌和葡萄球菌分别占自体瓣膜心内膜炎（native valve endocarditis）病原微生物的65%和25%。急性者，主要由金黄色葡萄球菌引起，少数由肺炎球菌、淋球菌、A族链球菌和流感杆菌等所致。亚急性者，草绿色链球菌最常见，其次为D族链球菌（牛链球菌和肠球菌），表皮葡萄球菌和其他细菌较少见。真菌、立克次体和衣原体为感染性心膜炎的少见致病微生物。

2. 临床表现

IE是多系统疾病，临床表现多种多样。典型的临床表现为：发热，贫血，心脏杂音和栓塞现象（fever，anemia，murmur and embolism，FAME）。

（1）发热：发热是IE的常见症状。约90%以上的患者出现发热，常伴有畏寒、夜汗、倦怠、纳差和消瘦症状。但是，充血性心力衰竭、肾衰竭、全身衰竭和老年IE患者可以体温正常。发热持续1周以上，有基础心脏病等易患因素，需考虑为IE。

（2）心脏表现：85%以上的IE患者在病程中可闻及心脏杂音。除了原有心脏病的杂音外，也有新出现的心脏杂音。急性感染性心内膜炎早期可能听不到心脏杂音，以后可能出现。

IE的感染还可以向瓣环扩展，引起瓣环脓肿，心脏传导系统破坏，造成新的传导阻滞。有时会形成细菌性主动脉瘤。冠状动脉发生细菌性栓塞可能造成心肌梗死。

（3）皮肤表现：IE有一系列的皮肤表现，包括瘀点、Osler结、甲床下线状出血和Janeway损害。

（4）眼部表现：球结膜出血很常见，但容易漏诊，体检时须加以注意。眼底检查如发现视盘附近的卵圆形出血点，其中心部发白，这称为Roth点，提示IE的可能。

（5）肌肉骨骼表现：IE患者可出现关节痛、关节炎、肌肉痛和腰背痛。5%～10%的IE患者发生低位背痛，多由于转移性的椎间盘间隙和椎体感染所致。免疫反应可造成非定位性的关节肌肉疼痛。

（6）脾大：脾大极为常见，现渐少见。脾大和IE的病程有关，急性期较少见。

（7）血管表现：IE患者可由于大动脉滋养血管发生细菌性栓塞或大血管壁受到感

染而发生细菌性大动脉瘤。颅内动脉若发生细菌性动脉瘤会出现固定性头痛，要及时确诊，以免破裂后危及生命。腹主动脉、瓦氏窦和冠状动脉均会发生细菌性动脉瘤。

（8）神经症状：IE 可发生中枢血管栓塞、脑出血、脑脓肿，偶见脑膜炎。由此造成相应的症状、体征包括：脑卒中、头痛、癫痫和中毒性脑病。

（9）肾脏表现：肾动脉栓塞会造成肾脏节段性梗死，出现肉眼血尿、腰痛和高血压。免疫复合物沉积造成的节段性或弥漫性肾小球肾炎，表现为镜下血尿、蛋白尿及肾功能异常。近年已不多见。

3. 辅助检查

（1）血培养：疑为 IE 的患者，进行血培养是最重要的实验室检查，可以确定约 95% 的 IE 病原菌。在未使用抗生素以前，从不同静脉处取血 3 次行血培养，若结果阴性且仍怀疑为 IE，24～48 小时后再行血培养。

（2）实验室检查：有时对于细菌栓子进行组织学和微生物学的检查，可确定立克次体、柯克斯体（Coxiella Burneti）或孢子体引起的 IE。

50%～80% 的 IE 患者发生正常细胞正常色素性贫血。亚急性 IE，白细胞计数一般正常，但是有轻度核左移。急性葡萄球菌和肠球菌性 IE，白细胞升高，核左移明显。

脾大患者可有血小板减少。

血沉增快，C 反应蛋白阳性也常见，但非特异性变化。

镜下血尿、蛋白尿常见，有时见脓尿、细胞管型。血尿素氮和肌酐升高反映肾功能不全；如果仅尿素氮升高，要考虑肾前性氮质血症。

病程 6 周以上的 IE 患者，50% 以上类风湿因子和循环免疫复合物阳性，IE 治愈后转为阴性。

（3）超声心动图：超声心动图可以发现心脏瓣膜上的赘生物，并判明生物的大小、部位、移动性，明确瓣膜穿孔、腱索断裂、动脉瘤以及心肌脓肿等并发症。

（4）心电图：心电图检查一般没有特异性。但是，如果在 IE 病程中出现新的传导障碍，则可能为感染扩展，影响心脏传导组织，形成心肌脓肿，这是外科手术的适应证。因此，IE 患者经常检查心电图非常必要。

（5）胸部 X 线检查：X 线透视如发现人工瓣膜异常摇动或移位，需考虑人工瓣膜合并 IE。在静脉药物成瘾者发生右心 IE，可见肺部多发性浸润性阴影，这是化脓性栓塞的结果。胸部 X 线检查对于 IE 的并发症，如心力衰竭、细菌性主动脉瘤、心包积液等的诊断有帮助。

【饮食宜忌】

1. 饮食宜进

（1）饮食原则

1）发热患者的新陈代谢加快，体内的热能、水分和各种营养素的消耗都增加，加之患者往往伴有食欲不振、消化不良、咳嗽等症状，所以，发热患者的饮食，应该是营养丰富、易消化的流质或半流质。

2）短期发热患者应给予高蛋白食物，如乳类、豆制品、蛋类以及含有丰富维生素C的食物，如水果、果汁、红枣汤等。较长期的发热患者，则应给予含高热能的食物，其来源应以糖类食品为主。

3）饮食应选用清淡易消化的流质或半流质，随着病情好转可改吃普食。

4）应多饮水，以补充发热时的消耗，并冲淡致病菌所产生的毒素，促使其排泄，有利于机体的康复。

5）多食富含镁的食物，镁可以保护心、脑血管，镁是酶的激活剂，能促进人体内三磷腺苷酶、胆碱酯酶、磷酸酶等多种酶的活性；加速体内的新陈代谢，充分发挥各种激素的生理功能。人体内的镁主要靠食物摄取。含镁丰富的食物有：青豆、黄豆、赤小豆、玉米面、荞麦、面粉，蔬菜中的蘑菇、茴香、菠菜、黄瓜、柿子椒，水果中的香蕉、红果等。食物中的镁一般较易吸收，但食物中的脂肪含量过高时，可使镁的吸收大为减少，故缺镁患者不宜食含过高脂肪的膳食。成年人每天需要从饮食中摄取镁250～320mg。

（2）饮食搭配

1）海带与绿豆：将海带60g浸透，洗净切丝；绿豆80g浸泡，洗净，加适量清水，一同大火煮沸后，小火煮至绿豆海带丝熟烂，放适量白糖后食用。具有清热利湿之功效。

2）玉米与蚌肉：将新鲜玉米1只，去衣留须，洗净，掰粒；蚌肉60g，洗净，加适量清水。煮熟烂后调味饮汤，食玉米粒，吃蚌肉。具有健脾补虚、清热利尿之功效。

（3）药膳食疗方

1）生姜5片，葱白7根，茶叶3g，白糖（或红糖）10g，加水煎，趁热服，服后盖被出汗。适用于恶寒发热，汗不出者。

2）取鲜芫荽（香菜）30g，黄豆50g，加水2.5碗，煮至1.5碗，用精盐调味服食之。

3）取新鲜橄榄（檀香橄榄）60g，葱头15g，生姜、紫苏各10g，加清水2.5碗，煎至1碗，加食盐调味去渣饮服。

4）鲜芥菜500g，洗净切段，生姜10g切片，加清水4碗煎至2碗，食盐调味分2次饮服。

2. 饮食禁忌

（1）忌食发物：因其可使炎症发热患者病情加重，并可使尿频、尿急、尿痛症状加重，故应忌食公鸡肉、羊肉、雀肉、韭菜、南瓜、香菜、鲫鱼等发物。

（2）忌饮水不足：饮水少，致尿量减少，使细菌及炎症渗出物不能及时排出，不利于恢复。

（3）忌助长湿热食物：本病为湿热太盛之病，凡助长湿热食物能使病情加剧，如酒、糖类和含大量脂肪的食物，都能助长湿热而阻滞气化，故应忌食。

（4）慎食辛辣、刺激性食物：如辣椒、辣酱、辣油、芥末及鱼香肉丝、麻辣豆腐等应慎食。

【药物宜忌】

1. 西医治疗

（1）经验治疗：在病原菌尚未培养出时，急性者采用萘夫西林（nafcillin，新青霉素Ⅲ）2g，每4小时静脉注射或滴注，加氨苄西林（ampicillin）2g，每4小时静脉注射或滴注，庆大霉素（gentamycin），每日16万～24万U；亚急性者按常见致病菌的用药方案，以青霉素为主或加庆大霉素，剂量同上。

（2）已知致病微生物时的治疗

1）对青霉素敏感的细菌（MIC＜0.1μg/mL）：草绿色链球菌、牛链球菌、肺炎球菌等多属此类。首选青霉素，400万U每6小时静脉缓注或滴注；或用头孢曲松（头孢三嗪）肌内注射或静脉注射，每日2g；对青霉素过敏者可用万古霉素15mg/(kg·d)，分2次静脉注射。所有病例均至少用药4周。

2）对青霉素的敏感性不确定者（0.1μg/mL＜MIC＜1.0μg/mL）：上述细菌或其他细菌对青霉素敏感试验测定为I（intermediate）时，青霉素用药量应加大为400万U，每4小时1次，同时加庆大霉素，每日16万～24万U，前者用药4周以上，后者一般用药不超过2周。

3）对青霉素耐药的细菌（MIC≥1.0μg/mL）：如肠球菌族的粪链球菌等多对青霉素不敏感，青霉素的用量需高达1800万～3000万U，持续静脉滴注；或用氨苄西林2g，每4小时静脉注射或滴注，加用庆大霉素16万～24万U/d，用药4～6周。治疗过程中酌减或撤除庆大霉素，预防其毒副作用。上述治疗效果不佳或患者不能耐受者也可改用万古霉素1g，每12小时1次，静脉滴注。

4）金黄色葡萄球菌和表皮葡萄球菌：①萘夫西林或苯唑西林2g，每4小时1次，静脉注射或滴注，用药4～6周；②如用青霉素后延迟出现皮疹，用头孢噻吩2g，每4小时1次；或头孢唑啉（先锋Ⅴ）2g，每6小时1次，静脉注射或滴注，用药4～6周；③如对青霉素和头孢菌素过敏或耐甲氧西林致病者，用万古霉素4～6周。如有严重感染播散，每一方案的初始3～5日加庆大霉素。

5）其他细菌：用青霉素、头孢菌素或万古霉素，不加氨基糖苷类，用药4～6周。革兰阴性杆菌感染用氨苄西林2g，每4小时1次；或哌拉西林3g，每4小时1次；或头孢噻肟2g，每4～6小时1次；或头孢他啶2g，每8小时1次，静脉注射或滴注，加庆大霉素16万～24万U/d，静脉滴注；环丙沙星200mg，每12小时1次，静脉滴注也可有效。

6）真菌感染 用静脉滴注两性霉素B，首日1mg，之后每日递增3～5mg，直至25～30mg/d。应注意两性霉素B的毒副作用。两性霉素B用够疗程后，口服氟胞嘧啶100～150mg/（kg·d），每6小时1次，用药数月。

（3）外科治疗行人工瓣膜置换术

2. 中医治疗

（1）辨证治疗

1）热邪犯卫

主症：胸闷心悸，发热，微恶风寒，无汗或少汗，身痛头痛，或有咳嗽，咽痛。

舌尖红，舌苔薄白，脉浮数。

治法：疏表清热。

方药：银翘散（《温病条辨》）加减。金银花 10g，连翘 10g，芥穗 20g，山栀子 10g，芦根 30g，薏苡仁 20g，薄荷（后下）6g，牡丹皮 10g。

加减：若胸闷心悸明显者，加郁金、牡蛎；咳嗽甚者，加前胡、杏仁；四肢关节疼痛者，加羌活、独活；苔白腻厚，加瓜蒌皮。

用法：水煎服，每日 1 剂。

2）邪热入里

主症：心悸气急，甚则不能平卧，壮热，大汗，大烦渴，不恶寒，反恶热。舌质红，舌苔黄燥，脉滑数或洪大。

治法：清热泻火，养阴活血。

方药：白虎汤（《伤寒论》）加减。知母 10g，生石膏（先煎）30g，大青叶 10g，板蓝根 30g，黄芩 10g，丹参 30g，牡丹皮 10g，芦根 30g，石斛 10g。

加减：腹满痛拒按，便秘者，加大黄、芒硝；惊厥抽搐者，加钩藤、羚羊角；高热者，加水牛角。

用法：水煎服，每日 1 剂。

3）热入营分

主症：胸闷窒痛，心悸，烦躁不安，身热夜甚，口不甚渴，斑点隐隐，肝脾大。舌质红绛，脉细数。

治法：凉营解毒。

方药：清营汤（《温病条辨》）加减。生地黄 20g，赤芍 10g，玄参 30g，丹参 30g，生石膏 40g，牡丹皮 15g，豆豉 10g，知母 10g，人工牛黄（吞服）3g。

加减：若面色㿠白、言语无力者，加太子参、黄芪；心悸甚者，加琥珀粉（吞服）2g。

用法：水煎服，每日 1 剂。

4）热入血分

主症：胸痛如刺，心悸，身热躁扰，斑点透露，或吐血、咯血、呕血、便血及尿血，或在手指及足趾末端的掌面出现红紫色血疹，指如杵状，肝脾大，质地坚硬，甚则肢体偏瘫。舌深绛，脉沉细。

治法：清热凉血，活血化瘀。

方药：犀角地黄汤（《千金方》）加味。水牛角 30g，生石膏 30g，牡丹皮 10g，蒲公英 30g，赤芍 15g，川芎 10g，紫草 15g，板蓝根 30g。

加减：若神昏谵语者，送服安宫牛黄丸；肢体偏瘫，肝脾大者，加丹参、桃仁、红花。

用法：水煎服，每日 1 剂。

5）阴虚内热

主症：胸中时有胸痛，心中悸动，低热盗汗，五心烦热，口燥咽干，倦怠乏力，形体消瘦，大便干结，小便少黄。舌红少苔或苔光剥，脉细数。

治法：滋阴清热，兼以活血。

方药：青蒿鳖甲汤（《温病条辨》）加减。知母、生地黄、牡丹皮、阿胶、麦冬、白芍、秦艽、青蒿各10g，丹参30g。

加减：若神疲懒言者，加黄芪、太子参；虚风内动，筋惕肉瞤者，加牡蛎、龟甲；低热不退者，加地骨皮、白薇；阴虚火旺，五心烦热者，加女贞子、旱莲草；便溏纳呆者，去知母，加扁豆、茯苓、陈皮。

用法：水煎服，每日1剂。

（2）验方

1）感染性细菌性心内膜炎方：忍冬藤30g，紫花地丁15g，蒲公英15g，野菊花15g，大青叶15g，板蓝根15g，大蓟15g，小蓟15g，连翘15g，黄芩18g，甘草9g。每日1剂，水煎，分2次服。适于亚急性细菌性心内膜炎出现发热及瘀点者。

2）西洋参（先煎兑服）15g，五味子10g，玄参15g，生地黄10g，牡丹皮15g，天花粉15g，知母10g，黄柏10g，金银花30g，麦冬15g，赤芍15g，远志12g，鲜茅根6g，川贝母12g，犀角（兑服）1.5g，羚羊粉（兑服）1.5g。水煎，每日1剂，分2次服。

3. 药物禁忌

（1）青霉素类

1）四环素：可降低青霉素治疗肺炎球菌肺炎、脑膜炎和猩红热的疗效。青霉素G与四环素类联用时能产生拮抗作用。

2）四环素、两性霉素B：不宜与青霉素钾盐联用，后者也不宜在含葡萄糖液或右旋糖酐溶液中与碳酸氢钠配伍，否则很快失效。

3）庆大霉素：不宜与青霉素配伍静脉滴注，两药联用时应分别给药。

4）维生素C：不宜与青霉素或红霉素在同一个容器中静脉滴注。但也有报道指出，加入一定量的维生素C，在一定的时间内能使青霉素在10%葡萄糖液中的稳定性增加。红霉素、两性霉素B、苯妥英钠、间羟胺或维生素C，不能与青霉素或头孢菌素类加入同一容器中，易出现混浊。

5）口服避孕药：与广谱青霉素联用能使避孕失败。口服氨苄西林可使炔雌醇与炔诺酮的口服吸收减少，其机制可能是肠道细菌被抗生素大量杀死，甾醇结合物水解减少重吸收随之减少，雌激素浓度不足以以抑制排卵。

6）复方新诺明：为慢效抑菌剂，而青霉素类为繁殖期杀菌剂，两药联用影响青霉素的杀菌作用，普鲁卡因青霉素也可致复方新诺明降效。

7）氨基酸营养液：不可与青霉素G混合给药，因为两者混合可增强青霉素的抗原性。

8）肾上腺素：其不良反应在青霉素引起的休克时加重。已有报道，患有冠状动脉病变的患者药物性过敏性休克发生时，肾上腺素宜减量，并同时应用肾上腺素皮质激素，可使过敏休克患者的生存率提高20%～25%。

9）抗癫痫药：日本禁止抗癫痫药和碳青霉烯类抗生素联用。

10）利巴韦林（三氮唑核苷）：与青霉素溶液混合后抗微生物作用有所减弱，稳定性稍有降低，因而不宜联用。

11）复方氨基比林：与青霉素混合引起过敏性休克及大脑弥漫性损害。复方氨基比林是含氨基比林和巴比妥的水溶液，呈弱碱性可使青霉素降解为青霉烯酸（苯甲青霉酸或苄青霉酸）及青霉噻唑。这两种产物易与血清蛋白或药品蛋白结合，产生过敏反应。复方氨基比林具有致过敏性休克作用，禁忌与任何药品混合注射。

12）清开灵注射液：与青霉素联合静脉滴注可致不良反应（高热、不安、抽搐、血压下降等）。清开灵单独应用亦可致过敏反应（发热、抽搐、咽不适、呼吸困难、眼睑水肿等）。

13）培氟沙星：青霉素静脉滴注后，用培氟沙星可致过敏性休克，应慎用。

14）甲硝唑：与氨苄西林混合配伍30分钟颜色开始变黄，配伍4小时pH值由8.89降至8.59。氨苄西林浓度由100%降至79.46%，故两药不宜配伍使用（也有无变化，可以配伍的报道）。甲硝唑与青霉素钠配伍后应间歇快速、高浓度输入为好。甲硝唑与哌拉西林、头孢哌酮、小诺米星、吉他霉素或头孢拉定在室温下配伍稳定。甲硝唑与苯唑西林配伍2小时外观颜色变为淡黄色，应于2小时内用完。

15）甲氨蝶呤（MTX）：青霉素可使MIX从肾脏排泄减少，引起MTX中毒。

16）头孢菌素类：头孢噻肟钠与美洛西林一起滴注，头孢噻肟的清除率降低40%。

17）抗凝药：口服华法林的患者，应用氨苄西林时延长凝血酶原时间；静脉滴注青霉素G 2400万U，发生低凝血酶原血症。其作用机制可能是抗凝血酶原Ⅲ活性改变，血小板和纤维蛋白原向纤维蛋白转换的改变等。

18）氯喹：可减少口服青霉素类的吸收，原因可能是氯喹刺激肠道，使青霉素通过肠道的速度加快。

19）青霉素G钾或钠：一般不宜与其他药物配伍注射。

（2）头孢菌素类

1）丙磺舒：可降低头孢噻啶、头孢噻吩的肾清除率，使抗生素血药浓度升高，可能增加肾损害，联用时应适当减少抗生素剂量。

2）乙醇：头孢菌素类抗生素可使乙醇氧化被抑制，发生“戒酒硫样反应”，故用药期间及停药3日内不要饮酒。本类药与乙醇联用时，体内乙醛蓄积而呈醉酒样反应，表现为面红、胸闷、血压下降、恶心、呕吐、失神、呼吸困难、心跳、头痛、痉挛等。

3）强利尿药：与头孢噻啶或头孢噻吩联用时增加肾中毒的可能性。机制：阻碍头孢菌素肾排出，使血清和组织中药浓度升高。呋塞米可增加头孢噻啶的肾毒性，并降低头孢噻啶在脑中的浓度。甘露醇可降低头孢唑啉血药浓度，加重肾毒性。必须联用时抗生素应减少剂量。

4）氨基糖苷类抗生素：与头孢菌素类联用可起协同作用，但肾毒性也会加重，故肾功能不良者慎用，避免在同一容器中使用，以免相互降低效价。庆大霉素与头孢噻啶联用，可使肾毒性相加，多黏菌素E与头孢噻吩联用，可引起肾衰竭。妥布霉素、卡那霉素、多黏菌素、链霉素等与头孢霉素类联用均可导致肾毒害。

5）非甾体抗炎药：尤其是阿司匹林、二氟尼柳或其他水杨酸制剂，与头孢哌酮联用时，由于血小板的累加抑制作用可增加出血的危险性。

6）考来烯胺（消胆胺）：可降低头孢氨苄的血药浓度，因而降低其抗菌活性。考来烯胺与头孢羟氨苄或头孢氨苄可在肠道结合，使后者吸收减慢，但总吸收量不受影响。

7）青霉素：预先应用可阻止头孢噻啶在肾皮质区蓄积，预防其引起急性肾小管坏死。美洛西林可降低头孢噻肟清除率达40%。哌拉西林与头孢唑林抗菌谱相同，联用时应分别减少剂量。

8）乙酰螺旋霉素：其快速抑菌作用，可使头孢唑林的快速杀菌效能受到明显抑制。

9）环孢素：与头孢呋辛、头孢曲松合并用药，对患者的肾功能无不良影响，亦不改变环孢素的血药浓度。与头孢他啶联用，虽然不改变环孢素的血药浓度，但有一定的肾毒性，血清肌酐、尿素氮水平较合并用药前增加2.6%和27.1%，较停药后增加6.6%和29.9%。

10）林可霉素：与头孢菌素有拮抗作用，不宜联用。

（3）喹诺酮类

1）茶水：茶叶中含有鞣酸、咖啡因及茶碱等成分，该成分可降低喹诺酮类药的作用。

2）碱性食品：偏碱性的食物（如菠菜、胡萝卜、黄瓜、苏打饼干等）可减少喹诺酮类的吸收，故服喹诺酮类期间应避免食用。

3）碱性药物，抗胆碱药，H_2受体阻滞剂：碱性药物（如氢氧化铝、氧化镁）、抗胆碱药（如苯海索、阿托品、氯化琥珀胆碱）、H_2受体阻滞剂（西咪替丁）等均可降低胃液酸度而使喹诺酮类的吸收减少，影响喹诺酮类的疗效。

4）氨茶碱，咖啡因，华法林：喹诺酮类有抑制肝脏细胞色素P450氧化酶的作用，可减少对氨茶碱、咖啡因及华法林的清除，合用可使氨茶碱、咖啡因及华法林的血药浓度升高，引起毒性反应。

5）非甾体抗炎药：喹诺酮类与非甾体抗炎药（如吲哚美辛、布洛芬等）合用，可增加不良反应。

6）利福平，氯霉素：利福平可抑制细菌RNA合成，氯霉素可抑制细菌蛋白质合成，与喹诺酮类合用可使作用降低。

7）萘啶酸、诺氟沙星忌与呋喃妥因合用：萘啶酸、诺氟沙星与呋喃妥因有药理拮抗作用，合用可使药效彼此降低。

（4）氨基糖苷类

1）骨骼肌松弛药：氨基糖苷类、多黏菌素与骨骼肌松弛药（如氯化琥珀胆碱、氯化筒箭毒碱、戈拉碘铵等）合用，可增加对神经肌肉的阻滞作用，从而导致呼吸抑制的危险。

2）酸化尿液的药物：氨基糖苷类药物在碱性环境中作用较强，故凡是酸化尿液的药物（如氯化铵、维生素C等）都会氨基糖苷类药物抗菌效价降低，临床应慎合用。

3）呋塞米，依他尼酸：氨基糖苷类抗生素（如阿米卡星、庆大霉素等）与强利尿药（呋塞米、依他尼酸）合用时，其不良反应增强，可引起听觉及前庭功能障碍，造成永久性或暂时性耳聋。

4）庆大霉素不宜与对耳及肾脏有较强毒性的药物合用：因与对肾脏毒性强的药物（如卡那霉素、链霉素或多黏菌素等）合用，可增加耳聋、眩晕及肾脏损害等不良反应。

5）忌食酸化尿液的食物：氨基糖苷类抗生素在碱性环境中作用较强，各种蔬菜、豆制品等食物可碱化尿液，食之可增强疗效。而肉、鱼、蛋、乳制品与素食混合可酸化尿液，使疗效减弱。醋、糖等亦为酸性食物，故应避免食用。

（5）呋喃妥因

1）苯妥英钠：苯妥英钠有酶促作用，可使药酶的属性增高，呋喃妥因与之合用，可使药物代谢加快，血药浓度降低. 从而使疗效减弱。

2）丙磺舒：丙磺舒可使呋喃妥因毒性增加，故两者应避免合用。

3）萘啶酸片：因二者有拮抗作用。

4）含有硼砂的中成药：碱性条件下可使呋喃妥因吸收减少，疗效降低。因此，呋喃妥因不宜与痧气散、红灵散、行军散、通窍散等含有碱性成分硼砂的中成药合用。

5）三硅酸镁：因为溶解的呋喃妥因易被吸附于三硅酸镁表面，可使疗效降低。

6）碳酸氢钠等碱性药物：合用可使呋喃妥因疗效降低，所以碳酸氢钠可用于呋喃妥因中毒的解救。

7）碱性食物：呋喃妥因、多黏菌素等抗菌药在酸性环境中抗菌作用较强，若在用药期间食菠菜、胡萝卜、黄瓜、苏打饼干等碱性食物或饮茶水，则杀菌力减弱。

（6）忌用热性温补之品：因为本病由湿热之邪所引起，服用有温里补阳作用的药物，如红参、附子、干姜、吴茱萸、丁香、细辛、荜茇、高良姜、鹿茸、补骨脂、菟丝子、巴戟天、淫羊藿、牛鞭、仙茅、黄狗肾、锁阳、蛤蚧、肉苁蓉，以及中成药，如十全大补丸、右归丸、金匮肾气丸等药物，可加重病情。

六、肺源性心脏病

【概述】

慢性肺源性心脏病（chronic cor pulmonale），简称肺心病。肺心病多数是由慢性支气管、肺组织和肺血管，以及胸廓病变等损害肺组织解剖结构和生理功能，最后导致右心室肥厚扩大、肺动脉高压和右心衰竭的一种疾病。肺心病有急性与慢性之分，临床上多见慢性肺心病。慢性肺心病是我国严重影响机体健康的常见病与多发病，根据全国几次流行病学调查发现，其发病率在0.46%～0.48%，我国北方地区发病率较高。发病年龄多在40～70岁。肺心病的发病率分布不均匀，干寒的北方、高原地区发病率较高。

1. 病因

（1）慢性支气管疾病：是导致慢性肺心病的主要原因，我国80%～90%的慢性肺心病病因为慢性阻塞性肺疾病（chronic obstructive pulmonary disease，COPD）。主要由慢性支气管炎、支气管哮喘、支气管扩张、尘肺、肺结核，以及慢性肺纤维化等疾病的长期影响所致。

（2）胸廓疾患：胸廓疾患不是引起肺心病的主要原因。脊柱与胸廓畸形、胸膜慢性粘连与纤维化等，均可以引起慢性肺心病。

（3）肺血管疾病：反复发作的肺梗死、结节性肺动脉炎等是肺血管疾病导致肺心病的主要原因。各种肺血管病变可导致低氧血症以及肺动脉高压，最终导致肺心病。此外，原发性肺动脉高压也可导致肺心病。

2. 临床表现

（1）原发疾病症状：主要涉及慢性支气管炎、支气管哮喘等慢性呼吸系统疾病，及其反复感染造成的咳嗽、咳痰、喘息、发热等。同时可以发现阻塞性肺气肿的症状和体征。

（2）肺心病急性发作期：由于病程较久，造成肺组织严重损害，致使肺心功能失代偿，导致严重的缺氧和二氧化碳潴留。在临床上主要表现为呼吸衰竭和心力衰竭。

呼吸衰竭以不同程度的呼吸困难为主，伴有咳嗽咳痰和喘息加重、发绀、心悸，伴有继发感染者可以出现发热等。当缺氧和二氧化碳潴留进一步加重时，可以出现头痛、嗜睡、精神异常，如恍惚、谵妄、抽搐等，严重者转入昏迷，导致肺性脑病。

肺心病发作期有可能以右心衰竭的症状体征为主，表现为心率增快、颈静脉怒张、肝大、肝颈静脉反流征阳性、腹水及下肢水肿等。肺心病患者也可以在发作时出现左心衰竭的临床症状和体征。

（3）肺心病缓解期：轻度咳嗽，咳白痰，冬冷季节可以加重。当继发肺炎等细菌感染时，除咳嗽、咳痰加重，而且咳痰可以转变为黄痰、绿痰或脓性痰。除此之外，多数患者存在心悸、气急，活动耐力明显下降。查体可见到颈静脉充盈，双肺可以闻及干湿啰音，肝大，水肿等。

3. 辅助检查

（1）心电图检查：肺气肿明显者可以出现 QRS 波群低电压。右心房肥厚者常见肺型 P 波（P 波振幅明显增高，>0.25mV，其时限正常）。右心室肥厚者可见到电轴右偏，显著的顺钟向转位，aVR 和 V_1 导联 R 波增高、V_1 导联 R/S>1；而 V_5 导联 R/S<1。有些患者伴有右束支传导阻滞。由于心肌肥厚、心力衰竭和严重缺氧等因素的影响，可以诱发各种期前收缩、心房扑动、心房颤动等心律失常。

（2）超声心动图检查：可参考 1980 年修订的诊断标准：①右心室流出道≥30mm；②右心室舒张末期内径≥20mm；③右心室前壁厚度≥5.0mm，或有搏幅增强者；④左心室与右心室内径比值<2；⑤右肺动脉内径≥18mm，或主肺动脉内径≥20mm；⑥右心室流出道与左心房内径之比值>1.4；⑦右肺动脉瓣超声心动图出现肺动脉高压征象者。

（3）X 线检查：1977 年全国肺心病专业会议的诊断标准：①右肺下动脉干扩张横径≥15mm，或右下肺动脉横径与气管横径比值≥1.07，或经动态观察较原右肺下动脉干增宽 2mm 以上；②肺动脉段中度凸出或其高度≥3mm；③中心肺动脉扩张和外周分支纤细，两者形成鲜明对比；④圆锥部显著凸出（右前斜位 15°），或“锥高”≥7mm；⑤右心室增大。具有上述 5 项之一项者即可诊断。

（4）血常规：肺心病日久可以表现为红细胞和血红蛋白计数增高。当出现感染时，其白细胞计数和中性粒细胞计数均可增高。

（5）血液生化指标检查：多年肝淤血可以导致肝功能异常，表现为谷丙转氨酶等肝酶指标增高。病程较久者因心源性肝硬化等原因，还可以出现胆红素和蛋白代谢指标异常。从肾功能检查看，由于严重缺氧、肾组织淤血等原因，可以出现血浆尿素氮和肌酐增高。尿中可以见到红白细胞或管型。如治疗不当可以反复出现瞬间多变的严重电解质紊乱，常见者为血钠、血氯和血钾偏低等，偶可见高血钾。

（6）血气分析：通过血气检测可以及时发现酸碱代谢紊乱等异常。血气分析要做到及时和反复检查，是指导临床抢救成功的关键。常见指标有 pH 值、氧分压、二氧化碳分压、碳酸氢根、碱剩余（BE）等。主要的酸碱平衡紊乱有代谢性酸中毒、呼吸性酸中毒、呼吸性酸中毒合并代谢性酸中毒，以及呼吸性酸中毒合并代谢性碱中毒等。Ⅱ型呼吸衰竭时动脉血 PaO_2 低于 60mmHg，动脉血 $PaCO_2$ 高于 50mmHg。

【饮食宜忌】

1. 饮食宜进

（1）饮食原则

1）宜供给低盐、高维生素、中等量蛋白质、适量糖的饮食；应少量多餐，以减少餐后胃肠过分充盈、横膈抬高，避免心脏负荷的增加。应予高维生素饮食，小白菜、油菜、柿子椒、西红柿中富含维生素 C，具有抗病毒作用；胡萝卜、苋菜中富含维生素 A，具有保护和增强上呼吸道黏膜功能，抵抗致病因素的侵袭；芝麻、卷心菜、菜花中含维生素 E 较多，能增强抗病能力和防衰老。应多食植物性蛋白质，特别是豆类及其制品，如豆腐、豆浆等。适量食含糖的柑橘、苹果、梨有清热降火的作用。

2）宜适当摄入无机盐：如钙、锰、镁、铬、钒等，对心脏功能有益。

3）宜多食新鲜蔬菜及水果：如白萝卜、芥菜、龙须菜、白菜、油菜、西红柿、苹果、罗汉果等。

（2）饮食搭配

1）鲤鱼与赤小豆：二者煮汤服用，具有祛湿宣肺、利水消肿的作用。适于慢性肺源性心脏病引起的气喘心悸、下肢水肿、纳呆。

2）冬虫夏草与胎盘：冬虫夏草 10g，新鲜胎盘 1 个，隔水炖熟服用，每周 2 次。适于肺肾气虚型慢性肺源性心脏病。

3）莲子与百合：莲子、百合各 30g，猪瘦肉 200～350g，共加水适量，煲熟，加食盐。佐餐食用，每周 2 次。益气养阴，适于肺肾气虚型慢性肺源性心脏病。

2. 饮食禁忌

（1）忌高盐饮食：肺心病患者有右心室肥大，如食盐过多，使血容量增加，从而加剧右心室负荷，引起下肢水肿。控制食盐可减轻血液循环系统的负担，降低血容量，从而缓解右心衰竭。

（2）忌饮咖啡和浓茶：可使心率加快，加重病情。

（3）忌饮烈性酒：可使心跳加快，而加重心衰。

（4）忌食辛辣、刺激性食物：详见风湿性心脏病。

（5）忌食油腻食物：详见风湿性心脏病。

（6）忌食腥膻发物：如黄鱼、带鱼、鳗鱼、黑鱼、虾、蟹等，腥膻发物可滋痰生湿，故应忌食。

（7）忌食生冷食物：如冰淇淋、棒冰、冰镇饮料等，生冷食物可阻遏胸阳，生痰滋湿，从而使咳喘、咳痰、心悸等症状加重。

【药物宜忌】

1. 西医治疗

（1）一般治疗：应该首先注意在各种传染病，尤其是呼吸道传染病流行期内的预防，因为促进肺心病加重的主要因素与反复肺部细菌等感染密切相关。

1）吸氧：在合并严重肺感染，或出现显著哮鸣音、痰多黏稠难咳出时，患者往往具有不同程度的呼吸困难及发绀，应该予以持续低流量吸氧治疗，吸氧浓度在 24%～28%，直到使 PaO_2 达到 60mmHg 为止。具体吸氧指征可以参考如下标准：在右心室扩大的基础上，$PaO_2 < 55mmHg$，血细胞比容≥50%。

2）呼吸锻炼：通过呼吸锻炼可达到改善肺功能各项指标的目的。主要锻炼方式是进行缓慢的腹式深呼吸，呼气与吸气的比例约为2:1 或3:1。目前提倡采用膈肌起搏治疗以改善与吸气相关肌肉的收缩强度。

（2）抗生素治疗：参见“感染性心内膜炎”。

（3）支气管扩张药：在肺心病整个治疗过程中，应通过支气管扩张药保持呼吸道通畅，临床中常联合应用 β_2 受体激动剂和抗胆碱能药物或静脉用茶碱类药物。

1）β_2 受体激动剂：可以扩张各级支气管。常用口服药物：①沙丁胺醇（舒喘灵）：每次2.4～4.8mg，每日3次。②特布他林（博列康尼）：每次1.25～2.5mg，每日3次。③丙卡特罗（美喘清），每次25μg，每日2次。沙美特罗及福莫特罗等均为长效制剂。吸入制剂有沙丁胺醇、喘乐宁等。最近国内外诸多指南提倡使用糖皮质激素和长效 β_2 受体激动剂组合制剂，其代表性最新制剂为“舒利迭”，为氟替卡松和长效 β_2 受体激动剂的干粉吸入剂。

2）胆碱能药物：胆碱能药可以抑制支气管平滑肌M受体，扩张支气管，减少黏液分泌。近年来多使用溴化氧托品气雾剂、溴化异丙托品气雾剂。该类药物常与 β_2 受体激动剂合用（例如可比特气雾剂含溴化异丙托品及沙丁胺醇）可以提高疗效。

3）茶碱类：茶碱类是使用年代较久的药物，作用较广泛。常用者为氨茶碱（每次0.1g，每日3次，口服）、二羟丙茶碱（喘定，每次0.2g，每日3次，口服），以及长效制剂舒弗美（主要成分为茶碱，每次0.1～0.2g，每日2次，口服）等。此类药物可以直接扩张支气管，有轻度兴奋呼吸中枢作用，并具有强心、利尿作用。茶碱类药物的毒性反应常在血清浓度15～20μg/mL时出现；当其>20μg/mL时，可能会出现心动过速、心律失常等；当>40μg/mL时，会出现发热、失水、惊厥等，严重者导致呼吸、心跳骤停。治疗浓度与重度浓度数值交叉或相近。为此，结合临床资料对其进行实时监测很是必要。

（4）祛痰药：痰多咳吐不畅会加重气道通气功能障碍。祛痰药可以使痰液稀释，改善气管黏膜纤毛运动，达到促进排痰作用。此外还有利于感染的恢复。以往多使用氯化铵口服治疗，近年来临床常用药物有溴己新（必嗽平，每次16mg，每日3次，口服）、盐酸氨溴索（沐舒坦，每次30mg，每日3次，口服）、乙酰半胱氨酸（用氯化钠注射液稀释成10%溶液喷雾吸入，每次1～3mL，每日2～3次）、α－糜蛋白酶（a－chymotrypsin，每次5mg，主要通过雾化途径给药）等。对于痰多不易咳出者，可令患者变换体位、拍背等，协助患者排痰，严重者可予定期吸痰。

（5）糖皮质激素：重症患者可以使用氢化可的松等静脉滴注或泼尼松口服治疗。糖皮质激素可消除非特异性炎症，减少渗出。病情严重者可给予氢化可的松（每日200～300mg）静脉滴注，或甲泼尼龙（每日40～80mg）静脉注射。病情缓解后可以换用口服制剂或气雾剂。对于多数患者目前提倡使用气雾剂治疗，常用药物为二丙酸倍氯米松气雾剂，成人：600～800μg/d，分3～4次吸入，以后随病情缓解逐渐减量；布地奈德气雾剂（每次200μg，每日2次；严重病例可以每次200μg，每日4次）。前文提及的舒利迭为最新推荐的干粉复方吸入剂。

（6）水电酸碱平衡紊乱的调整：水电解质平衡和营养状况的调整应该贯穿于急性

期治疗的始终，即使在缓解期也应该随时检测电解质和酸碱平衡情况。严重时上述紊乱可以造成精神状态失常，影响心肺功能恢复。常见的电解质紊乱为低血钾、低血钠、低血氯等。酸碱平衡紊乱常见呼吸性酸中毒、代谢性酸中毒、呼吸性碱中毒，且上述2种或2种以上的紊乱常同时出现。

（7）抗凝治疗：由于肺心病的微循环中存在微血栓的概率较高，除了加重肺动脉高压外，还可以严重影响通气与换气功能。此外，肺心病患者的高凝状态也可能促发血栓栓塞。因此，近年来提倡对肺心病患者进行积极的抗凝治疗，有些学者还认为抗凝治疗应该由辅助治疗转为主要治疗措施之一。除了使用肝素外，近年来特别提倡使用低分子肝素制剂（低分子肝素钙等），它的抗凝效果确切，可以通过皮下途径注射，而且无需检测PT及ATPP等指标。如东菱克栓酶可以直接降低纤维蛋白原，还可升高t－PA释放而通过纤维蛋白溶酶达到溶解血栓、改善微循环等目的。詹红等常规治疗的基础上加用巴曲抗栓酶注射液（商品名：东菱克栓酶DF－521）治疗肺心病。第1日10BU，第3、5日各5BU，分别加入0.9%氯化钠溶液100mL中静脉滴注1～1.5小时。经过多项指标观察，其症状体征的总有效率为93%。治疗组再住院率显著低于常规组（$P<0.05$），而再入院间隔延长（$P<0.05$）。常规组随后出现脑梗死明显多于治疗组（$P<0.05$）。

活血化瘀治疗对肺心病微循环改善具有较好疗效，最好将其运用于病程全程中。临床常用血府逐瘀汤等加减治疗。此外，红花、川芎、当归、丹参等中药及其相应的静脉注射制剂对改善微循环和缓解肺动脉高压具有良效。

（8）免疫增强剂：主要用于提高患者的细胞免疫功能，减少感染机会，常用药物为转移因子、胸腺素等。

（9）白三烯受体拮抗药：白三烯是一种炎症介质，具有使血管收缩、动脉血管平滑肌细胞增殖作用，促进肺动脉高压形成。白三烯受体拮抗有抗炎、平喘、改善气道阻塞作用，还具有扩张肺血管、降低肺动脉压、逆转右心室肥厚作用。谷旭红等应用口服扎鲁司特（每片20mg），每次20mg，每日2次，共用1周。2组治疗前后自身对比，血流动力学数据均有显著改善（$P<0.01$），动脉血氧合状态也有明显改善（$P<0.01$），2组之间治疗后数值相比超声心动图差异显著（$P<0.01$），动脉血气变化无显著不同。

（10）肺心病心力衰竭治疗中的注意事项：肺心病发作时主要为右心衰竭，较少见左心衰竭。

1）在肺心病心力衰竭中可以使用地高辛，但是由于容易发生过量与中毒，其剂量宜小，常用剂量为每次0.125mg，每日1次，口服。对于同时存在快速房颤者可以少量使用毛花苷C静脉注射。

2）为了缓解水肿和肺动脉高压等，提倡间断经过口服或静脉注射途径使用呋塞米和氢氯噻嗪等利尿药，但是由于在肺心病急性发作过程中，特别容易出现电解质紊乱，有可能因此诱发洋地黄中毒，所以应该予以特别关注，随时补充调整剂量。

（11）呼吸衰竭的治疗：对于呼吸衰竭者为增加通气量、促进氧吸入和二氧化碳排放，可以适当短期应用呼吸兴奋药。严重呼吸衰竭的可予以机械通气治疗。意识正常者，使用面罩无创正压通气治疗，一步严重发展者可以实施机械通气。无创正压通气（NIPPV）是治疗呼吸衰竭的重要手段，NIPPV 除明显改善肺功能外，还明显降低院内获得性肺炎的发病率。为此，重症 COPD 急性加重期首选 NIPPV。在机械通气中可以根据具体情况运用间歇正压呼吸，或加间歇指令通气。伴肺水肿或急性呼吸窘迫综合征者可行呼气终末正压呼吸。

2. 中医治疗

（1）急性发作期

1）肺肾气虚兼外感

①外感偏寒

主症：恶寒发热，周身不适，咳嗽白痰，痰稀量多，苔白，脉浮紧。

治法：外散寒邪，内逐水饮。

方药：小青龙汤加减。炙麻黄 10g，杏仁 10g，干姜 10g，细辛 3g，苏子 10g，半夏 10g，当归 10g，桑白皮 15g，陈皮 10g，五味子 10g，金银花 15g，黄芪 30g。

用法：水煎服，每日 1 剂。

②外感偏热

主症：发热气急，咳喘气短不得平卧，痰黄黏稠，口干不欲饮，舌红苔黄腻，脉滑数。

治法：清热化痰平喘。

方药：清气化痰汤加减。炙麻黄 10g，半夏 10g，杏仁 10g，生石膏 30g，黄芩 15g，桑白皮 15g，丹参 15g，金银花 30g，鱼腥草 30g。

用法：水煎服，每日 1 剂。

2）阳虚水泛

主症：心悸气短不得卧，痰涎上涌，尿少，水肿腰下为甚，口唇青紫，汗出肢冷，舌质紫绛，苔白腻，脉细或沉虚数、结代。

治法：温阳利水，益气宁心。

方药：真武汤加减。附片（先煎）10g，干姜 6g，茯苓 30g，白术 10g，丹参 15g，桂枝 10g，猪苓 10g，防己 10g，车前子 12g，赤芍 10g，泽泻 10g，红花 10g，黄芪 30g。

用法：水煎服，每日 1 剂。

3）痰浊蒙心

主症：意识朦胧，神昏谵语、重则昏迷抽搐，呼吸急促，喉中痰鸣，舌质紫暗，少津，苔白腻，脉滑数或细数。

治法：清热豁痰，平肝息风。

方药：导痰汤合羚角钩藤汤加减。陈皮 10g，半夏 10g，茯苓 15g，胆南星 10g，枳实 10g，菖蒲 15g，郁金 10g，水牛角（研末，分 2～3 次冲服）30～60g，贝母 12g，鲜竹沥 10g，钩藤 15g，僵蚕 12g，全蝎 10g，瓜蒌皮 12g，天竺黄 10g。

用法：水煎服，每日 1 剂。

可以加用醒脑注射液，安宫牛黄丸或至宝丹。

4）阴竭阳脱

主症：面色晦暗，大汗淋漓，四肢厥冷，脉沉细数，重者脉微欲绝。此证型常与休克状态相关。

治法：回阳救逆，益气复脉。

方药：参附汤、四逆汤等加减。红参15g，麦冬15g，五味子10g，熟附片（先煎）10g，干姜10g，甘草10g。

用法：水煎服，每日1剂。

目前许多静脉注射制剂也具有较好疗效：如参附注射液、参脉注射液等。

（2）缓解期

1）气虚血瘀

主症：久咳伤肺，肺气虚致气虚血瘀。咳嗽喘息、口面青紫、肝大水肿，舌暗，脉沉细。

治法：益气活血。

方药：补阳还五汤合血府逐瘀汤加减。酌加人参、附子、桂枝等温阳益气。

用法：水煎服，每日1剂。

2）脾肾阳虚

主症：缓解期内反复咳嗽咳痰，胸脘痞闷，纳差，喘促、动则尤甚。

治法：温补脾肾，固本纳气。

方药：肾气丸和六君子汤加减。

用法：水煎服，每日1剂。

3）肺肾两虚

主症：喘咳气喘，动则加剧，不能平卧，咳吐泡沫样痰，心悸气促，汗出如油，舌质淡红，苔白，脉沉细或滑数。

治法：补肺益肾，降气化痰平喘。

方药：人参补肺汤合苏子降气汤加减。党参15g，黄芪30g，山萸肉30g，山药30g，肉桂10g，泽泻10g，熟地黄10g，麻黄10g，苏子10g，当归10g，半夏10g，桔梗10g，杏仁10g，五味子10g，生姜3片，蛤蚧一对，甘草6g。

用法：水煎服，每日1剂。

4）痰浊壅塞

主症：咳嗽白痰，心悸气短，发绀，水肿，舌淡苔白腻或黄腻，脉弦滑。

治法：温化寒痰（寒痰咳喘）。清热化痰平喘（热痰咳喘）。

方药：寒痰咳喘者，方用小青龙汤加减。如为热痰咳喘伴黏稠黄痰，方用定喘汤加减。

用法：水煎服，每日1剂。

5）水湿内停，心脉瘀阻

主症：心悸喘促，肝大，水肿等。此型大致相当于肺心病心力衰竭。

治法：温阳利水化瘀。

方药：真武汤加减。熟附子（先煎）10g，桂枝 10g，肉桂 6g，茯苓 30g，白术 10g，白芍 30g，生姜 15g，赤芍 15g，红花 10g，甘草 6g。

用法：水煎服，每日 1 剂。

3. 药物禁忌

（1）氨基糖苷类抗生素：忌同时食用酸性食物。氨基糖苷类抗生素（如链霉素、卡那霉素、庆大霉素等）在碱性环境中作用较强，各种蔬菜、豆制品等食物可碱化尿液，能提高本品疗效。而肉、鱼、蛋、乳制品与素食混合可酸化尿液，降低氨基糖苷类抗生素疗效，应避免食用。

（2）链霉素

1）其他氨基糖苷类抗生素及具有耳毒作用的药物：因链霉素与其他氨基糖苷类抗生素（如庆大霉素、卡那霉素等）或具有耳毒作用的抗菌药（如紫霉素）合用，会增加对第八对脑神经的损害，引起耳聋等不良反应。

2）骨骼肌松弛药：因链霉素与骨骼肌松弛药，如氯化琥珀胆碱、氯化筒箭毒碱、弛肌碘（三碘季胺酚）等合用，有增加链霉素对神经肌肉的阻滞作用，从而导致呼吸抑制的危险。

3）强利尿药：强利尿药，如呋塞米、依他尼酸及甘露醇等可抑制链霉素的排泄，从而增加其耳毒性及肾脏毒性，故应慎合用。

4）酸化尿液的药物：因链霉素在碱性环境中作用较强，故凡是酸化尿液的药物（如氯化钾、维生素 C 等）都会使链霉素抗菌效价降低，临床应避免联合应用。

（3）酚妥拉明：忌与洋地黄类药物合用。酚妥拉明与洋地黄类药（如地高辛、毛花苷 C 等）合用，可增强心动过速的不良反应。

（4）青霉素：详见风湿性心脏病。

（5）利尿药

1）味精：味精的主要成分为谷氨酸钠，在服用排钾利尿药期间若过食味精，既会加重钠水潴留，又会协同排钾，增加低血钾的发生率。

2）酒及含乙醇饮料：排钾利尿药可导致体内钾减少，而酒及含乙醇饮料亦可使钾减少，若两者同服可加重低血钾症状。

3）高盐饮食：因服用氢氯噻嗪期间若食盐过多（如过食咸菜、腌鱼、腌肉等），不利于氢氯噻嗪利尿作用的发挥。

4）含钾高的食物：因保钾利尿药，如氨苯蝶啶等可引起血钾增高，若与蘑菇、大豆、菠菜、榨菜、川冬菜等含钾高的食物同用，易致高钾血症。

（6）禁用普萘洛尔：肺心病患者往往有心律失常的表现，但治疗心律失常时，严禁使用普萘洛尔等 β 受体阻滞剂，以免引起支气管痉挛，加重肺部缺氧，危及生命。

（7）忌长期服用糖皮质激素：本病在有效控制感染的情况下，短期大量应用糖皮质激素，可缓解呼吸衰竭和心力衰竭。但是，如果长期应用激素，可导致骨质疏松，引起骨折，同时还会引起消化道溃疡出血和低血钾。

（8）忌长期大量使用氨茶碱：氨茶碱是常用的平喘药，具有扩张血管和支气管的作用。但患者处于缺氧状态时，若大量用氨茶碱，可使心肌耗氧量增加，极易诱发心律失常，甚至心脏停搏而猝死。

（9）大量使用镇咳药和镇静药：肺心病患者常出现咳嗽、躁动，但因其气管及支气管内常有较多的炎性分泌物，如大量使用镇咳药（如喷托维林）和镇静药（如氯丙嗪、苯巴比妥等）可抑制咳嗽中枢，使咳嗽减少，不利于分泌物的排出而加重病情。此外，镇静药还有抑制呼吸作用，可加重呼吸衰竭，甚至可因无力排痰而窒息死亡。

（10）强心苷

1）影响吸收的药物：止泻剂（白陶土、活性炭）、制酸药和氢氧化铝、氧化镁、三硅酸镁、甲氧氯普胺、抗肿瘤药（环磷酰胺、长春新碱等）均可影响强心苷在肠道的吸收，降低血药浓度，影响药效。

2）红霉素，四环素类：杀灭肠内腐物寄生菌，使强心苷的生物利用度提高，血药浓度可升高50%～120%。

3）影响分布的药物：保泰松、磺脲类、香豆碱类均可使强心苷血药浓度升高15%，可致中毒。

4）影响代谢的药物：肝药酶诱导剂苯巴比妥、苯妥英钠、螺内酯、乙胺丁醇、异烟肼、利福平等均可增加肝药酶活性，加速强心苷的代谢，使其浓度降低50%。

5）影响清除的药物：①抗心律失常药：胺碘酮可使地高辛的血药浓度升高70%～100%，联用时应减少地高辛用量1/3～1/2。普罗帕酮可使地高辛浓度提高30%～90%，联用时应减少地高辛剂量30%～79%。奎尼丁可使地高辛血药浓度升高50%，联用时应减少地高辛剂量30%～50%。②钙拮抗剂：维拉帕米可使地高辛血药浓度提高，联用时应减少地高辛剂量33%～55%，地尔硫䓬可使地高辛血药浓度提高20%～80%，使洋地黄毒苷浓度提高20%。③血管扩张药：硝普钠、肼屈嗪可使地高辛血药浓度降低20%。④ACE抑制药：卡托普利可使洋地黄血药浓度增加15%～30%。⑤保钾利尿药：螺内酯可使地高辛血药浓度上升2～3倍，两药联用时应监测洋地黄血药浓度。⑥免疫抑制药：环孢素可使地高辛血药浓度升高50%～100%。⑦非甾体抗炎药：吲哚美辛可使地高辛的半衰期延长1倍，早产儿尤其明显。

6）药效学相互作用：①抗真菌药：两性霉素B可使钾丢失增加，两药联用时应及时纠正钾不足；②排钾利尿药：呋塞米、氧氯噻嗪引起钾丢失可增加洋地黄的毒性；③钙剂：可使强心苷的作用增强，故应用强心苷的患者应避免静脉注射钙剂；④神经肌肉阻滞剂：应用强心苷患者给予琥珀胆碱可出现严重心律失常，机制不清；⑤β受体阻滞剂：普萘洛尔与强心苷联用可导致房室传导阻滞，而发生严重心动过缓。但不排除普萘洛尔用于洋地黄所致的快速心律失常。

7）抗结核药（利福平、异烟肼、对氨水杨酸钠）：均可降低地高辛血药浓度。

8）细胞毒类药物：可降低洋地黄吸收率达50%，对洋地黄毒苷影响较少。

9）北五加皮：与洋地黄联用增加毒性，并干扰地高辛检测结果（假阳性）。

10）蟾酥及其中成药（六神丸、养心丹、活心、麝香保心丸、救心丸等）、金盏花、福寿草、附子、乌头及其中成药：均含有强心物质，不宜与强心苷类药物联用，必要联用时应减量和加强监测。

11）含鞣质较多中药及中成药（七厘散、槐角丸等）：与地高辛同时服用可产生沉淀，影响吸收。

12）颠茄类生物碱（阿托品、654－2、天仙子、华山参、骨碎补，以及中成药胃痛散、胃安片、固肠丸、陈香露白露片等）：可增加地高辛吸收，易发生中毒反应。

13）含钙较多中药（石膏、龙骨、海螵蛸、牡蛎，以及中成药牛黄解毒片、乌贝散、龙牡壮骨冲剂等）：可增加强心苷药理作用和毒性作用。患者伴有低钙血症时，两药可以联用，但强心苷应减量1/3～2/3，以避免中毒反应。

14）麻黄及其中成药（麻杏石甘片、川贝精片等）：不宜与强心苷联用，因可兴奋心肌。

15）影响强心苷胃肠道转化或吸收的草药：①洋金花、颠茄类药物：可增加洋地黄类吸收，毒性增加；②番泻叶、大黄、黄连：增加肠蠕动，使地高辛口服吸收不完全，减低生物利用度；③酸性或碱性中药：硼砂及其制剂影响强心苷的胃肠道转化和吸收速率。山楂及其制剂可增强强心苷的作用，减轻毒性反应。

16）含有强心苷成分可增加强心毒性的中药：①铃兰（Herba et Radix Convallariae）：含总强心苷约0.2%，铃蓝毒苷约为洋地黄毒苷效价的3.53倍，作用迅速，毒性较大；②万年青（Rohdea japonica Roth）：叶、根和种子含强心苷，强心作用约为洋地黄毒苷的3倍，积蓄作用强，易引起中毒；③羊角拗（Radix Stropnant hi Divaricati）：其种子含强心苷，易引起中毒；④金盏花（Flos Calendulae Officinalis）：其全草含强心苷成分；⑤北五加皮：含强心苷。

17）对心肌产生协同作用，使强心苷毒性增加的中药：①麻黄及麻黄根：小剂量可拮抗洋地黄类的迷走神经兴奋作用，大剂量联用则易致室性心律失常；②枳实及其制剂：含对羟福林及N－甲基酪胺，可兴奋α及β受体，具有类似肾上腺素作用，可增加强心苷的毒性作用。

18）与强心苷有抵抗作用或增强毒性反应的中药：①汉防己：粉防己碱与毒毛花苷之间存在竞争性抵抗作用。汉防己可对抗强心苷的毒性，延长诱发室性早搏时间，提高强心苷的致颤阈限和致死剂量。②罗布麻：含4种强心苷成分的速效强心苷，类似毒毛花苷K减慢心率，亦具有洋地黄样特点，毒性相似。体内蓄积量罗布麻较毒毛花苷K大1倍左右，两药不宜联用。③罗芙木：含有利血平，可减慢心律及心脏传导，引起心动过缓及传导阻滞，甚至可诱发异位节律，两药不宜联用。④乌头：可增强毒毛花苷G对心肌的毒性作用，可致心律失常。含乌头碱的中药包括川乌、草乌、雪上一枝蒿、附子、四逆汤、小活络丹、强筋英雄片等；⑤升麻及其制剂（清胃散、补中益气丸等）：其药理作用与强心苷相反，对心脏有抑制作用。

19）改变电解质平衡而影响强心苷作用的中药：①甘草、鹿茸及其制剂（六一散、麻杏石甘汤、玄参甘桂冲剂等）：具有去氧皮质酮样作用，可保钠排钾，使体内钾离子减少，导致心肌对强心苷的敏感性增高，易发生中毒反应；②阿胶及其制剂：含甘氨酸可促进钙吸收，提高血钙浓度，易致强心苷中毒；③金钱草、泽泻：排钾利尿药可致低血钾，易引起强心苷毒性反应，发生心律失常；④木通：具有利尿、强心和潴钾作用，可增强洋地黄类的作用，对于心源性水肿效果尤佳，两药联用可不另行补钾；⑤浮萍、马齿苋：含大量钾盐，可减轻强心苷的毒性作用并促进排泄，减少强心苷的体内蓄积；⑥人参、地黄：人参可兴奋垂体－肾上腺系统，地黄含有促皮质激素物质，长期服用可导致药源性低钾血症，易致洋地黄类药物中毒。

20）含生物碱中药（黄连、黄芩、黄柏、附子、乌头、麻黄、延胡索、三颗针、十大功劳、苦参、黄连上清丸、清胃黄连丸、葛根芩连丸、牛黄清心丸、三妙丸、香连丸等）：在胃肠道具有强大抑菌作用，可改变肠菌群，使洋地黄类药物在肠内代谢减少，血药浓度增高，易发生中毒反应。

21）炭类中药：包括煅龙骨、煅牡蛎、煅蛤壳、侧柏炭、血余炭、蒲黄炭、十灰散等，可在消化道吸附强心苷，减少吸收，降低疗效。

22）含阳离子中药：包括明矾、滑石、磁石、紫雪丹、白金丸、磁朱丸、六一散等，可减少强心苷吸收，降低血药浓度和药效。

（11）地高辛：不能以任何方式与任何药物配伍注射。

（12）毛花苷 C

1）一般不宜配伍液体静脉滴注。

2）不可配伍药物：任何钙制剂，水解蛋白。

（13）氨力农

1）丙吡胺：与氨力农联用时可导致血压过低。

2）右旋糖酐，葡萄糖溶液：氨力农注射液不能用右旋糖酐或葡萄糖溶液稀释。

3）硝酸异山梨醇酯（消心痛）：与氨力农联用有相加效应。

（14）氢氯噻嗪

1）碳酸钙：应用噻嗪类利尿药期间，服用大剂量钙剂可出现高钙血症和代谢性碱中毒（Milk－Alkali 综合征）。

2）考来烯胺：可使口服氢氯噻嗪吸收量减少，利尿作用相应减弱；两药间隔 4 小时服用，可减轻但不能完全消除这种相互作用。

3）吲哚美辛：可一过性削弱噻嗪类利尿药的抗高血压效应，临床意义较小。吲哚美辛与氨苯蝶啶联用可导致急性肾衰竭。

4）溴丙胺太林：可明显增加氢氯噻嗪的胃肠吸收。

5）糖皮质激素，促皮质激素：与氢氯噻嗪联用增加排钾作用，易发生低钾血症。

6）降血糖药：与氢氯噻嗪联用减弱降糖作用。

7）洋地黄类强心苷：与氢氯噻嗪联用可增加毒性反应，应予补钾并调整强心苷用量。

8）肌肉松弛剂：氢氯噻嗪排钾作用及血液浓缩效应，可增强去极化和非去极化型肌松药的作用，联用时可发生呼吸肌麻痹等不良反应。

9）升压药：氢氯噻嗪可降低去甲肾上腺素的升压效应，但不甚明显。

10）卡托普利：卡托普利为血管紧张素转化酶抑制剂，与武都力（含氢氯噻嗪）联用保钾作用叠加，可致高血钾。肾功能减退者勿用卡托普利。

11）抗高血压药：与氢氯噻嗪联用可增强降压作用，神经节阻滞剂与氢氯噻嗪联用，在动脉硬化患者易发生体位性低血压，促发心肌梗死或脑梗死。胍乙啶与氢氯噻嗪联用应减量一半，以避免血压过低。

12）吩噻嗪类药物：其α受体阻断作用可增强降压作用，与氢氯噻嗪联用易发生体位性低血压。

13）氯化钠：咸食或过多输入盐水可消除氢氯噻嗪的降压利尿作用，限制摄盐可加强其降压作用。

14）福寿草：与氢氯噻嗪联用可致低钾血症，两药联用时应补钾。

15）甘草：与排钾性利尿药联用可加重低血钾或瘫痪的危险。

16）乙醇、药酒：与氢氯噻嗪联用，因扩张血管降低循环血量，易发生体位性低血压。

（15）呋塞米

1）先锋霉素类（头孢菌素类）：与呋塞米联用加重肾毒性，可引起肾小管坏死。呋塞米可加重头孢噻啶、头孢噻吩和头孢乙腈的肾毒性，必需联用时可选用头孢西丁。

2）氨基糖苷类抗生素（链霉素、庆大霉素、卡那霉素、新霉素）：与呋塞米均属于耳内淋巴 ATP 酶抑制剂，两药联用可引起耳聋。

3）非甾体抗炎药：可抑制利尿药的利尿和降压作用。呋塞米可使吲哚美辛（消炎痛）血药浓度降低。

4）卡托普利（巯甲丙脯酸）：与利尿剂联用偶可致肾功能恶化。

5）苯妥英钠，苯巴比妥：长期应用此类药物者，呋塞米的利尿效应降低可达 50%。

6）筒箭毒：呋塞米可增加其肌肉松弛和麻痹作用。呋塞米降低升压胺的升压作用。手术前 1 周应停用呋塞米。

7）水合氯醛：与呋塞米（静脉注射）联用可出现潮热多汗、血压不稳、全身不适及心动过速等不良反应。

8）氯贝丁酯（安妥明）：与呋塞米联用可加重肾病综合征患者肾损害，使氯贝丁酯半衰期延长 2 倍，并加重肌僵硬、腰背酸痛等不良反应。

9）茶碱：呋塞米可使茶碱血药浓度升高。

10）肼屈嗪：可减弱呋塞米的利尿作用，使尿量减少 50% 左右。

11）考来烯胺，考来替泊：可降低口服利尿药吸收，联用时应间隔 2～3 小时。

12）环孢素：与呋塞米或噻嗪类利尿药联用可抑制尿酸排泄，引起痛风发作或产生痛风石。

13）丙磺舒：可延长呋塞米半衰期，使利尿总效应增强，但血中尿酸浓度增高，可引起痛风发作。

14）泼尼松：与呋塞米联用可加强排钾，加剧电解质紊乱。

15）酚妥拉明：与呋塞米直接混合可出现沉淀，如预先稀释则无配伍禁忌。

16）酸性溶液：可使呋塞米注射液析出沉淀（呋喃苯胺酸）。长期放置的 5% ~ 10% 葡萄糖溶液呈酸性，与呋塞米注射液配伍可发生混浊或沉淀。

18）中药方剂（木防己汤、真武汤、越婢加术汤、分消汤等）：可增强利尿药效果，并可减轻利尿药所致口渴；但排钾性利尿药不宜与甘草方剂联用，因可加剧假性醛固酮增多症。

19）依他尼酸：与呋塞米作用相似，联用后两药的副作用相加，一般不予联用。

20）去甲肾上腺素：呋塞米可降低血管对去甲肾上腺素等升压胺的反应，使升压效应减弱。

21）降糖药：与呋塞米联用可致血糖升高。

22）两性霉素 B：与呋塞米联用可增加肾毒性和耳毒性。

23）洋地黄类：呋塞米易引起电解质紊乱、低钾血症，与洋地黄类强心苷联用易致心律失常。

24）锂盐：与呋塞米联用肾毒性明显增加。呋塞米可升高碳酸锂的血浆浓度，诱发锂中毒。

25）抗组胺药：与呋塞米联用增加耳毒性，易出现耳鸣、头晕、眩晕等。

26）碳酸氢钠：与呋塞米联用增加发生低氯性碱中毒危险。

27）皮质激素，促肾上腺皮质激素，肾上腺素，雌激素：可降低呋塞米的利尿作用，并增加电解质紊乱和低钾血症发生机会。

28）食物：可降低口服呋塞米的生物利用度及利尿效果。

29）不可配伍液体：10% 转化糖，10% 果糖。

30）不可配伍药物：任何酸性较强的药物，如维生素 C、肾上腺素、去甲肾上腺素、四环素等。

（16）忌长期使用损伤肾脏的药物：肺心病患者长期缺氧，可出现肾小动脉收缩，肾血流量减少，肾功能损害而少尿、无尿或蛋白尿，如长期大量使用对肾脏有损害的药物（如链霉素、庆大霉素等），可使药物排泄减慢，诱发肾衰竭。

（17）慎用峻下之品：患者多为痰饮多湿之体，由于身体虚弱，应慎用峻下之品，如大黄、巴豆、番泻叶、芒硝等。

七、动脉粥样硬化

【概述】

动脉硬化（atherosclerosis）是一组称为动脉硬化的血管病中常见且最重要的一种。各种动脉硬化的共同特点是动脉发生了非炎症性、退行性和增生性的病变，导致管壁增厚变硬，失去弹性和管腔缩小。由于在动脉内积聚的脂质外观呈黄色粥样，因此称为动脉粥样硬化。

其他常见的动脉硬化类型还有小动脉硬化（arteriolosclerosis）和动脉中层钙化（monckeberg arteriosclerosis）。鉴于动脉粥样硬化仅是动脉硬化的一种类型，因此习惯上简称为“动脉硬化”，而将说明其特点的“粥样”两字简化掉，极不妥当。

1. 病因

本病病因尚未完全确定，对常见的动脉粥样硬化——冠状动脉粥样硬化所进行的广泛而深入研究表明，本病是多病因的疾病，即多种因素作用于不同环节所致，这些因素称为危险因素或易患因素。主要的危险因素为：

（1）年龄：本病多见于40岁以上的中、老年人，49岁以后进展较快，但在一些青壮年人的尸检中，也曾发现他们的动脉有早期的粥样硬化病变，提示这时病变已开始。

（2）性别：本病男性多见，男女比例约为2：1，女性患病常在绝经期之后，此时雌激素减少，血高密度脂蛋白（high density lipoprotein HDL，即α脂蛋白）也减少。

（3）血脂：血液脂质含量异常，总胆固醇、三酰甘油、低密度脂蛋白（low density lipoprotein，LDL，即β－酯蛋白，特别是氧化的低密度脂蛋白）或极低密度脂蛋白（very low density lipoprotein，VLDL，即前β脂蛋白）增高，高密度脂蛋白尤其是它的亚组分Ⅱ（HDLⅡ）减低，载脂蛋白A（apoprotein A，ApoA）的降低和载脂蛋白B（ApoB）的增高都被认为是危险因素。最近，又认为脂蛋白（α）［Lp（a）］增高是独立的危险因素。

（4）血压：血压增高与本病关系密切。冠状动脉粥样硬化患者60%～70%有高血压，高血压患者患本病者较血压正常者高3～4倍。收缩压和舒张压增高都与本病密切相关。

（5）吸烟：吸烟者与不吸烟者比较，本病的发病率和病死率增高2～6倍，且与每日吸烟的支数成正比。

（6）糖尿病：糖尿病患者中本病发病率较无糖尿病者高2倍，本病患者糖耐量减低者颇常见。

次要的危险因素尚有：①超标准体重的肥胖者（超重＞10%为轻度肥胖，＞20%

为中度肥胖，>30%为重度肥胖)，尤其是体重迅速增加者。②从事体力活动少，脑力活动紧张，经常有紧迫感的工作者。③西方的饮食方式：常进较高热量，含较多动物性脂肪、胆固醇、糖和盐者。④遗传因素：家族中有在较年轻时患本病者，其近亲得病的机会可5倍于无这种情况的家族。常染色体显性遗传所致的家族性高脂血症常是这些家庭成员易患本病的因素。⑤微量元素铬、锰、锌、钒、硒的摄入量增加。⑥性情急躁、进取心和竞争性强、工作专心而休息不抓紧、强制自己为成就而奋斗的A型性格者。⑦存在缺氧、抗原－抗体复合物、维生素C缺乏、动脉壁内酶的活性降低等能增加血管通透性的因素。

近年发现的危险因素还有：①饮食中缺少抗氧化剂；②体内铁贮存增多；③存在胰岛素抵抗；④血管紧张素转换酶基因过度表达；⑤血中一些凝血因子增高；⑥血中同型半胱氨酸增高等。

半个世纪以来，本病在欧美发病率逐渐明显地增高，至20世纪60年代后期成为流行性常见病，且在有些国家和地区，由冠状动脉粥样硬化引起的心脏病已成为人群中首位的死亡原因。自70年代以来，由于注意采取防治措施，其死亡率在有些国家中已有下降趋势。

以往本病在我国不多见，近年来由于卫生事业的发展，许多传染病得到控制，全民平均期望寿命延长，生活水平提高，本病相对和绝对增多，现已居于导致人口死亡的主要原因之列。

2. 临床表现

主要是有关器官受累后出现的病象。

（1）一般表现：脑力与体力衰退，触诊浅表动脉、桡动脉、肱动脉等可发现其增粗、变长、迂曲和变硬。

（2）主动脉粥样硬化：大多数无特异性症状。叩诊时可发现胸骨柄后主动脉浊音区增宽；主动脉瓣区第二音亢进而带金属音调，并有收缩期杂音。收缩期血压升高，脉压增宽，桡动脉触诊可类似促脉。X线检查可见主动脉结向左上方凸出，主动脉影增宽与扭曲，有时可见片状或弧状钙质沉着阴影。

主动脉粥样硬化还可形成主动脉瘤，以发生在肾动脉开口以下的腹主动脉处为最多见，其次在主动脉弓和降主动脉。腹主动脉瘤多在体检时查见腹部有搏动性肿块而发现，腹壁上相应部位可听到杂音，股动脉搏动可减弱。胸主动脉瘤可引起胸痛、气急、吞咽困难、咯血，声带因喉返神经受压而麻痹引起声音嘶哑、气管移位或阻塞、上腔静脉或肺动脉受压等表现。X线检查可见主动脉的相应部位增大，主动脉造影可显示梭形或囊样的动脉瘤，二维超声、X线或磁共振显像可显示瘤样主动脉扩张。主动脉瘤一旦破裂，可迅速致命。动脉粥样硬化也可形成动脉夹层分离，但较少见。

（3）冠状动脉粥样硬化：将在“心绞痛”中详述。

（4）脑动脉粥样硬化：脑缺血可引起眩晕、头痛和昏厥等症状，脑动脉血栓形成或破裂出血时引起脑血管意外，有头痛、眩晕、呕吐、意识丧失、肢体瘫痪、偏盲或失语等表现。脑萎缩时引起痴呆，有精神变态、行动失常、智力和记忆力减退以及性格完全变态等症状。

（5）肾动脉粥样硬化：临床上不常见，可由于肾动脉狭窄而引起顽固性高血压，年龄在55岁以上而突然发生高血压者，应考虑本病的可能。如有肾动脉血栓形成，可引起肾区疼痛、少尿和发热等。长期肾脏缺血可致肾萎缩并发展为肾衰竭。

（6）肠系膜动脉粥样硬化：可引起消化不良、肠道张力减低、便秘和腹痛等症状。血栓形成时，有剧烈腹痛、腹胀和发热。肠壁坏死时，可引起便血、麻痹性肠梗阻和休克等症状。

（7）四肢动脉粥样硬化：以下肢较为多见，尤其是腿部动脉，由于血供障碍而引起下肢发凉、麻木和间歇性跛行，即行走时发生腓肠肌麻木、疼痛以致痉挛，休息后消失，再走时又出现；严重者可持续性疼痛，下肢动脉尤其是足背动脉搏动减弱或消失。动脉管腔如完全闭塞时可产生坏疽。

3. 辅助检查

本病尚缺乏敏感而又特异性的早期实验室诊断方法。部分患者有脂质代谢失常，主要表现为血总胆固醇增高、LDL胆固醇增高、HDL胆固醇降低、三酰甘油增高、ApoA降低、ApoB和Lp（a）增高，其中90%以上的患者表现为Ⅱ或Ⅳ型高脂蛋白血症。X线检查除前述主动脉粥样硬化的表现外，选择性数字减影法动脉造影可显示冠状动脉、脑动脉、肾动脉、肠系膜动脉和四肢动脉粥样硬化所造成的管腔狭窄或动脉瘤病变，以及病变的所在部位、范围和程度，有助于确定外科治疗的适应证和选择施行手术的方式。多普勒超声检查有助于判断颈动脉、四肢动脉和肾动脉的血流情况和血管病变。肢体电阻抗图、脑电阻抗图、脑电图、X线、CT或磁共振显像有助于判断四肢和脑动脉的功能情况以及脑组织的病变情况。放射性核素心脏检查、超声心动图检查、心电图检查和它们的负荷试验所示的特征性变化有助于诊断冠状动脉粥样硬化。血管内超声显像和血管镜检查是最新的检查方法。

【饮食宜忌】

1. 饮食宜进

（1）饮食原则

1）宜食富含植物蛋白食物：多食富含植物性蛋白食物，特别是豆类蛋白质，有利于胆酸的排出，使胆固醇的合成减少。

2）宜食含微量元素食物：摄入微量元素，如钙、锰、镁、铬、钒等，对心脏功能有益。

3）宜食新鲜水果和蔬菜：蔬果含丰富的维生素、无机盐和纤维素。纤维素可减低胆固醇的生成。

4）宜食橄榄油：宜多吃，因其含有单链不饱和脂肪酸。

5）宜食含水溶性纤维素的食物：可降低人体的胆固醇含量，对于防治冠心病有非常重要的意义。含水溶性纤维素的食物有柠檬、大麦、燕麦、大豆和豌豆等，其中以燕麦和大豆中的含量最高。

6）宜食含铜食物：微量元素铜的充分供应可明显减少冠心病的发病。一般成人每日从食物中应摄入铜2mg。但以目前普遍情况来看，有75%的人每日从饮食中只摄取正常需要量的一半，有些地区每日摄取量仅为0.8mg。含铜丰富的食物有牡蛎、葵花子、核桃仁和果仁等。

7）宜食酸奶：酸奶是经过发酵的牛奶，不仅含有牛奶的营养素，而且胆固醇含量很低，每100g酸奶仅含胆固醇12mg，是鸡蛋胆固醇含量的1/57，是鸡蛋黄胆固醇含量的1/142。

8）宜食山楂：山楂含有多种维生素和丰富的钙、铁、果糖、黄酮类等。有散瘀、止血、提神、消积、化痰等作用。近年来又发现，山楂在强心、抗心律失常、增加冠状动脉血流量、降血脂方面均有一定功效。临床上常用山楂及山楂制品作为冠心病的辅助治疗，并取得了一定疗效。

9）宜食大蒜油：医学家曾做过试验，选择20名身体健康者每日服用一定量的大蒜油，6个月后检验发现血清胆固醇平均下降了17%。在另一组研究中，医生把62名冠心病患者分为A、B2组，A组每日服用一定量的大蒜油，B组则不服用。8个月后，A组患者的病情普遍减轻，动脉粥样硬化程度下降，血清中对心脏有保护作用的高密度脂蛋白胆固醇升高，对心脏不利的低密度脂蛋白胆固醇下降。而B组则几乎没有什么变化，证明大蒜油对冠心病有独特的疗效。为了减少大蒜的气味，可先用开水浸泡几分钟，待刚烫透心时食用，就能减少其气味。

（2）饮食搭配

1）冬瓜与海带：冬瓜能延年益寿，减肥美容。海带祛脂降压，清热利尿。二者搭配，适宜高血压、动脉粥样硬化、冠心病及肥胖症患者食用。

2）冬瓜与芦笋：芦笋有降压、降脂作用，若配以甘淡微寒、利尿生津的冬瓜，不仅清凉爽口，而且有良好的保健效果，适宜动脉粥样硬化、高血压、高血脂及肥胖症患者食用。

3）荠菜与瘦肉：二者搭配，有补心脾、益肾气、降血压、止血凉血的作用。适宜动脉粥样硬化、高血压、慢性出血等患者食用。

4）蘑菇与油菜：蘑菇和油菜富含纤维素，可缩短食物残渣在消化道的停留时间，减少胆固醇的吸收，适宜高血脂、动脉粥样硬化、高血压、肥胖症及心脑血管疾病患者食用。

（3）药膳食疗方

1）海带松：浸发海带250g，香油、白糖、精盐适量。海带洗净，煮透，捞出，沥干后切丝。锅中放入香油，烧至七成热时加入海带丝，煸炒后焙炸，至海带丝变松脆时捞出。加白糖、精盐拌匀。时时服食。有预防和辅助治疗冠心病之效。消瘦者不宜多食。

2）生鱼腥草：鲜鱼腥草根茎适量。洗净，每次用1～2寸于口中生嚼，每日3次，连食数日。可缓解冠心病心绞痛。

2. 饮食禁忌

（1）忌食油腻厚味食物：高脂血症是冠心病的主要危险因素。多食黄油、奶油、冰淇淋等，血清脂质升高，尤其是胆固醇的上升，可损伤动脉的内皮细胞，引起粥样改变；同时由于脂质升高，血液变得黏滞，容易诱发心肌缺血、缺氧。

（2）忌食富含胆固醇的食物：动物的脑、脊髓、内脏及蛋黄，少数鱼类（如墨鱼、鱿鱼），贝壳类（如蚌、螺、蛙、蚬、蟹黄），鱼籽等，均富含胆固醇，经常摄取可使血液胆固醇升高。

（3）忌饮浓茶：茶叶所含的茶碱可兴奋中枢神经，引起心跳加快、心律失常、心肌耗氧量上升，易引起心绞痛。

（4）忌多食盐：限制盐的摄入可使血压降低、心脏负荷减轻，从而使心肌耗氧降低，有利于冠心病的防治。

（5）忌高糖饮食：多食巧克力、糖果、甜点心等，可使血糖升高，又可使三酰甘油酶合成增加，引起血脂升高。此外，血糖升高，可使血液呈黏滞状态，流动速度变慢，引起心肌缺血、缺氧。

（6）忌暴饮暴食：进食过饱可使体重增加，超重或身体肥胖使冠心病发病率上升。暴饮暴食易使胃肠压力增加、充血，横膈抬高，致冠状动脉供血不足，引起心肌缺血、缺氧。晚餐暴食，更易引起心绞痛和心肌梗死的发生。

（7）忌食菜籽油：菜籽油为不饱和脂肪，若食用量多，很容易在人体内被氧化，形成过氧化脂质，其积存过多，能引起心肌梗死。

（8）忌食花生仁：花生仁可缩短凝血时间及再钙化时间，提高血浆中肝素的耐受能力，增加血栓形成与凝血酶原活性，多食会加重病情。

（9）忌饮咖啡：咖啡可使胆固醇增高，致动脉硬化的低密度脂蛋白胆固醇增多。

（10）忌大量饮水：在炎热的夏季，人们在烦渴之时，常大量饮水，这对健康人无多大妨碍，但对冠心病患者却是有害的。

【药物宜忌】

1. 西医治疗

首先应积极预防动脉粥样硬化的发生。如已发生，应积极治疗，防止病变发展并争取逆转。已发生并发症者，及时治疗，防止其恶化，延长患者寿命。

（1）一般防治措施：①发挥患者的主观能动性配合治疗；②合理的膳食；③适当的体力劳动和体育锻炼；④合理安排工作和生活；⑤积极治疗与本病有关的一些疾病。

不少学者认为，本病的预防措施应从儿童期开始，即儿童也不宜进食高胆固醇、高动物性脂肪的饮食，亦宜避免摄食过量，防止发胖。

（2）药物治疗

1）扩张血管药物

①双嘧达莫（dipyridamole）：为常用而有争论的冠状动脉扩张剂。因它静脉注射后能减少侧支循环的血液量，引起“冠状动脉窃血”现象，反而使心肌缺血加重引起心

绞痛。但本药有减少血小板黏附和聚集的作用而有助于预防血栓栓塞，故口服制剂目前仍在临床上应用。25～50mg，3次/日。

②吗多明（molsidomine，脉导敏）：1～2mg，2～3次/日，副作用有头痛、面红、胃肠道不适等。

③其他：奥昔非君（oxyfedrine，麻黄苯丙酮）8～16mg，3～4次/日；氨茶碱或二羟丙茶碱0.1～0.2g，3～4次/日；腺苷类如三磷腺苷（ATP）、环磷腺苷（cAMP）和双丁酰环磷腺苷（DBC）和罂粟碱类（如盐酸罂粟碱30～60mg，3次/日）等。后者属麻醉药不宜长期服用，以免成瘾。

2）调节血脂药

①氯贝丁酯（clofibrate）类：氯贝丁酯（安妥明），口服0.5g，3～4次/日，以后酌情减量维持。现多用其同类药物非诺贝特（fenofibrate）100mg，3次/日，其微粒型制剂200mg，1次/日；益多酯（etofylline clofibrate）250mg，2次/日；吉非贝齐（gemfibrozil）600mg，2次/日；苯扎贝特（bezafibrate）200mg，2～3次/日；环丙贝特（ciprofibrate）50～100mg，1次/日等。

②烟酸（nicotinic acid）类：烟酸，口服3次/日，每次剂量由0.1g逐渐增加到最大1.0g。有降低血三酰甘油和总胆固醇、增高GDL以及扩张周围血管的作用。同类药物有阿昔莫司（acipinox），口服250mg，3次/日；烟酸肌醇（inositol hexnicotinate），口服0.4g，3次/日。副作用均较少。

③羟甲基戊二酸单酰辅酶A（HMG－CoA）还原酶抑制剂类：常用制剂有洛伐他汀（lovastatin）20～40mg，1～2次/日；普伐他汀（pravastatin）5～10mg，1次/日；辛伐他汀（simvastatin）5～20mg，1次/日；氟伐他汀（fluvastatin）20～40mg，1次/日；国人用量宜从小剂量开始，往往小剂量已经足够。弹性酶（elastase）口服10～20mg，3次/日。仅降低血甘油三酯或总胆固醇的药物，糖酐酯（dextran sulfate）200～400mg，3次/日。考来烯胺（cholestyramine，消胆胺）4～5g，3次/日；考来替泊（colestipol）4～5g，3～4次/日；普罗布考（probucol）口服500mg，2次/日。

④其他调节血脂药：不饱和脂酸（unsaturated fatty acid）类，包括从植物油提取的亚油酸、亚油酸乙酯等和从鱼油中提取的多价不饱和脂酸如20碳5烯酸（EPA）和22碳6烯酸（DHA），后两者用量为3～4g/d。维生素类，包括维生素C（口服至少1g/d）、维生素B_6（口服50mg，3次/日）、泛酸的衍生物泛硫乙胺（pantethine，口服200mg，3次/日）、维生素E（口服100mg，3次/日）等。谷固醇（β－sitosterol）20%混悬液20～30mL，3次/日，饭前服。异去氢胆酸（byodeoxycholic acid）150～300mg，3次/日等。

3）抗血小板药物：抗血小板黏附和聚集的药物，可防止血栓形成，可能有助于防止血管阻塞性病变病情发展，用于心肌梗死后预防复发和预防脑动脉血栓栓塞。可选用：①阿司匹林0.05～0.3g，1次/日；或磺吡酮（sulfinpyrazone）0.2g，3次/日，抑制TXA_2的生成，较少影响PGI_2的产生而起作用。②双嘧达莫（dipyridamolc，潘生丁）50mg，3次/日，可使血小板内环磷酸腺苷增高，抑制Ca^{2+}活性，可与阿司匹林合用。③噻氯匹定（ticlopidine）250mg，1～2次/日；或氯吡格雷（clopidogrel）75mg/d，抑

制血小板内 Ca^{2+} 活性，并抑制血小板之间纤维蛋白原桥的形成。④芬氟咪唑（fenflu-mizole）50mg，2 次/日，抑制 TXA_2 合成酶。⑤血小板糖蛋白ⅡbⅢa 受体阻滞剂，能使血小板聚集和功能受抑制，已开始在临床试用，口服制剂有 xemilofiban 5～20mg，2 次/日等，静脉注射制剂有阿昔单抗（abciximab）0.25mg/kg，然后静脉滴注 10μg/(kg·h)，共 12 小时等。

4）溶血栓和抗凝药：对动脉内形成血栓导致管腔狭窄阻塞者，可用溶解血栓制剂。

（3）手术治疗：包括对狭窄或闭塞的血管，特别是冠状动脉、肾动脉和四肢动脉施行再通、重建或旁路移植等外科手术，以恢复动脉的供血。

2. 中医治疗

（1）辨证治疗

1）心血瘀阻

主症：胸部疼痛如针刺状，固定不移，入夜更甚，时而心悸不宁，舌质紫暗，脉沉涩。

治法：活血化瘀，通络止痛。

方药：血府逐瘀汤加减。柴胡 6g，当归、川芎、赤芍、桃仁、红花各 10g，枳壳 12g，生地黄 15g。

加减：若血瘀轻者，可用丹参饮治疗；胸痛甚者加郁金、延胡索、丹参各 12g；若兼寒凝，加熟附子 6g，细辛 3g。

用法：水煎服，每日 1 剂。

2）痰浊壅塞

主症：胸闷如窒而痛，或痛引肩背，气短喘促，厌食，肢体沉重，形体肥胖，舌苔浊，腻或白滑腻，脉滑。

治法：通阳宣痹，化痰泄浊。

方药：瓜蒌薤白半夏汤加减。瓜蒌、半夏各 12g，枳壳、茯苓各 10g，桂枝 6g。

加减：若脾虚痰浊较重者，酌加白术 12g，陈皮、白蔻仁各 10g；若痰浊与瘀血同时并见者，可加活血之品，如丹参 15g，郁金、延胡索各 10g；若兼寒阻心阳者，可加桂枝 6g。

用法：水煎服，每日 1 剂。

3）阴寒凝滞

主症：胸痛彻背，感寒痛甚，天冷发作频繁，胸闷气喘，心悸，重则喘息，不能平卧，面色苍白，四肢不温或厥冷，舌苔白，脉沉细。

治法：辛温通阳，开痹散寒。

方药：瓜蒌薤白白酒汤加减。瓜蒌、薤白、枳壳各 10g，熟附子、桂枝、檀香各 6g，丹参 15g，白酒 10mL。

加减：若痰湿内盛，胸痛伴有咳唾痰涎者，可加法半夏、竹茹、茯苓各 12g；若症见心痛彻背，背痛彻心，痛剧而无休止，身寒肢冷，喘息不得卧，脉象沉紧，此为阴寒极盛，胸痹之重证者，宜用乌头赤石脂丸合苏合香丸以芳香酝通而止痛。

用法：水煎服，每日 1 剂。

4）气血两虚

主症：胸部闷胀不适，隐隐作痛，时作时止，气短心悸，倦怠乏力，面色无华，头晕目眩，遇劳则甚，心烦口干，舌淡红或红，苔薄或少津，脉细无力，或细数。

治法：益气养阴，活血通络。

方药：生脉散合人参养营汤加减。人参（或西洋参）10g，黄芪、白术、茯苓、白芍、当归、五味子、远志各 12g，麦冬、地黄各 15g，大枣 7 枚。

加减：若胸闷、胸痛为瘀血者，可加丹参、郁金、五灵脂各 12g；若阴虚甚者，可加沙参、太子参各 15g；若脉结代，为气血虚少、血不养心所致者，可合炙甘草汤以益气养血、滋阴复脉。

用法：水煎服，每日 1 剂。

5）阳气虚衰

主症：心痛气短，甚则胸痛彻背，心悸自汗，畏寒肢冷，肢酸乏力，面色苍白，唇甲淡白或青紫，舌淡白或紫暗，或胖淡，脉沉细无力或沉微欲绝。

治法：益气温阳，活血通络。

方药：参附汤合右归饮加减。人参 10g，熟附子、肉桂各 8g，熟地黄、山茱萸、杜仲、枸杞子各 12g。

加减：若阳虚瘀阻者，可加法半夏、瓜蒌各 10g；阳虚血瘀者，可加丹参、红花各 10g；若兼中气虚弱者，可加炙黄芪、党参各 15g；若见面色唇甲青紫，大汗出，四肢厥冷，脉沉微欲绝，乃心阳欲脱之危候者，可重用人参（或用高丽参）、熟附子，并加龙骨、牡蛎各 30g，以回阳救逆固脱；若阳损及阴，阴阳两虚者，可再加麦冬、五味子各 10g，以酝阳滋阴并用。

用法：水煎服，每日 1 剂。

6）痰浊头痛

主症：头痛昏蒙，困重如裹，胸脘痞闷，呕恶痰涎，食少多寐，苔白腻，脉濡滑或弦滑。

治法：化痰降逆。

方药：半夏白术天麻汤加减。半夏、白术、茯苓、陈皮各 12g，石菖蒲 15g，天麻、生姜各 10g。

加减：若痰浊重者，可加竹茹、胆天南星各 10g；若痰浊郁久化热，口苦，大便不畅，苔黄腻，脉滑数者，可去白术，加黄芩 10g 以清热。

用法：水煎服，每日 1 剂。

7）肾精亏虚

主症：头痛且空，每兼眩晕，腰痛酸软，舌胖淡，脉沉迟或细弱。

治法：养阴补肾，填补精髓。

方药：地黄饮子加减。人参、当归各 10g，熟地黄、山药、杜仲、枸杞子、肉苁蓉、菟丝子各12g。

加减：若病情好转者，可常服杞菊地黄丸。

用法：水煎服，每日1剂。

本病还可参考心绞痛等病的辨治内容治疗。

（2）验方

1）何首乌片，每次5片，每日3~4次。

2）瓜蒌片，每次4片，每日3~4次。

3）泽泻，每日15~30g，水煎服。

4）山楂、麦芽、玉竹各30g，水煎服。

5）苏冰滴丸（苏合香酯，冰片），每次2~3丸，每日2次。

6）冠心苏合丸（苏合香油、檀香、朱砂、冰片、乳香、青木香），每服1粒，痛时服用或每日2~3次。

3. 药物禁忌

（1）烟酸（尼古丁酸）

1）降压药，吩噻嗪类：烟酸可使其作用加剧。

2）胍乙啶：与烟酸扩张血管有协同作用，可产生体位性低血压（烟酰胺无扩张血管作用，可代用）。

3）纤维蛋白酶：烟酸可使其失活。

（2）非诺贝特（苯酰降脂丙酯，普鲁脂芬，立平脂）：忌与抗凝药合用。非诺贝特可加强醋硝香豆素的抗凝血作用，两药联用时应将抗凝药剂量降低约1/3，否则可能发生出血。机制不清。

（3）吉非贝齐（二甲苯氧戊酸，吉非罗齐，吉非洛齐，博利脂，诺衡）

1）抗凝剂：吉非贝齐能加强双香豆素、苯茚二酮和华法林的抗凝作用，两药联用时应减少抗凝剂用量约1/3。

2）降血糖药：不受吉非贝齐的影响。

3）考来替泊：同时服用两药，考来替泊可降低吉非贝齐的吸收达30%。机制：可能是考来替泊在肠道中与吉非贝齐结合，从而降低其吸收。

4）车前子：可降低吉非贝齐的吸收约10%。

5）洛伐他汀：与吉非贝齐联用有可能引起肌病，其机制可能与个体特异性有关。只要肾功能正常，并限制洛伐他汀用量（<20mg/d），则可避免此种不良反应。

（4）考来烯胺（消胆胺，降胆敏，消胆胺脂）

1）胺碘酮：在肠道可与考来烯胺结合减少吸收，使胺碘酮的血药浓度降低50%，疗效相应下降。两药避免同时服用，分别服用也不能完全避免这种相互作用，因为胺碘酮可大量从胆汁中分泌。

2）抗凝药：苯丙香豆素和华法林的抗凝作用可被考来烯胺降低，分开服用可能有助于降低相互作用。机制：考来烯胺在肠道内同胆酸和抗凝药结合，阻滞抗凝药吸收。考来烯胺也减少脂溶性维生素，如维生素K的吸收，可造成一定的低凝血酶原血症效应，这样可以弥补它同抗凝药相互作用的影响程度。长期服用考来烯胺影响脂溶性维生素的吸收，应补充脂溶性维生素（最好以肠道外给药途径）。

3）β受体阻滞剂：考来烯胺和考来替泊均可降低普萘洛尔的吸收，使其血清峰浓度降低约25%，药物曲线下面积（AUC）减少约13%，但未明显影响疗效。机制：可能考来烯胺和考来替泊在肠道与普萘洛尔结合，减少其吸收。

4）强心苷：与考来烯胺联用时，地高辛、洋地黄毛苷的血药浓度均可下降，但临床意义不明显。机制：考来烯胺可能与洋地黄毛苷在肠道结合，从而降低其生物利用度、干扰肠肝循环，故半衰期缩短。本品与地高辛的相互作用机制不清。考来烯胺应在洋地黄给药后至少1.5～2小时服用，可使该相互作用减少到最低限度。应用地高辛胶囊可使此相互作用的影响减少。

5）吡罗昔康，替诺昔康：考来烯胺可增加口服吡罗昔康清除率达52%，增加静脉注射替诺昔康清除率达105%。机制：考来烯胺在肠道能与其他药物结合，并阻止重吸收。两药分别给药仍不能避免相互作用，联用时可增加药量，或用其他非甾体抗炎药代替。

6）对乙酰氨基酚：与考来烯胺同时服用，可减少吸收60%（30%～98%）。当对乙酰氨基酚给药后1小时再给考来烯胺，吸收仅减少16%。机制：药物在肠道相互结合减少吸收。

7）环孢素：考来烯胺和各种饮料增加环孢素的吸收。

8）甲氨蝶呤：不论口服或静脉输入药物均参与肠肝循环，口服考来烯胺可与甲氨蝶呤在肠道紧密结合，防止重吸收，可使甲氨蝶呤的血清浓度下降约50%。

9）甲硝唑：如果与氢氧化铝或考来烯胺同服，甲硝唑吸收略微减少，其生物利用度下降21.3%。

10）甲状腺素：同时服用考来烯胺可降低甲状腺提取物、左旋甲状腺素和三碘甲状腺氨酸的肠道吸收，两药应分开4～5小时应用。

11）螺内酯：老年肝硬化患者使用考来烯胺，联用螺内酯后可产生高氯血代谢性酸中毒。两药联用时应监测体液电解质浓度。

12）洛哌丁胺：考来烯胺可降低洛哌丁胺的作用。两药应尽可能分开使用。机制：考来烯胺作为一种离子交换树脂，在肠道中与洛哌丁胺结合，降低其活性。

13）萘普生：考来烯胺能推迟，但不减少萘普生的吸收。

14）噻嗪类利尿药：与考来替泊或考来烯胺联用时，氢氯噻嗪等利尿药自胃肠道吸收量分别减少1/3和2/3，利尿效果亦相应减弱。如将噻嗪类药物与考来烯胺分开4小时服用，可以减弱但不能完全消除这一相互作用。机制：氢氯噻嗪在胃肠道内与这些不被吸收的非离子型交换树脂结合，吸收减少。

15）多塞平：联用考来烯胺后，导致多塞平的血清浓度和抗抑郁作用明显降低。机制：可能是两药在肠内结合，使多塞平的吸收减少。

16）头孢菌素类：考来烯胺可减慢头孢羟氨苄和头孢氨苄在肠道的吸收，但由于抗生素总吸收量没有降低，故临床意义不大。

17）X线造影药：碘番酸（lopanoic acid）和考来烯胺在肠道内的相互作用，使其不被吸收，几乎无胆汁分泌，因此胆囊显影不佳。

（5）氯贝丁酯（安妥明）：氯贝丁酯与呋塞米合用，可出现尿量明显增加、肌肉僵硬、腹痛、腰痛及全身不适。

（6）阿司匹林（醋柳酸，乙酰水杨酸）

1）噻嗪类利尿药；与阿司匹林联用可加剧机体电解质紊乱，以及诱发水杨酸中毒。

2）甲氨蝶呤：阿司匹林可增高其血药浓度，加剧不良反应。

3）呋塞米：可降低阿司匹林的排泄，诱发水杨酸中毒。

4）口服降血糖药：中小剂量阿司匹林具有一定降血糖作用，两药联用能增强疗效，但也可能致低血糖昏迷。

5）吗啡，可待因，喷他佐辛，达而丰：与阿司匹林联用可增强镇痛效应，联用时镇痛作用增强。

6）苯巴比妥：与阿司匹林联用可增强抗癫痫作用，但因胃肠反应严重而无实用意义。苯巴比妥为强酶诱导剂，可加速阿司匹林代谢而使其疗效降低。

7）非那西丁：与阿司匹林联用可增强肾毒性。

8）咖啡因：与阿司匹林联用可增加胃刺激性。

9）双嘧达莫，维拉帕米：与阿司匹林有协同性抗血栓作用，但联用时应减少双嘧达莫用量，以减轻降压作用。在防治脑血管疾病中，小剂量阿司匹林与其他心血管药物（双嘧达莫、钙拮抗剂、美托洛尔）联用较为理想，可预防血栓形成和避免药物副作用。维拉帕米与阿司匹林联用，改善血流变性呈协同效应。

10）乙醇：服用阿司匹林期间，饮酒可增加胃刺激反应及胃肠道潜出血量，亦可诱发胃出血。

11）抗酸药：可减轻阿司匹林对胃黏膜的刺激性，以联用氢氧化铝或硫糖铝为宜。

12）维生素C：可促进阿司匹林的吸收并防止其胃损害，长期应用阿司匹林宜适当联用维生素C，但两药不宜同时服用。

13）氯丙嗪：可增强阿司匹林的解热镇痛作用，并可消除其对胃黏膜的刺激性。

14）维生素B_1：可促进阿司匹林分解为乙酸和水杨酸，加重对胃黏膜的刺激性，两药可间隔2小时以上服用。

15）卡托普利（巯甲丙脯酸）：阿司匹林可降低其抗高血压效应。

16）苯碘唑酮：与阿司匹林联用可降低心肌梗死发生率和死亡率。

17）对氨水杨酸钠：与阿司匹林联用增加水杨酸中毒反应。

18）丙戊酸钠：阿司匹林可使其血药浓度增高，诱发毒性反应（手震颤、嗜睡、共济失调等）。

19）异烟肼：阿司匹林可减慢异烟肼吸收。阿司匹林在体内可促使异烟肼转化为乙酰异烟肼，降低血药浓度，同时增加毒性反应。两药不宜同时服用。

20）红霉素：在酸性环境中易被破坏失效，故与阿司匹林联用可降低红霉素的药效。

21）β受体阻滞剂，血管紧张素转化酶抑制剂，利尿剂：这三类药物的作用机制均与前列腺素有关，而阿司匹林可抑制前列腺素的合成及释放，故联用可减弱这些药物的药理活性。

22）去甲肾上腺素：阿司匹林可抑制或完全阻断去甲肾上腺素的血管收缩作用，两药应避免同时应用。

23）奥昔非君（OXY）：与阿司匹林均可抑制血小板聚集及防止脑血栓形成，剂量与效应正相关，两药联用可增强作用。

24）吲哚美辛，保泰松，羟基保泰松：与阿司匹林联用时血药浓度降低，而不良反应加剧。其他非甾体抗炎药，均可增加阿司匹林对前列腺素的抑制，因而诱发或加重对胃黏膜的损害。

25）萘普生：与阿司匹林联用可提高疗效，降低毒副作用。

26）对乙酰氨基酚：可减轻阿司匹林对胃黏膜的损害作用，联用可增强解热效应；但阿司匹林可降低对乙酰氨基酚的吸收速率。

27）糖皮质激素：与阿司匹林的胃肠道反应有相加作用，使出血加剧，故两药不宜常规联用。

28）双香豆素，醋硝香豆素（新抗凝）：阿司匹林 >1g/d 时，可增强抗凝作用引起出血危险，联用时两药均应减量。

29）布美他尼：阿司匹林可降低其利尿效应。

30）螺内酯（安体舒通）：阿司匹林可抑制其排钠作用。两药联用时血中尿酸浓度升高，可使痛风发作。

（7）慎用血管收缩药：肾上腺素类药物收缩血管，致心脏缺血。动脉粥样硬化患者血管腔变窄，血流量减少，慎用对防止血流减少有意义。

（8）忌用补益药物：本病患者属气滞血瘀，不宜使用补益药，如人参、十全大补丸等。

八、高脂血症

【概述】

高脂血症是指各种原因导致的血浆中胆固醇或三酰甘油水平升高或两者都升高的一类疾病。按照主要增高的血脂成分，可将高脂血症分为高胆固醇血症和高三酰甘油血症。由于大部分脂质与血浆蛋白结合成脂蛋白而运转代谢，故高脂血症常反映于高脂蛋白血症。

1. 病因

就病因而言，有的是由多个遗传基因缺陷与环境因素相互作用所致，例如家族性高胆固醇血症、家族性载脂蛋白 B_{100} 缺陷症、多基因家族性高胆固醇血症、家族性混合型高脂血症、家族性异常β脂蛋白血症、家族性脂蛋白（a）过多症、家族性高三酰甘油血症、家族性脂质异常性高血压等。有的是由进食饱和脂肪酸过高、进食过量、吸烟、运动量少、肥胖、某些药物等引起；有的则是继发于其他疾病，如糖尿病、肾脏疾病、甲状腺功能减退、高尿酸血症、系统性红斑狼疮等。所以高脂血症不是一种特定的疾病，而是一组疾病。

2. 诊断要点

高脂血症的主要危害是引起动脉粥样硬化，对血液流变学产生的不良影响主要表现为：①红细胞膜微黏度增高；②红细胞变形能力降低；③微循环障碍；④血液黏度增高；⑤血栓形成增加；⑥增强血小板聚集。

（1）主要依靠空腹血脂化验

1）以总胆固醇水平衡量，血总胆固醇水平可定为 3 个范围：理想值：<5.2mmol/L（<200mg/dL）；边缘升高值：5.23～5.69mmol/L（201～219mg/dL）；升高值：>5.72mmol/L（>220mg/dL）。

2）以血中 LDL 胆固醇（而非总胆固醇含量）水平衡量，分为 3 个范围：理想值：<3.12mmol/L（<120mg/dL）；边缘升高值：3.15～3.61mmol/L（121～139 mg/dL）；升高值：>3.64mmol/L（140mg/dL）。

3）以血三酰甘油水平衡量，分为 2 个范围：理想值：<1.70mmol/L（150 mg/dL）；升高值：>1.70mmol/L（150mg/dL）

（2）注意临床症状与体征

1）黄色瘤：原发性高脂血症早期没有症状，所以不易早期发现，当出现黄色瘤时，提示患有高脂血症。

黄色瘤是一种异常的局限性皮肤隆起，其颜色可为黄色、橘黄色或棕红色，多呈结节、斑块或丘疹形状，质地一般柔软。根据黄色瘤的形态、发生部位，一般可分为：①肌腱黄色瘤：是一种特殊类型的结节状黄色瘤，发生在肌腱部位，常见于跟腱、手或足背伸侧肌腱、膝部股直肌和肩三角肌肌腱等处，为圆或卵圆形质硬皮下结节，与皮肤粘连，边界清楚。这种黄色瘤常是家族性高胆固醇血症较为特征性的表现。②掌皱纹黄色瘤：是一种发生在手掌部的线条状扁平黄色瘤，呈橘黄色轻度凸起，分布于手掌及手指间皱褶处。③结节性黄色瘤：发展缓慢，好发于身体的伸侧，如肘、膝、指节伸侧以及髋、踝、臀等部位，为圆形结节。其大小不一，边界清楚，早期质地较柔软，后期由于纤维化，质地变硬。④结节疹状黄色瘤：好发于肘部四肢伸侧和臀部，皮损常在短期内成批出现，呈结节状，有融合趋势，疹状黄色瘤常包绕着结节状黄色瘤。瘤上皮肤呈橘黄色、常伴有炎性基底。⑤疹性黄色瘤：表现为针头或火柴头大小丘疹，橘黄或棕黄色伴有炎性基底。有时口腔黏膜也可受累。主要见于高三酰甘油血症。⑥扁平黄色瘤：见于眼睑周围，又有睑黄色瘤之称，是较为常见的一种黄色瘤。表现为眼睑周围处发生橘黄色略高出皮面的扁平丘疹状或片状瘤，边界清楚，质地柔软。泛发的可波及面、颈、躯干和肢体，为扁平淡黄色或棕黄色丘疹，几毫米至数厘米大小，边界清楚，表面平滑。此种黄色瘤常见于各种高脂血症，也可见于血脂正常者。

高脂血症时黄色瘤的发生率并不十分高，所以多数高脂血症患者并无黄色瘤发现。

2）视力下降：高脂血症可引起视网膜血栓形成。

3）头晕：头晕可以出现在很多疾病中，是各种高脂血症的常见症状之一。产生的主要原因是长期的脑动脉硬化及血液黏稠度增高导致的脑部缺血、缺氧。

4）心绞痛：心绞痛是高脂血症合并冠心病时的常见症状之一。产生的主要原因是长期的冠状动脉硬化及血液黏稠度增高导致的心肌缺血、缺氧。

5）腹痛：反复发作的饱餐后短暂的腹痛可见于高脂血症导致的肠系膜动脉硬化性胃肠缺血；高脂饮食后急性发作的持续性中上腹痛多为急性胰腺炎。

6）肢体乏力疼痛：肢体乏力或伴活动后疼痛，可见于长期高脂血症导致的闭塞性动脉硬化。

3. 分型

高脂血症根据胆固醇和三酰甘油的高低组合不同，可分为以下 5 种类型：

（1）Ⅰ型高脂蛋白血症：主要是血浆中乳糜微粒浓度增期所致。

（2）Ⅱa 型高脂蛋白血症：血浆中 LDL 水平单纯性增加，血浆外观澄清或轻度混浊。

（3）Ⅱb 型高脂蛋白血症：血浆中 VLDL 和 LDL 水平均有增加，血浆外观澄清或轻度混浊。

（4）Ⅲ型高脂蛋白血症：又称为异常 β 脂蛋白血症，主要是由于血浆中乳糜微粒残粒和 VLDL 残粒水平增加。

（5）Ⅳ型高脂蛋白血症：血浆中 VLDL 水平增加。

【饮食宜忌】

1. 饮食宜进

（1）饮食原则

1）由于年龄、性别、体重、工作与体力劳动负荷、生理条件等差异，对膳食的需要也各不相同。合理的膳食能量供应通常可按下列生理需要计算：①基础代谢所必需的能量（指清醒、静卧、空腹和无情绪紧张状态下所需能量）计算公式为：基础代谢能量＝体重（kg）×24kcal/d；②食物的特殊动力作用能量消耗（指食物消化、吸收、代谢过程中的能量消耗）约占食物提供总热卡的10%；③补充活动时的额外消耗，如：坐着工作需要在基础代谢基础上增加30%，中度和重度体力活动分别需要增加40%和50%，相应的能量需要又与体重成比例。

2）治疗高胆固醇血症，仍将血清LdL－C视为降低胆固醇治疗的主要目标。根据血清LDL－C水平、要达到的降低LDL－C的目标及是否患有冠心病，选择饮食疗法的标准与目标也不同，分如下3类：①无冠心病或其他动脉粥样硬化症，伴有2种以下其他冠心病危险因素者，开始饮食疗法的血清LDL－C水平为≥4. 1mmol/L，达到降低目标为<4. 1mmol/L；②无冠心病，伴有2种及2种以上其他冠心病危险因素者，选择血清LDL－C标准为≥3. 4mmol/L，达到降低目标为<3. 4mmol/L；③患有冠心病者，选择血清LDL－C标准为≥2. 6mmol/L，达到降低的目标为<2. 6mmol/L。

3）对已患冠心病或其他动脉粥样硬化症患者，一开始就采用饮食治疗第二级方案，如能达到治疗目标，可维持此种方案，否则应考虑药物治疗。

①饮食治疗高胆固醇血症的第一级控制方案：总脂肪<30%总热卡。其中饱和脂肪酸占8%～10%总热卡；多不饱和脂肪酸占7%～10%总热卡；单不饱和脂肪酸占10%～15%总热卡；碳水化合物占50%～60%总热卡；蛋白质占10%～20%总热卡；胆固醇摄入量<300g；总热卡达到和保持理想体重。

②饮食治疗高胆固醇血症的第二级控制方案：总脂肪<30%总热卡，其中饱和脂肪酸<7%总热卡；多不饱和脂肪酸占7%～10%总热卡；单不饱和脂肪酸占10%～15%总热卡；碳水化合物占50%～60%总热卡；蛋白质占10%～20%总热卡；胆固醇摄入量<200g；总热卡达到和保持理想体重。

4）低胆固醇食物：一般来讲，植物类食品均为低胆固醇食品。在动物类食品中，每100g食品所含胆固醇在100mg以下的有：海蜇、人乳、鲜牛乳、酸奶、脱脂牛乳粉、海参、牛蹄筋、蛤蜊、火腿肠、瘦牛肉、兔肉、小泥肠、瘦羊肉、全脂牛乳粉、海鳗、带鱼、蛇肉、瘦猪肉、鸡肉松、盐水鸭、鲤鱼、田鸡腿、熟猪蹄、草鱼、大黄鱼、北京烤鸭、猪油、广东香肠、鸭、鲢鱼。

5）降血脂食物：下列食品具有一定的降低血中胆固醇的作用，因此，在制作药膳时，可根据自己的病情、经济状况选择使用。①豆类：豆类包括大豆（黄豆、黑豆、青豆、红豆等）、蚕豆、豌豆、赤豆、绿豆等，它们含有丰富的营养物质，是蛋白质的良好来源。尤其是大豆，每100g中约含蛋白40g，其他豆类如蚕豆、绿豆、赤豆等，每100g

中也有 20 ~ 25g。研究表明，经常食用豆类及其制品，可使血中胆固醇含量显著降低。②蕈类：香菇、木耳自古以来被我国人民视为素食佳品。据实验研究表明，香菇、木耳可降低动物血清和肝脏胆固醇含量，防止动脉壁脂质沉积和动脉粥样硬化斑块的形成。但应注意，木耳的有效成分主要在水溶性部分；香菇的作用，菌帽大于茎部。③洋葱、大蒜：每日食用 1 头中等大小的洋葱，即能降低血中胆固醇，是防治心血管疾病的好办法。大蒜也可使血中胆固醇含量降低，使主动脉脂质沉着减少。由于大蒜对胃有刺激作用，对合并胃及十二肠溃疡或慢性胃炎、胃酸过多者最好少吃或不吃。④海鲜：华盛顿大学的马丁·契尔兹教授证实，低脂肪的海鲜食品（如海蜇、螃蟹、海参、牡蛎、蛤肉等）能使人体血中胆固醇的含量降低 9.0% 左右。⑤海鱼：鱼类，特别是海鱼含有大量多不饱和脂肪酸，可降低血中胆固醇含量。普查资料表明，冠心病患病率最低者，首推沿海渔区居民，这无疑与他们长期吃海鱼有关，生活在格陵兰岛上的因纽特人的食品以海豹肉、鲸鱼和其他海鱼为主，患心脏病患者极少。鱼油还能被人体中的酶分解成多种化学物质，在人体内起到止痛、消炎、抗高血压和抗凝血的作用。不过，只有生活在温度较低的海水中的沙丁鱼、鲭鱼、鲑鱼、鲱鱼、马鲛鱼、大马哈鱼和金枪鱼等才含有这种能降低胆固醇的鱼油。⑥植物油：含有不饱和脂肪酸，能降低血中胆固醇，尤以芝麻油、玉米油为佳，花生油、椰子油次之。⑦玉米麸皮：临床试验发现，玉米麸皮可使受试者血液中的三酰甘油降低，胆固醇也可降低。⑧脱脂牛奶、酸乳酪：许多人担心喝了牛奶会增加血中胆固醇，其实这是没有科学根据的。牛奶本身虽含有一定的胆固醇，但又含有能降低胆固醇的物质，这种物质摄入人体内，便能有效地抑制胆固醇生物合成，远远超过了由牛奶本身所带入人体内的胆固醇量。医学家们发现，一个长期饮用脱脂牛奶或酸乳酪的人，其胆固醇含量比一般人少 50.0%。⑨冬瓜：由于其含水量大，热能低，既能减肥，又能降低血中胆固醇，促进体内脂肪消耗。而体内积存的过量水分也因冬瓜利尿的作用而能被及时排出，所以冬瓜对中老年肥胖者尤其有益。⑩苹果、葡萄：含有降胆固醇物质。曾有人做过这样的观察：30 位中年男女在 1 个月中每日吃 2 ~ 3 个苹果，结果 80% 人血中胆固醇降低，有一半人降低 10% 以上。

此外，近年来科学家们在大麦、玉米，胡萝卜、茄子、橄榄油等食物中也发现了可以帮助降低胆固醇的化学物质。

（2）药膳食疗方

1）蘑菇青菜：鲜蘑菇 250g，青菜芯 500g。将蘑菇和青菜心拣洗干净后切片，入油锅煸炒，并加入精盐、味精等调料后食用。具有清热平肝、降脂降压功能，适于高脂血症、高血压以及冠心病等。

2）荠菜冬笋：冬笋 300g（去壳、根，切片），荠菜 150g（拣洗干净）。入油锅煸炒，并加入精盐等调料。该方清热利水、降脂降压，适于高脂血症、高血压、水肿、便血、尿血等症。

3）竹笋莲子：干竹笋 25g，鲜莲子 50g。先将竹笋水发后切成斜块，鲜莲子刷去皮衣，再入油锅一起煸炒。本方降脂、降压、健脾清心，适于高血压、高脂血症及五心烦热、头晕神疲等症。

4）柏子仁烧香菇：水发香菇250g，柏子仁100g，入油锅翻炒并加入盐、味精等调料。本方有降脂降压、养心安神作用，适于高脂血症、冠心病、高血压等病。

5）玉米须豆腐汤：玉米须100g，豆腐300g，水发香菇50g。先将玉米须煮汤取汁，再将豆腐、香菇放入，加盐、味精等调料一起煮汤后食用。具有清热利水、降脂平肝作用，适于高脂血症、高血压、水肿、黄疸等病。

6）芦笋冬瓜汤：芦笋250g，冬瓜300g，再加入盐、味精等调料一起煮汤后食用。具有降脂降压、清热利水、抗癌解暑等作用。适于高血压、高脂血症以及各种肿瘤、夏季发热、口渴尿少等病症。

7）西湖莼菜汤：水浸莼菜200g，水发香菇50g，竹笋250g（去皮、根），再加适量的盐、味精等调料一起煮汤食用。可降脂降压、利水抗癌，适于高血压、高脂血症以及各种肿瘤等病。

8）荸荠烧香菇：荸荠250g（去皮，切片），水发香菇100g，入油锅翻炒，并加入盐、糖、味精等调料即成。具有和血化痰、降脂理气作用，适于冠心病、高脂血症、高血压等。

2. 饮食禁忌

（1）少食或禁食

1）每100g动物类食品含胆固醇量超过100mg的有甲鱼、大马哈鱼、鸡爪、鸡、肥猪肉、鲜贝、海虾、火腿、海蟹、黄鳝、鲫鱼、肥牛肉、牛油、肥羊肉、田螺、鸡腿、猪肚、奶油、鸡肫、河鳗、对虾、炸鸡。

2）每100g动物类食品含胆固醇量超过200mg的有蝎子、扒鸡、墨鱼、河虾、鲍鱼、河蟹、鱿鱼、黄油。

3）每100g动物类食品含胆固醇量超过300mg的有干贝、猪肾、鸡肝。

4）每100g动物类食品含胆固醇量超过400mg的有虾皮、鲜蟹黄、猪肝、鸡肝（肉鸡）、淡菜。

5）每100g动物类食品含胆固醇量超过500mg的有熟鹌鹑蛋、鸡蛋、白水羊头肉。

6）每100g动物类食品含胆固醇量超过600mg的有松花蛋（鸭）、咸鸭蛋。

7）每100g动物类食品含胆固醇量超过1500mg的有鸭蛋黄、鸡蛋黄、猪脑。

（2）忌暴饮暴食：暴饮暴食后，胃内容物骤增，胃扩大，横膈肌上提，可妨碍心脏的收缩功能。胃内过多的食物又可刺激迷走神经兴奋，抑制心脏窦房结的起搏作用，使心率减慢，引发心脏急症。

（3）忌摄入过多含铅食物：据资料表明，铅摄入过多的人群本病发生率较高，因此推测本病的发生与铅有关。

（4）忌经常摄入过多的动物性脂肪和含饱和脂肪酸的植物油：这些食物有肥肉、奶油、骨髓等，长期食用，可引起高脂蛋白血症，促使脂质沉积，形成动脉粥样硬化，加重病情。

（5）忌长期食用高热能食物：高热能食物（如巧克力、葡萄糖等）可致肥胖，引起脂质代谢紊乱，诱发动脉粥样硬化。

（6）忌水果、蔬菜摄入不足：水果、蔬菜中含有大量维生素，可使胆固醇氧化为胆酸排出体外，起到软化血管的作用。因此，本病患者应多食水果、蔬菜，调节膳食，否则不利于身体康复。

（7）忌饮鸡汤：鸡汤具有很高的营养保健价值，但本病患者不宜服用。因患者血液中胆固醇含量较高，鸡汤中的脂肪易被吸收，多喝鸡汤会促使胆固醇进一步升高，加重动脉硬化的程度。

【药物宜忌】

1. 西医治疗

（1）常用降脂药用法

1）洛伐他汀（美降脂、乐瓦停、洛之达、洛特、美维诺林、美降脂、脉温宁）：口服，开始剂量1次20mg，每日1次，晚餐后服用。必要时于4周内调整剂量。最大剂量1日80mg，1次或分2次服。

2）普伐他汀（普拉司丁、萘维太定、帕伐他丁、普拉固、美百乐镇、帕瓦停）：口服，1日10mg，分2次服，可根据情况增量至1日20mg。

3）辛伐他汀（新代他汀，斯伐他汀、舒降之、舒降脂、塞瓦停）：口服，1次10mg，每日1次，晚餐后服，必要时于4周内增量至1日1次40mg。

4）阿昔莫司（吡莫酸、氧甲吡嗪、乐脂平）：口服，1次250mg，1日2～3次。

5）氯贝丁酯（氯苯丁酯、氯贝特、降脂乙酯、安妥明、祛脂乙酯、冠心平）：口服1次0.25～0.5g，1日3次，饭后服。

6）吉非贝齐（二甲氧戊酸、吉非洛齐、诺衡、洁脂、博利脂）：口服，1次100mg，每日2～3次。

7）苯扎贝特（必降脂、康脂平、必降脂缓释片）：口服，每次0.2g，每日3次。

8）泛硫乙胺（潘托新、潘特生）：口服，1次30～60mg，1日3次。

9）海鱼油（多烯康、脉络康、鱼油烯康）：口服，每次2g，每日3次。

10）血脂康：每次2粒，每日2次，早晚饭后服用；或每日3粒，晚饭后一次服用。血脂正常后可用维持剂量，每日2粒，晚饭后服用，疗程4～8周。

11）考来烯胺（消胆安，降胆敏，硝胆胺脂）：每次服粉剂4～5g，1日3次。

12）谷维素：每次100mg口服，每日3次，2周为1个疗程。

13）亚油酸：每次1～2丸，每日3次，饭后服。

（2）血浆净化疗法：血浆净化法是非药物降胆固醇方法，亦称血浆分离法，意指移去含高浓度脂蛋白的血浆，所以也称为血浆清除法。

（3）手术治疗：可采用部分回肠末端切除术、门-腔静脉分流吻合术等。

2. 中医治疗

（1）辨证治疗

1）痰浊阻滞

主症：身重乏力，形体肥胖，胸闷或痛，纳呆腹胀，咳嗽有痰，舌红苔腻，脉弦滑。

治法：化痰浊，健脾运，调血脂。

方药：温胆汤加减。法半夏 12g，茯苓 10～15g，陈皮、山楂、竹茹各 10g，甘草 6g，白金丸（分服）、胆南星白术 6～10g。

用法：水煎服，每日 1 剂。

2）湿浊困脾

主症：头身沉重，脘腹胀闷，肢体倦怠，纳呆恶心，尿少便溏，甚或水肿，面色青黄，舌体胖大，边有齿痕，苔腻，脉沉缓。

治法：利湿降浊，健脾调脂。

方药：胃苓汤加减。陈皮、厚朴、苏叶各 6g，苍术、猪苓、车前子各 10g，茯苓 15～20g，泽泻 12g，甘草 3g。

加减：偏于湿热者，加薏苡仁 15g，荷叶 10g；偏于寒湿者，加藿香或桂枝 6g。

用法：水煎服，每日 1 剂。

3）气滞血瘀

主症：胸闷憋气，胸背疼痛，痛处固定，两胁撑胀或痛，舌质暗或紫暗有瘀点，苔薄，脉弦或涩。

治法：化瘀理气调脂。

方药：血府逐瘀汤加减。当归、生地黄、山楂、丹参各 15g，川芎、赤芍、白芍、桃仁、枳实、牛膝、桔梗、蒲黄各 10g，柴胡 3～10g，甘草、红花各 6g，大黄 6～10g。

用法：水煎服，每日 1 剂。

4）脾肾两虚

主症：体倦乏力、腰酸腿软，苔薄白，脉沉细或迟。

治法：健脾补肾调脂。

方药：清脂汤加减。何首乌、女贞子、生地黄各 15g，菟丝子、黑芝麻各 12g，淫羊藿、杜仲、泽泻、党参、白术各 10g。

用法：水煎服，每日 1 剂。

5）肝肾阴虚

主症：体倦乏力，腰膝酸软，头晕耳鸣，目涩口干，五心烦热，舌红苔少，脉沉细或数。

治法：滋肾养肝调脂。

方药：一贯煎合杞菊地黄丸加减。枸杞子、生地黄、山药各 15g，麦冬 12g，当归、沙参、山萸肉、黄精、茯苓各 10g，菊花 12g，牡丹皮 5～10g，川楝子 3～6g，泽泻 6～10g。

用法：水煎服，每日 1 剂。

6）肝郁化火

主症：烦躁易怒，面红目赤，头痛头晕，口燥咽干，尿黄便干，舌红苔黄或腻，脉弦数。

治法：清肝泻火调脂。

方药：龙胆泻肝汤加减。龙胆草 3～6g，炒山栀子、木通各 6～10g，黄芩、生地黄各 15g，柴胡、车前子、泽泻、当归、甘草、决明子各 10g。

加减：兼湿者，加茵陈 15g，薏苡仁 15g。

用法：水煎服，每日 1 剂。

7）胃热腑实

主症：形胖体实，大便常秘结，消谷善饥，喜食原味，口渴欲饮，舌红苔黄厚腻，脉弦有力。

治法：通腑泄热。

方药：大承气汤加减。生大黄、厚朴、枳实、生甘草各 10g，芒硝 6g，全瓜蒌10～20g，生地黄、生何首乌各 15g。

用法：水煎服，每日 1 剂。

高脂血症往往虚实夹杂，以上证型常常兼而有之。邪实者，易痰瘀互结，故临床需痰瘀同治。此外有少数患者并无自觉症状，应辨病施治。

（2）验方

1）降脂灵片：含何首乌、泽泻、荷叶、金樱子、山楂、草决明、桑寄生、木香等。每片含生药 1.17g。每次 2 片，每日 3 次，3 个月为 1 个疗程。有降 TG 和 TC 作用。对肝肾阴虚、肝阳偏亢型疗效较好。

2）降脂合剂：何首乌、丹参、茵陈、桑寄生、山楂、草决明各 30g，每日 1 剂，服用1～2 个月，对Ⅱa、Ⅱb、Ⅲ、Ⅳ型高脂蛋白血症均有一定疗效。有腹泻、肠鸣等不良反应。

3）降脂汤：何首乌 15g，枸杞子 10g，草决明 30g，水煎，分 2 次服，疗程 2 个月。降 TC 作用最好，而对降三酰甘油作用不明显。

3. 药物禁忌

（1）阿司匹林

1）忌饭前服用：阿司匹林对胃黏膜有刺激作用，如饭前空腹服用，药物直接与胃黏膜接触，可加重胃肠反应。

2）忌用茶水服用：茶叶中含有鞣酸、咖啡因及茶碱等成分，而咖啡因有促进胃酸分泌的作用，可加重阿司匹林对胃的损害。

3）忌果汁冲服：果汁中的果酸易导致每种药物提前分解或溶化，不利于药物在小肠内的吸收，而大大降低药效，并且阿司匹林对胃有刺激性，而果酸则可加剧本品对胃壁的刺激，甚至可造成胃黏膜出血。

4）忌过食酸性食物：阿司匹林对胃黏膜有直接刺激作用，与酸性食物（醋、酸菜、咸肉、鱼、山楂、杨梅等）同服可增加对胃的刺激。

5）忌饮酒：在应用阿司匹林治疗本病时，不应在用药期间饮酒，否则会引起胃黏膜屏障的损伤，甚至胃出血。

（2）氯贝丁酯：不宜与呋塞米合用。氯贝丁酯与呋塞米合用，可出现尿量明显增加、肌肉僵硬、腹痛、腰部疼痛及全身不适。其机制尚不清，多尿可能由于氯贝丁酯竞争性取代呋塞米而与血浆白蛋白结合，使血浆中游离呋塞米浓度增高所致；肌肉综合征偶见于氯贝丁酯的不良反应，也可能由于利尿后失钾钠所致。两药合用后，氯贝丁酯半衰期由12小时增至36小时，药物在体内蓄积可能是加重不良反应的原因。

（3）非诺贝特：慎与抗凝血药同服。非诺贝特、环丙贝特、苄氯贝特有增强抗凝血药的作用，当与抗凝血药如香豆素及其衍生物、维生素K等药物合用时，抗凝血药的剂量应适当减少，否则易引起出血。

（4）环丙贝特：忌与单胺氧化酶抑制剂及有肝脏毒性的药物同用。单胺氧化酶抑制剂如去甲肾上腺素、帕吉林、麻黄素、胍乙啶、甲基多巴等及有肝脏毒性的药物如哌克昔林，应避免与环丙贝特同用，以免引起或增加环丙贝特的副作用。

（5）烟酸类：慎与神经节阻断药合用。因烟酸类药物能增强神经节阻断药（如美卡拉明、樟磺咪芬等）的降压作用，故二者应避免合用，以防产生体位性低血压。

（6）洛伐他汀

1）忌与免疫抑制剂、吉非贝齐、烟酸合用：洛伐他汀与免疫抑制剂（如环孢素等）、吉非贝齐及烟酸合用可引起肌病。

2）慎与红霉素合用：二者同时应用可能引起肾功能损害。

余参见“动脉粥样硬化”。

九、高血压性心脏病

【概述】

高血压增加阻力血管和大动脉损害的危险性，这些损害导致心血管病的发病率和死亡率上升。由高血压引起的疾病多为动脉粥样硬化性心脏并发症。高血压的心脏并发症不主张用“高血压性心脏病”这一含糊笼统的术语，而分别采用每个并发症的名字，现仍俗称为高血压性心脏病。

1. 病因

引起本病的原因主要是严重的血压升高，原发性高血压和继发性高血压均可出现。饮酒、吸烟、疲劳、精神过度紧张等，均可诱发急进型高血压，而致心脏损害。

2. 临床表现

血压长期升高增加了左心室的负担，左心室因代偿而逐渐肥厚、扩张，形成了高血压性心脏病。最先受影响的是左心室舒张期功能，而收缩功能正常。如测左心室射血分数（EF）、心排出量（CO）、心脏指数（CI）和左心室内径缩短率（SF）常无明显降低，表明心脏收缩功能基本正常。而心脏舒张功能已有异常表现：心室舒张时压力下降速率（dP/dV）降低，压力下降时间常数值（r）增大，舒张早期充盈量降低，高峰充盈率（DFR）下降，高峰充盈时间（TPFR）延长和心房收缩期充盈量增加，压力－容量曲线向左上移位。M型超声心动图检测舒张期二尖瓣活动曲线A峰增高（代表心房代偿性收缩力增强）；应用脉冲多普勒超声心动图检测舒张期二尖瓣跨瓣血液速度常有异常改变，等容舒张期延长。随着高血压性心脏病病情加重，可出现心功能不全的症状，如心悸、夜间阵发性呼吸困难、咳粉红色泡沫样痰，肺底出现水泡音等急性左心衰和肺水肿的征象。心衰反复发作，左心室可产生离心性肥厚、心腔扩大，此时，左心室收缩舒张功能均明显损害，甚至可发生全心衰竭。

3. 辅助检查

（1）常规检查：血常规，尿常规，血肌酐，尿素氮，血钾，血钠，空腹血糖，血脂，心电图。

（2）补充检查：血尿酸，尿培养，胸片及超声心动图。

（3）心功能检查。

（4）寻找继发性高血压的其他检查：测血浆肾素、血管紧张素Ⅱ、醛固酮、皮质类固醇、儿茶酚胺，行主动脉和肾动脉造影、肾及肾动脉及肾上腺超声、CT检查等。

【饮食宜忌】

1. 饮食宜进

（1）饮食原则

1）限制钠盐摄入：健康成人每日钠的需要量相当于0.5g食盐。我国人均食盐的摄入量颇高（平均每日约15g）。为了做好高血压的防治工作，必须广泛宣传低钠饮食的重要性。对于高血压患者或有高血压家族史的个体，尤当提倡。从预防角度，应从儿童乃至婴儿开始，养成少盐、清淡的饮食习惯。

1944年Kemper等采用的米饭－水果饮食（含钠200mg）以及1945年Grollman等改良的此类饮食（含钠500mg，相当于食盐1.3g），对于治疗高血压相当有效，但很难在临床中普遍推广。从实际出发，对大多数高血压患者（无合并心力衰竭者），每日食盐的摄入量控制在2～5g为佳（但对从事高温及重体力劳动者可适当放宽）。在低钠饮食的同时，可适当补充钾盐或摄食一些含钾量较高的食物，这一点在使用利尿剂，特别是当血钾量偏低时尤为重要。但若使用保钾利尿剂（如螺内酯、氨苯蝶啶等）则钾盐摄入不宜过多。此外，对于肾衰竭者，钠盐的限制不宜过严。

2）限制热能摄入：高血压常合并肥胖或超重，而肥胖和高血压两者均可使心脏的工作负荷增加。控制总热能摄入可使体重维持在正常范围之内，对高血压的防治十分重要。每餐的热能都需要限制，因为饱餐之后可使高血压患者的血管舒张调节功能降低，从而引起血压的显著波动。临床观察表明，多数患者的血压常随体重的减轻而下降，即使血压变化不大，其临床症状，如疲乏和呼吸困难等，也可得到显著的改善。

3）适量摄入蛋白质：以往对高血压患者强调低蛋白饮食，但目前认为，除合并慢性肾功能不全者外，一般不必严格限制蛋白质的摄入量。关于蛋白质的来源，近年某些学者认为鱼类蛋白可使高血压及脑卒中的发生率降低，而大豆蛋白虽无降低血压作用，但也能防止脑卒中，这可能与氨基酸的组成有关。因此，高血压患者进食豆类蛋白质颇为适宜。

4）限制食物脂肪：应适当控制食物胆固醇（每日少于300mg）和饱和脂肪酸的摄入，同时增加多不饱和脂肪酸摄入。由于高血压是动脉粥样硬化的主要易患因素之一，故此类饮食也有助于预防缺血性心脏病。

5）可食用的食物：①奶类：脱脂奶。②蔬菜类：各种新鲜蔬菜，如芹菜、西红柿、茄子、菠菜、荠菜、豌豆等。③水果类：各种新鲜水果及果汁，如苹果、山楂、西瓜、桃、香蕉等。④主食类：米饭、馒头、面条等，肥胖者应控制主食量。⑤油脂类：植物油，如色拉油、橄榄油、葵花子油、玉米油等。⑥调味品：糖（不宜过多）、醋、蒜、葱、淀粉、肉桂、五香粉、杏仁露等。

（2）饮食搭配

1）菜花与西红柿：菜花中含较多的维生素C、维生素A、维生素E、核黄素、胡萝卜素等，能清血健身、增强抗毒能力；西红柿能健胃消食，对高血压、高脂血症患者尤为适宜。二者搭配，营养丰富，效能协同，适宜高血压患者食用。

2）大蒜与黄瓜：二者同食能抑制糖类转变为脂肪，降低胆固醇，适宜高血压、肥胖及心脑血管病患者食用。

3）芹菜与西红柿：芹菜有降血压作用，西红柿可健胃消食。二者搭配，营养更丰富均衡，适宜高血压、高脂血症及冠心病患者食用。

4）芹菜与花生：芹菜具有清热平肝、明目降压的作用；花生可止血润肺、和胃降压、调节血脂。二者搭配，可改善心脑血液循环，抗衰老，适宜高血压、高脂血症、动脉硬化患者食用。

（3）药膳食疗方

1）芝麻核桃桑椹糊：芝麻500g，胡桃仁、桑椹（干品）各250g，蜂蜜适量。将芝麻入锅，微火炒至出香，趁热研成细末，备用。核桃仁、桑椹子研末后与芝麻充分混匀，瓶装备用。每次取30g，沸水冲，调成糊状，稍凉后加蜂蜜，调匀后服用。每日1~2次。本品补而不燥，各型高血压患者均适用。

2）苦瓜炖豆腐：鲜苦瓜、豆腐各200g，葱、姜少许，调味品适量。将苦瓜洗净，切成薄片，放在沸水中焯一下，捞出备用。嫩豆腐洗净后切成薄片，放入油锅中稍炸片刻，加适量清汤，入苦瓜片、精盐、葱花、姜末，中火煨煮15分钟，加味精调味。当菜佐餐，随意服食。本品清肝降压，适用于各型高血压患者。

3）苹果芹菜柠檬汁：苹果、芹菜各200g，柠檬汁适量。将苹果洗净，去皮，与洗净的芹菜一起放入果汁机中榨取汁液，再加适量柠檬汁，搅匀即成。本品平肝降压，适用于肝阳型高血压。

4）参三七鹌鹑：鹌鹑1只，参三七粉3g，食盐、味精少许。将鹌鹑去毛及肠杂，洗净切块，同参三七粉同置瓷碗中，加食盐少许，上锅隔水蒸熟，调入味精即成。本品有活血止痛之功效，适用于冠心病易发生心绞痛者。

5）心悸怔忡茶：龙眼肉6枚，莲子、芡实各10g，冰糖适量。加水炖汤，至莲子熟时服食。本品养心安神，适用于冠心病伴心律失常者。

6）人参粥：人参10g，薤白12g，鸡子清1个，粟米50g，先将人参加水用慢火煎汤取汁，然后加粟米煮粥，粥将熟时下鸡子清及薤白，煮熟即可。本品有益气通阳止痛之功效，适用于气虚心绞痛频繁发作者。

2. 饮食禁忌

（1）必须限制食用的食物：①肉类：新鲜的鱼、肉、蛋类。②蔬菜类：含钠量高的蔬菜。③奶类：全脂奶。④调味品；食盐、酱油、味精等。

（2）应避免食用的食物：①奶类：乳酪。②肉类：加盐或腌制品（腊肉、香肠、火腿、肉松、咸鱼、酱鸡、皮蛋、卤味制品等）、加工食品、鱼肉罐头，多脂肪的肉类、鱼类、内脏等，速食食品（炸鸡、汉堡包、牛肉饼等）。③蔬菜类：腌制品（榨菜、酱菜等）、蔬菜罐头（如玉米罐头、草菇罐头等）、罐头蔬菜汁等。④水果类：干果类（蜜饯、脱水水果）、罐头番茄汁、果汁粉等。⑤主食类：咸面包、咸饼干、苏打饼干、椒盐饼干、速食方便面等。⑥油脂类：猪油、奶油等。⑦调味品：蒜、盐、花椒、豆瓣酱、番茄酱、豆豉、味精、芥末等。⑧嗜好品：酒精饮料、烟、浓咖啡、浓茶。⑨其他：矿泉水、鸡精、海苔菜、速食汤、油炸物、爆米花等。

注：食盐与其他含钠盐调味品的粗略换算方法如下：

1 小匙食盐 =5 小匙味精 =2 大匙酱油。每日食用酱油量应折合成食盐，从食盐量中扣除。

【药物宜忌】

1. 西医治疗

（1）降压治疗

1）常用降压药物：见表 3。

表 3　常用降压药

药物	剂量范围 mg/d		
	常用最小剂量	常用最大剂量	用法（次/日）
①利尿剂			
a. 噻嗪类	12.5～25	50	1
氯噻酮、氢氯噻嗪	12.5～25	50	1
吲达帕胺	2.5	5	1
b. 袢利尿剂布美他尼	0.5	2.5	1
呋塞米	20～40	240	1～2
c. 保钾利尿剂			
螺内酯	25	100	2～3
氨苯蝶啶	50	100	1～2
②肾上腺素能阻滞剂			
a. β 受体阻滞剂			
阿替洛尔	25	100	2
美托洛尔	50	150	2
普萘洛尔	40	240	3
b. 作用于中枢的 α 受体阻滞剂			
可乐定	0.1	1.0	3
甲基多巴	250	1500	3
c. 周围作用的肾上腺素能拮抗剂			
胍乙啶	10	100	1～2
利血平	0.1	0.25	1
d. α 受体阻滞剂			
哌唑嗪	1～2	15	3～4
特拉唑嗪	1～2	15	2～3
e. 兼有 α、β 肾上腺素能阻滞剂			
拉贝洛尔	200	1200	2～3

续表

药物	剂量范围 mg/d		
	常用最小剂量	常用最大剂量	用法（次/日）
③血管扩张剂			
肼屈嗪	50	200	3
米诺地尔	2.5	50	3
④血管紧张素转化酶抑制剂			
卡托普利	25～50	150	2～3
贝那普利	2.5～5	30	2
苯那普利	5	80	1～2
西拉普利	2.5	5	1～2
⑤钙拮抗剂			
硝苯地平	30	120	3～4
尼群地平	5	20	2～3
维拉帕米（异搏定）	120	360	3
地尔硫䓬	60	240	3
氨氯地平	2.5	10	1
非洛地平	5	20	1

2）根据血浆肾素水平的治疗方法：①高肾素型高血压：一般首选药物为 β 受体阻滞剂，该药有一定抑制肾素分泌作用。常选用阿替洛尔 12.5～25mg，2 次/日，或美托洛尔 25～50mg，2 次/日，或其他选择性和疗效更强的长效 β_1 受体阻滞剂，如 Bisonolol、Betaxolol、Celinlolo 等，如 1～2 周后效果不好时要加倍。也可选用普萘洛尔 10～20mg，3 次/日。如果 β 受体阻滞剂治疗无效或有禁忌证，可改用血管紧张素转换酶抑制剂治疗，如卡托普利 12.5～25mg，3 次/日，或依那普利 5～10mg，2 次/日，效果欠佳时剂量可加倍。近年来出现长效制剂如贝那普利、西拉普利等也可考虑选用。②低肾素型高血压：首选药物是利尿剂，如氢氯噻嗪 25～50mg，1 次/日，或氯噻酮 25mg，1 次/日。如用药 1～2 周后血压下降不满意，可选用钙拮抗剂，常用尼群地平 10～20mg，2～3 次/日；缓释硝苯地平 30～60mg，1 次/日。其他供选用的还有地尔硫䓬酸 30～60mg，3 次/日，及长效制剂如氨氯地平、拉西平地和非洛地平等。③肾素中间型高血压：此类高血压单用抗肾素活性或抗容量负荷药物常难以满意控制血压，治疗上宜二药联合，一般这种方法可使约 85% 的患者血压降到正常。其余治疗无效的（约占 15%）高血压患者，可加用其他一线药物治疗。

（2）控制心力衰竭：参见“心力衰竭”。

2. 中医治疗

（1）辨证治疗

1）肝阳上亢

主症：头痛头胀，或见眩晕，急躁易怒，面红目赤，口干而苦，胸闷心悸。舌红苔黄，脉弦数有力。

治法：平抑肝阳，潜镇安神。

方药：天麻钩藤饮加减。天麻、杜仲、山栀、黄芩、川牛膝、朱茯神各10g，益母草、首乌藤、钩藤各30g，龙骨、牡蛎各15g。

用法：水煎服，每日1剂。

2）痰浊内阻

主症：头晕目眩，耳鸣，心悸烦躁，胸闷胁胀。舌苔白腻，脉弦滑。

治法：化痰除湿，平肝潜阳。

方药：半夏白术天麻汤加减。法半夏、白术、天麻、陈皮、竹茹、枳实、藿香、佩兰、泽泻、滑石各10g，钩藤、茯苓各30g。

用法：水煎服，每日1剂。

3）气滞血瘀

主症：头晕头痛，痛如针刺，胸闷钝痛。唇舌青紫，或舌有瘀点、瘀斑，脉涩或迟。

治法：活血化瘀，通窍宁神。

方药：通窍活血汤加减。川芎、桃仁、红花、老葱、赤芍、当归、枳壳各10g，丹参、益母草各30g，麝香0.3g，茯神15g。

用法：水煎服，每日1剂。

4）水湿泛滥

主症：下肢或全身水肿，按之没指，头晕目眩，呼吸急促，喘促不安，心悸不寐，难以平卧，发绀。舌苔白滑，脉弦缓而紧。

治法：健脾泻肺利水，通阳化气宁心。

方药：五苓散、葶苈大枣泻肺汤加减。猪苓、泽泻、焦白术、桂枝、葶苈子、汉防己各10g，黄芪、茯苓、大腹皮、益母草各30g。

用法：水煎服，每日1剂。

5）心肾阳衰

主症：头晕目眩，心悸气短，畏寒肢冷，尿少水肿，面色青紫，精神不振，舌质紫暗，苔白，脉沉弱或结代。

治法：温阳益气，活血利水。

方药：真武汤、五苓散、桃红四物汤加减。人参或晒参6g（另煎），炮附子、焦白术、生姜、桂枝、泽泻、桃仁、红花、郁金、泽兰各10g，丹参、益母草各30g，赤芍20g，连皮茯苓60g。

用法：水煎服，每日1剂。

6）心肝阴虚

主症：心悸健忘，失眠多梦，眩晕耳鸣，两目干涩，颧红盗汗，五心烦热。舌红少津，苔薄黄，脉细数。

治法：养肝平肝，滋阴安神。

方药：建瓴汤、酸枣仁汤加减。生地黄、生杭芍、柏子仁、生怀山药、酸枣仁、知母各12g，生龙骨、生牡蛎各18g，菊花、天麻各10g，钩藤30g。

用法：水煎服，每日1剂。

（2）验方

1）汉防己甲素：其降压作用迅速而可靠，可直接扩张周围血管，且对血管运动中枢、交感神经中枢有轻度抑制作用。多采用静脉注射给药，每次120mg，每日2次；片剂为20mg/片，每日3次，每次60～120mg。可广泛用于高血压危象、高血压心力衰竭和脑血管急症患者。

2）八厘麻毒素：有降压和减慢心率的作用，对窦性心动过速、阵发性室上性心动过速、房颤有较好疗效。与硝普钠相比，降压作用强，速效可靠。用量为1mg加入10%葡萄糖液200mL中静脉滴注，以每分钟20～30μg速度滴注。

3. 药物禁忌

（1）可乐定

1）育亨宾：可完全阻断可乐定促进心钠素释放作用，并拮抗可乐定调节眼压作用，抑制胃肠推进运动作用以及降压作用。

2）纳洛酮：可部分阻断可乐定促进心钠素释放作用，并拮抗眼压调节作用。

3）三环抗抑郁药：可减弱可乐定降压作用。

4）噻嗪类利尿药：与可乐定联用可增强降压效果，消除水钠潴留，减少用量。

5）β受体阻滞剂：可增强可乐定降压作用，导致低血压和心动过缓。普萘洛尔可控制可乐定“撤除症状”。索他洛尔（心得怡）与可乐定有拮抗作用。可乐定与普萘洛尔大剂量联用可发生噩梦和幻想。

6）哌唑嗪：与可乐定联用可增强抗高血压疗效；但有人认为可使可乐定降压效果降低。

7）芬太尼：麻醉前应用可乐定能明显减少术中芬太尼的用量。

8）氯胺酮：可乐定可增强氯胺酮的麻醉作用，减轻其不良反应。

9）洋地黄类：可乐定可增强洋地黄类的房室阻滞作用。

10）乙醇，巴比妥类，抗精神病药，抗组胺药：与可乐定联用，中枢神经系统抑制作用增强。

11）口服避孕药：可增强可乐定镇静作用。

12）钙通道阻滞剂：与可乐定有较小的降压相加作用。

13）阿司匹林，氟诺洛芬，荷包牡丹碱：可拮抗可乐定的调节眼压作用。

14）左旋多巴：可乐定可对抗其抗震颤麻痹作用。

15）补气养阴中药（人参、麦冬、五味子、元胡、枳壳等）：与可乐定联用治疗阿片戒断症状有良好协同作用，优于单用可乐定。对可乐定所致低血压、心率缓慢等副作用也有改善作用。

16）普鲁卡因：可乐定作为麻醉前用药，可以有效地抑制静脉普鲁卡因复合麻醉下手术患者的应激反应。

17）麻黄碱：可乐定可增强麻黄碱的升压效应。

18）异氟醚：可乐定可降低异氟醚控制性低血压期间呼气末浓度和血糖水平。

19）硝普钠：术前口服可乐定可以加强硝普钠控制性降压效果，减少其并发症。

20）吗啡，苯哌利定：与可乐定的镇痛作用可相互加强。

（2）哌唑嗪

1）交感神经元抑制剂（利血平、甲基多巴、可乐定等）：与哌唑嗪联用可提高降压效果。

2）钙通道阻滞剂：已应用哌唑嗪患者，加用钙通道阻滞剂可发生血压急剧下降。

3）强心苷：哌唑嗪可致地高辛血药浓度迅速升高。

4）β受体阻滞剂，利尿药：与哌唑嗪联用易发生症状性、体位性低血压；但两药联用可以提高降压效果，可防止哌唑嗪所致心悸。

5）吲哚美辛：抑制前列腺素合成，可减弱哌唑嗪降压作用。

6）对实验诊断的干扰：哌唑嗪干扰肾素分泌，可使对肾素－血管紧张素－醛固酮系统的活性测定结果的正确解释发生困难。

（3）利血平

1）川芎：与利血平有协同性降压作用。

2）灵芝：可加强利血平、氯丙嗪的中枢镇静作用，拮抗苯丙胺的中枢兴奋作用。

3）五味子：可增强利血平对中枢神经系统的抑制作用。

4）两面针：利血平可拮抗两面针的镇痛作用。

5）含鞣质中药（四季青等）：可与利血平生物碱形成难溶性鞣酸盐沉淀，减少吸收，降低生物利用度。

6）有机酸类中药及其制剂（山楂、乌梅、女贞子、山茱萸、木瓜、白芍、金银花、枳实、青陈皮，山楂丸、五味子丸、保和丸等）：可酸化尿使利血平（弱碱性）吸收减少，而排泄增加，联用时降低药效。

7）甘草：可与利血平发生中和反应产生沉淀，减少吸收，降低药效。

8）麻黄及其制剂：可竞争性阻断利血平在交感神经末梢的吸收，两药联用减低降压作用。

9）炭类中药：可吸附利血平，降低其生物利用度。

10）乙醇，药酒：与利血平均有扩张血管作用，联用时可增强降压作用和不良反应。

11）福寿草片：与利血平联用易发生心律失常。

12）高脂肪食物，食盐：可使血压升高，影响利血平的降压效果。

13）安眠酮：与利血平联用可增强降压作用，亦加强中枢抑制作用。

14）三环抗抑郁药：应用三环抗抑郁剂无效时加用利血平偶可奏效，利血平的降血压作用可被丙咪嗪所增强。

15）奎尼丁：与利血平、胍乙啶、甲基多巴等降压药联用时心脏抑制作用增强，易出现心律失常。

16）箭毒，局麻药：可拮抗利血平的降压作用。

17）利尿剂：与利血平有协同作用，可以增强降压效应。

18）普萘洛尔：与利血平联用可增强降压作用，β 受体阻滞剂与利血平联用可致心动过缓。

19）甲基多巴：与利血平有协同作用，联用可增强降压效应。但甲基多巴只能在利血平后使用，否则可能出现严重不良反应。

20）全身麻醉：手术前 2 周须停用利血平药物，否则手术中可能出现低血压反应。

21）美加明等交感神经阻滞剂：与利血平联用各药应减量 50%，以免出现严重不良反应。

22）恢压敏、苯丙胺或间羟胺等胺类药物：对于利血平控制下的患者无明显升压作用，去甲肾上腺素及去氧肾上腺素与利血平联用可引起严重的高血压。

23）直接拟交感神经作用药物甲氧胺等：与利血平联用时可略降低剂量（敏感性增高）。

24）肼屈嗪：与利血平有协同作用，联用时可减少利血平的用量和副作用。

25）胍乙啶：与利血平联用增加体位性低血压、心动过缓和精神抑郁等不良反应。

26）吩噻嗪类：氯丙嗪和利血平均可引起锥体外系症状，联用时类似震颤麻痹的锥体外系症状更易发生，并有协同的降压作用。

27）弱安定药地西泮等：可与利血平减量联用。

28）利血平干扰尿中 17 - 羟及 17 - 酮的测定，可致假性低值。可使尿中儿茶酚胺、3 - 甲氧 4 - 羟扁桃酸（VMA）及 5 - 羟基吲哚乙酸（5 - HIAA）轻度增高及减少，但常无临床意义。

（4）二氮嗪（降压嗪，氯甲苯噻嗪）

1）苯妥英钠：二氮嗪增加苯妥英钠的代谢和清除率，可使血清苯妥英钠浓度明显下降。两药联用时需要增加苯妥英钠剂量才能维持对癫痫的控制，但在停用二氮嗪时要及时减少苯妥英钠剂量。苯妥英钠可缩短二氮嗪的半衰期，其临床意义尚不清楚。

2）降血糖药和降压药：二氮嗪具有降血压和升血糖效应，与任何增强或拮抗这两种作用的药物（抗高血压药、噻嗪类利尿剂、升血糖或降血糖药）联用时，必须监控其综合效应。在给予肼屈嗪前或后，给予二氮嗪可出现严重低血压，有时可致命；二氮嗪与其他具有升血糖活性的药物（如噻嗪类、氯丙嗪）联用时，可出现血糖过高。

3）利尿剂：可加强二氮嗪的高尿酸血症或高血糖作用。

4）普萘洛尔：可阻滞二氮嗪所致的肾素分泌，两药联用可减轻颜面潮红和心悸。

5）香豆素类抗凝药：二氮嗪可从血清白蛋白置换香豆素类抗凝药，增强抗凝作用。两药联用时应减少抗凝药剂量。

6）氯美噻唑：据报道，产妇静脉注射二氮嗪和氯美噻唑，所生婴儿出现张力减低、通气减少或呼吸停止。

7）对实验室诊断的干扰：此药可致高尿酸血症及高血糖症，使对它们的代谢情况难以判断。此药使肾素分泌增多及 IgG 浓度升高，而使皮质激素分泌减少。

（5）肼屈嗪（肼苯达嗪，肼肽嗪）

1）苯丙胺：可对抗肼屈嗪的降压作用。

2）全身麻醉药：可加强肼屈嗪的降压产生严重的低血压，故应慎用。

3）其他降压药（利血平，胍乙啶等）：与肼屈嗪联用可增强降压作用，避免某些副作用，可以减量联用。

4）二氮嗪：与肼屈嗪的作用机制相似，联用时可引起严重低血压、脑血管意外、心力衰竭等，故应慎用并控制用量。

5）β受体阻滞剂：可对抗肼屈嗪引起的心动过速，并能产生协同的降压效果，联用时可相应减量。

6）利尿剂：可以消除水钠潴留，增加降压效果，并可减少肼屈嗪用量。

7）抗心律失常药（普鲁卡因胺、丙吡胺、奎尼丁），其他降压药（二氮嗪、肾上腺素能阻滞剂）：可明显增强肼屈嗪的降压作用。神经抑制药及治疗精神病药物也可加强肼屈嗪的降压作用。肼屈嗪也可明显增加口服普萘洛尔的生物利用度。

8）复方氯化钠溶液：盐酸肼屈嗪不可配伍复方氯化钠溶液。

9）不可配伍药物：氨茶碱，氨苄西林，依地酸二钠钙，氯噻嗪，依他尼酸，氢化可的松，美芬丁胺，苯巴比妥钠，磺胺嘧啶钠。

（6）胍乙啶

1）阿米替林：可拮抗胍乙啶的抗高血压作用。加用阿米替林5日后胍乙啶的降压作用消失，停用阿米替林18日后，胍乙啶才重现降压作用。

2）吩噻嗪类，抗组胺药：可阻滞胍乙啶的降压作用。

3）拟交感神经胺类（包括含麻黄碱的各种中西药物）：可以抵消胍乙啶降压作用，使血压升高。

4）乙醇：饮酒和剧烈运动均可加重胍乙啶体位性低血压反应。

5）单胺氧化酶抑制药（包括帕吉林）：可使服用胍乙啶者发生高血压和中枢兴奋反应。

6）洋地黄：与胍乙啶联用可加重心动过缓。

7）苯丙胺，右苯丙胺，哌甲酯，甲基苯丙胺：均可拮抗胍乙啶降压作用。

8）肾上腺素，去甲肾上腺素，麻黄碱：服用胍乙啶者对这些药物敏感度增高，联用时可发生异常升压反应。

9）普萘洛尔：与胍乙啶有协同性抑制心肌作用，联用时两药均应减量。

10）三环抗抑郁药：可阻断胍乙啶降压作用。服用小于1日量的地昔帕明可消除以后1周内服用胍乙啶的降压效应。

11）全身麻醉：胍乙啶可增加麻醉期血管性虚脱，最好在麻醉前2周停用胍乙啶。

12）利血平：与胍乙啶联用可增强降压作用。

13）噻嗪类利尿药：可提高胍乙啶降压效应和减轻水肿反应，联用时应随利尿药用量增加而相应减少胍乙啶用量。

14）氟哌啶醇：可减低胍乙啶的降压作用。

15）左旋多巴：可使胍乙啶减量应用。

16）对实验室检查结果的干扰：主要是减少尿中的3－甲氧4－羟扁桃酸（VMA）含量。偶可见有血糖减低。

（7）帕吉林（优降宁，巴吉林）

1）甲基多巴，麻黄碱，苯丙胺，间羟胺：与帕吉林联用可发生高血压危象。

2）镇静药，抗组胺药，三环抗抑郁药，麻醉药，去甲肾上腺素，胍乙啶：均不宜与帕吉林联用。

3）含酪胺食物（鸡肝、奶酪、红葡萄酒、啤酒等）：可使服用帕吉林及停药不足2周的患者发生高血压危象等酪胺中毒反应。饮酒可发生心跳、皮肤潮红等不良反应。

4）元胡：帕吉林可消除或逆转元胡的作用。

5）葛根：其效应类似普萘洛尔，与利血平、帕吉林等降压药有协同性效应。

6）麻黄及其中成药（止咳定喘膏、防风通圣散、麻杏石甘汤等）：可影响降压片、帕吉林等的降压效果，并增加不良反应。

（8）硝普钠

1）酸性药物：硝普钠遇光或在酸性介质中，可分解成亚铁离子呈现黑棕色或蓝色，不可应用。

2）其他抗高血压药：硝普钠控制血压后，可逐渐过渡到应用其他口服降压药，但不可骤然停药。与可乐定或甲基多巴联用尤易发生急剧血压下降。

3）异丙肾上腺素：与硝普钠联用对气管平滑肌松弛有协同作用。

4）硝普钠溶液中不得以任何方式与任何药物混合。

（9）甲基多巴（甲多巴）

1）三环抗抑郁药：不宜与甲基多巴、阿米替林、乙醇或地西泮等联用，曾有发生昏迷的报告。甲基多巴不受三环抗抑郁剂的影响，联用时仍可保持其降压作用。

2）左旋多巴：此药在体内转化为多巴胺，进一步可转变为去甲肾上腺素，在周围产生升压作用，在中枢产生降压作用，故甲基多巴与之联用有时可能产生升压效应，有时则表现为降压效应，但以降压反应为多见。甲基多巴可拮抗左旋多巴的治疗作用。

3）麻醉用药：手术前用过甲基多巴的患者，麻醉期间可能发生代偿性低血压。

4）单胺氧化酶抑制剂（帕吉林等）：联用可致高血压危象（参见“帕吉林”项下）。

5）其他降压药：联用时，除噻嗪类利尿药可继续应用外，以前应用的各种降压药均应减量或停药，而将甲基多巴用量逐渐增加。甲基多巴可使心率减慢，故不宜与帕吉林、利血平联用，以免产生不良反应（参见“利血平”）。

6）间羟胺，美芬丁胺：甲基多巴可轻度增强间羟胺和美芬丁胺的作用。

7）噻嗪类利尿药：联用可增强降压效能，并可消除长期应用甲基多巴所致的钠潴留及血容量增加等不良影响。

8）安定剂、肌肉松弛剂或巴比妥类药物：联用时可增强它们对呼吸和循环的影响。

9）双硫醒：可降低甲基多巴的抗高血压作用。

10）氟哌啶醇，锂盐：与甲基多巴联用，可使前两药的中毒发生率增高。

11）铁盐：可减弱甲基多巴的抗高血压效应。

12）酚苄明：与甲基多巴联用，个别报道发生尿失禁。

13）对实验室诊断的干扰：甲基多巴可致 Coombs 试验阳性，则难以进行交叉配血，并使尿中儿茶酚胺增多。用药患者的尿胆色素原试验（Watson－Schwartz 法）呈强阳性颜色反应。

（10）卡托普利（甲巯丙脯酸，开搏通，刻甫定）

1）噻嗪类及袢利尿剂：与卡托普利联用降低血管阻力，增加尿钠排泄，降压作用增强，能引起危险性血压降低。

2）保钾利尿剂：理论上认为，与卡托普利联用可加重钾潴留，实际上在肾功能正常者极少引起高钾血症。联用对需要补钾或接受地高辛治疗者有益。但是，卡托普利合用螺内酯或氨苯蝶啶可致严重高血钾，甚至引起高血钾猝死。

3）β 受体阻滞剂：与卡托普利联用可起到相加的降压作用，并可降低心率。

4）地高辛：与卡托普利联用纠正心力衰竭效果优于单一用药；但卡托普利可增加地高辛清除率 35%，使其血药浓度降低 19%。也有相反结果的报道。两药联用时应监测地高辛血药浓度。

5）阿司匹林：可减弱卡托普利降压作用。

6）依那普利（丙酯丙脯酸）：为强效血管紧张素转换酶抑制剂，比卡托普利强 10 倍，作用持久。依那普利与卡托普利联用，减少醛固酮的生成量，可能出现血清钾明显升高，肾衰竭者更易发生，需慎重。

7）别嘌醇：与卡托普利联用治疗痛风，从药理上分析较合理，但可出现阿－斯综合征或 Stevens－Johnson 综合征。

8）吲哚美辛：可能减低甚至消除卡托普利的抗高血压疗效；布洛芬（Ibuprofen）和阿司匹林等非甾体抗炎药也有类似的相互作用。机制：抑制前列腺素的生物合成，拮抗卡托普利的血管扩张作用。

9）硫唑嘌呤：与卡托普利联用可引起白细胞减少。机制：两药均可抑制骨髓，引起白细胞减少，联用时这种作用可能相加。

10）抗酸药：含氢氧化铝、碳酸镁或氢氧化镁的抗酸药可降低卡托普利的生物利用度约 1/3。

11）西咪替丁：与卡托普利联用可出现末梢神经系统病变。

12）丙磺舒：与卡托普利联用可提高对心力衰竭患者的血流动力学效应。

13）多巴胺：与卡托普利联用可消除心动过速，并可减少多巴胺用量。

14）抗高血压药：可乐定换成卡托普利时，后者的降压效应延迟。卡托普利与硝普钠、米诺地尔的降压作用可相加，联用时应减量，以防血压过低。

15）氯化钾：与卡托普利联用可致急性肾衰竭、高钾血症及心脏骤停。处理：停药。静脉注射呋塞米、葡萄糖酸钙、碳酸氢钠。两药不宜同时使用。

（11）噻吗洛尔：不宜与其他 β 受体阻滞剂合用。噻吗洛尔与其他 β 受体阻滞剂（如普萘洛尔等）有协同作用，故不宜合用。

（12）柳胺苄心定：不宜与利尿药合用。因两者并用易引起体位性低血压。

（13）贝那普利：不宜与保钾利尿药或补钾药合用。贝那普利与保钾利尿药（如螺内酯等）或补钾药（氯化钾）合用，易导致高钾血症。

（14）曲帕胺：不宜与巴比妥类及生物碱类麻醉药合用，因合用易引起体位性低血压。

（15）氨苯甲噻二嗪：不宜与噻嗪类利尿药合用。氨苯甲噻二嗪与噻嗪类利尿药（如氢氯噻嗪）合用，可使氨苯甲噻二嗪的不良反应（高糖血症，高尿酸血症）加剧。

（16）克罗卡林：忌与磺脲类降血糖药合用。克罗卡林与磺脲类降血药（如格列吡嗪等）合用，可引起药物拮抗作用。

（17）吲哚拉明：不宜与单胺氧化酶抑制药合用。服用单胺氧化酶抑制药（如帕吉林）的患者不能再服用吲哚拉明，以免引起或加重不良反应。

（18）喷布洛尔，阿替洛尔：忌与维拉帕米同用。因喷布洛尔、阿替洛尔与钙拮抗剂（维拉帕米）合用，可增加心肌传导阻滞的发生。

（19）阿替洛尔：忌与氨苄西林同用，因氨苄西林可降低阿替洛尔的作用。

（20）慎用具有升压作用的药物：枳实、陈皮、玉竹、生姜等中药有升压作用，在应用中药治疗本病的药物配伍中应慎用。肾上腺素、去甲肾上腺素、多巴胺等具有升压作用的西药则属忌用之品。

（21）忌睡前服降压药：某些高血压患者入睡后心率减慢，血流速度降低，如睡前服降压药物，可使血压降低，血流过缓，导致冠状动脉和脑部供血不足，诱发心绞痛、心肌梗死和脑血栓。

（22）忌用水钠潴留药物：糖皮质激素，如泼尼松、地塞米松、氢化可的松、醛固酮等药物可引起水钠潴留，长期使用可致恶性高血压。

（23）忌过量使用降压药：高血压患者如果血压降得过低，易导致中风发生。所以高血压患者在降血压的同时，应注意改善血管弹性，不能超量服用降压药，以防导致靶器官缺血而诱发他病。

（24）慎用复方制剂：关于复方制剂的问题，越来越多的学者认识到其缺点，认为其在降血压的同时升高了血脂，因此在整体上并不延长寿命。20 世纪 90 年代后，复方降压药物在逐渐被淘汰。所以选用降压药物应尽量避免复方制剂。

（25）忌用损肝肾阴精之品：如附子、肉桂、鹿角、麻黄、细辛等，均属燥热之品，可伤及肝肾阴精，致肝阳上亢，而使血压难以控制。

十、心绞痛

【概述】

心绞痛是指由于冠状动脉粥样硬化狭窄导致冠状动脉供血不足，心肌暂时缺血与缺氧所引起的以心前区疼痛为主要临床表现的一组综合征。

1. 病因

冠心病的病因不十分清楚，一般认为是多因素综合引起的结果。心绞痛的主要病理改变是不同程度的冠状动脉粥样硬化。目前认为，引起冠状动脉粥样硬化的危险因素有血脂代谢紊乱、高血压、糖尿病、吸烟、肥胖、高尿酸血症、高纤维蛋白原血症、遗传因素等。此外，男性、老年、不爱运动者多发。其中前五项在我国发病率高、影响严重，是控制的主要对象。

2. 临床表现

临床上常将心绞痛分为稳定型心绞痛和不稳定型心绞痛两种类型。

（1）稳定型心绞痛：在一段时间内，心绞痛的发病保持相对稳定，均由劳累诱发，发作特点无明显变化，属于稳定劳累性心绞痛。心绞痛以发作性胸痛为主要临床表现，疼痛的部位主要在心前区，有手掌大小范围，界限不很清楚，常放射至左肩、左臂内侧达无名指和小指，有时也可发生颈、咽或下颌部不适。胸痛常为压迫、发闷或紧缩性，也可有烧灼感，但不尖锐，不像针刺或刀扎样痛；发作时，患者往往不自觉地停止原来的活动，直至症状缓解；发作常由体力劳动或情绪激动（如愤怒、焦急、过度兴奋等）所激发，饱食、寒冷、吸烟、心动过速等亦可诱发。典型的心绞痛常在早晨多发，疼痛一般持续 3～5 钟后逐渐缓解，舌下含服硝酸甘油也能在几分钟内使之缓解；可数天或数星期发作 1 次，亦可 1 日内发作多次。

体检常无特殊发现，发作时常见心率增快、血压升高、表情焦虑、皮肤凉或出汗，有时出现第四或第三心音奔马律。

（2）不稳定型心绞痛：包括初发性心绞痛、自发性心绞痛、梗死后心绞痛、变异性心绞痛和劳力恶化性心绞痛。主要的特点是疼痛发作不稳定、持续时间长、自发性发作危险性大，易演变成心肌梗死。不稳定型心绞痛与稳定型心绞痛不同，属于急性冠状动脉综合征，和非 ST 段抬高性心肌梗死的共同表现特点为心前区痛，但是疼痛表现形式多样，发作诱因可有可无，可以劳力性诱发，也可以自发性疼痛。发作时间一般比稳定型心绞痛长，可达到 30 分钟，疼痛部位和放射部位与稳定型心绞痛类似，应用硝酸甘油后多数能缓解。但是也经常有发作不典型者，表现为胸闷、气短、周身乏力、恶心、呕吐等，尤其是老年女性和糖尿病患者。

非 ST 段抬高型心肌梗死的体征经常不明显，缺乏特异性。一般心脏查体可发现心音减弱，有时可以听到第三或第四心音以及心尖部的收缩期杂音，严重者可发现伴随的周身异常改变。

3. 辅助检查

（1）心电学检查：是诊断冠心病最有价值的检查手段。其中，常规 12 导联心电图是发现心肌缺血，诊断心绞痛最方便、最经济的检查方法。

（2）超声心动图：稳定型心绞痛患者的静息超声心动图大部分无异常表现，进行该项检查的主要目的在于评价心脏功能和发现其他类型心脏病，有助于鉴别诊断。

（3）放射性核素检查：这种检查主要有^{201}Tl－心肌显像或兼做负荷试验，在冠状动脉供血不足部位的心肌，可显示灌注缺损。

（4）冠状动脉 CT 检查：这项检查是近几年刚刚广泛用于诊断冠心病的方法，属于无创性，也需要应用对比剂显像。可以直接显示冠状动脉血管壁和腔内的情况，准确性稍差于冠状动脉造影。

（5）冠状动脉造影：目前仍然是诊断冠心病冠脉病变最准确的方法，因为它是有创性检查方法，通常在上述方法不能确诊时或对于诊断明确者需要介入治疗时才进行。

（6）心脏生化标志物的检查：肌钙蛋白 I（cTnI）、肌钙蛋白 T（cTnT）是心肌损伤最敏感和特异的指标，比 CPK－MB 具有更高的特异性敏感性。目前认为，cTnI 或 cTnT 检查超过正常范围提示非 ST 段抬高型心肌梗死，但是要排除继发性的其他原因。

（7）其他检查：包括血脂、血糖、尿酸、肝肾功能、血清离子，高敏感 CRP 有助于对患者的危险因素评估和指导下一步的处理。

【饮食宜忌】

1. 饮食宜进

（1）饮食原则

1）宜高营养饮食：应给予优质高蛋白、充足维生素，多食新鲜水果、蔬菜。

2）应少食多餐：主食宜多样化，适当多吃粗粮、杂粮。小麦（或荞麦）面、粳米、小米、玉米及豆类应调配食用。血糖高者应多食荞麦或豆类食品，大便秘结者宜多食小米粥，心绞痛患者宜适量食些玉米。

3）宜饮用温开水：不少冠心病患者在夜间或清晨突然出现心肌梗死和脑血栓，严重者将失去抢救机会。如果夜间和清晨注意喝 3 次（杯）温开水，能及时补充体内水分，降低血液黏稠度，加快血液流速，防止或减少冠心病发作。第一次水在临睡前半小时喝，第二次水在深夜醒来时喝，第三次水在清晨起床后喝。

4）推荐新配方食物：最近，美国国家公共卫生和环境保护研究所提出一个有益于心脏的饮食新配方：每人每日至少吃 1 个苹果，喝 4 杯清茶水和 1 盘炒洋葱（不需饮牛奶），对心脏具有明显的保护作用，可以降低 50% 以上心脏病的患病率。原因是这些食物富含黄酮类素，能抑制脂质在血管壁上沉积，并消除自由基对血管壁的损伤。

5）宜食葱：葱能防止血栓形成，减少胆固醇在血管壁上的积蓄。临床发现，人在吃了油脂性食物2小时后再吃葱，能使血液中的胆固醇降下来。血液中如果存在过量的纤维蛋白原，会使血液在血管中逐渐凝结，引起血栓。葱能破坏纤维蛋白原，防止血栓形成。因此，冠心病患者宜常吃葱。

6）宜食鱼油：生活在格陵兰岛的因纽特人几乎是以鱼为主食，他们的心血管病患病率远低于其他地区。经研究认为，是鱼油类的物质在起作用。临床观察到，给冠心病患者服用鱼油，每日2小匙，防治冠心病的效果十分显著。鱼油中还含有大量的多烯脂肪酸，这种脂肪酸与一般动物油和植物油中的脂肪酸不一样，它的碳链更长，且有更多的双链。食用鱼油比食用植物油的降血脂作用更强。

7）宜饮硬水：水的软硬度是根据水中所含的镁和钙的浓度而划分的，水中的钙和镁含量越高，水的硬度就越大，饮软水易患心脏病。因此，冠心病患者宜饮用天然含无机盐水（矿泉水更好）。

（2）饮食搭配

1）茄子与黄酒、蛇肉：三者搭配，有凉血祛风、消肿止痛的功效。对高血压、动脉粥样硬化、冠心病、心绞痛、心源性水肿、风湿性关节炎有辅助治疗作用。

2）花生与红葡萄酒：红葡萄酒中含有阿司匹林等成分，有防血栓功效，二者搭配，对冠心病、心绞痛、脑梗死、动脉硬化有良好的辅助治疗作用。

3）莴苣与蒜苗：莴苣有利五脏、开胸膈、通经脉、强筋骨、洁齿、明目、清热解毒等功效，蒜苗有杀菌解毒、降血脂作用，二者搭配，适宜于心绞痛、高脂血症、高血压及冠心病等患者食用。

（3）药膳食疗方

1）浸发海带250g，香油、白糖、精盐适量。海带洗净，煮透，捞出，沥干后切丝。锅中放入香油，烧至七成热时加入海带丝，煸炒后焙炸，至海带丝变松脆时捞出。加白糖、精盐拌匀。时时服食。有预防和辅助治疗冠心病之效。消瘦者不宜多食。

2）海参50g，大枣10枚，冰糖适量。海参炖烂后，加大枣、冰糖再炖20分钟。每天早餐前服食，时时服食。适于气阴两虚见气短乏力、耳鸣头昏、失眠多梦、心前区时痛等症状之冠心病患者。苔腻、痰多、身重、肢肿，属痰湿痹阻型者不宜食用。

3）山楂50g，白扁豆50g，韭菜50g，红糖50g。先煎山楂、扁豆，将酥时加入韭菜，数沸后捞去韭菜，加糖调味。每日分2次服食，连食数日。适于心前区闷痛、头昏、恶心、纳呆、腹胀等痰湿痹阻型冠心病患者。神疲乏力、耳鸣头昏、舌红苔净属气阴两虚者不宜服食。

4）羊心1个，红花6g，食盐少许。羊心、红花加水浸一昼夜，捞出羊心，涂上食盐，炙熟服食。每日1剂，连食3~5日。适于心胸刺痛、胸闷气短、舌质暗滞等气滞血瘀型冠心病患者。神疲乏力、眩晕心悸、失眠多梦属气血两虚者不宜多食。

5）猪胆汁200g，绿豆粉200g，红糖适量。猪胆汁拌绿豆粉，烘干，再研细末。每日2次，每次6g，加适量糖开水冲服，连续服完为1个疗程。适于胸闷、心悸、头晕、头痛、急躁易怒等阴虚阳亢型冠心病患者。形寒肢冷、口淡、苔腻，属阳虚或痰湿者不宜服用。

6）鲜鱼腥草根茎适量。洗净，每次 1～2 寸于口中生嚼，每日 3 次，连食数日。可缓解冠心病心绞痛。

2. 饮食禁忌

（1）忌过量饮食：饱餐后，胃的体积骤增可使横膈的活动受限，影响肺的呼吸功能和心脏的收缩功能，同时可刺激迷走神经兴奋，抑制窦房结起搏，从而减慢心率，增加心脏猝死的几率。

（2）忌食脂肪餐：大量、长期食用高脂食物，如油条、肥肉等，可导致冠状动脉粥样硬化、冠状动脉管腔变窄、心肌缺血缺氧，从而诱发或加重本病。

（3）忌饮酒：大量资料表明，长期酗酒者也是冠心病的高危人群。酒中乙醇等成分进入血液，可使心跳加快，血压升高，冠状动脉痉挛，心肌耗氧量增加，加重病情。

（4）忌食辛辣刺激性食物：包括辣椒、生姜、大葱、大蒜、蜀椒等，这些食物性味辛温燥烈，食用后经吸收进入血液，可使心搏加快，加重心肌缺血缺氧情况，故心绞痛患者发病时严禁食用。

（5）忌饮鸡汤：鸡汤中的鸡油极易溶于水，属过饱和脂肪酸，饮用过多能增加冠状动脉粥样硬化程度。

（6）忌食富含胆固醇的食物：动物的脑、骨髓、肝脏及其他内脏和蛋黄、少数鱼类（如墨鱼、鱿鱼等）及贝壳类（如蚌、蛙、蟹黄等）、鱼籽均富含胆固醇，经常食用可使血浆中胆固醇升高，引起或加重冠心病。

（7）忌饮浓茶和浓咖啡：浓茶和浓咖啡中所含的大量茶碱和咖啡因可兴奋中枢神经、心血管，从而引起心搏加快、心律失常、兴奋不安，使心肌耗氧量上升，易引起心绞痛。

（8）忌高糖饮食：糖尿病患者最易并发冠心病，说明了血糖的升高与冠心病关系密切。因高糖饮食可使体内三酰甘油的合成增加，引起血脂升高。此外，血糖升高可使血液呈高凝状态，血液流动减慢，引起或加重心肌缺血、缺氧。所以，冠心病患者应忌高糖饮食。

【药物宜忌】

1. 西医治疗

（1）一般治疗：发作时立刻休息，一般患者在停止活动后症状即可消除。平时应尽量避免各种确知足以诱致发作的因素，如过度的体力活动、情绪激动、饱餐等。冬天注意保暖。调节饮食，尤其一次进食不宜过饱，避免油腻饮食，禁绝烟酒。调整日常生活与工作量，减轻精神负担，保持适当的体力活动，以不致发生疼痛症状为度。处理诱发或恶化心绞痛的伴随疾病，治疗高血压、糖尿病、血脂紊乱等，减少冠状动脉粥样硬化危险因素。

（2）药物治疗

1）改善预后的药物

①阿司匹林：阿司匹林的最佳剂量范围为 75～150mg/d，1 次口服。

②氯吡格雷：常用维持剂量为75mg/d，1 次口服。

③β 受体阻滞剂：最近公布的多种 β 受体阻滞剂对死亡率影响的荟萃分析显示，心肌梗死后患者长期接受 β 受体阻滞剂二级预防治疗，可降低相对死亡率 24%。具有内在拟交感活性的 β 受体阻滞剂心脏保护作用较差。要指出的是，目前被广泛应用的 β 受体阻滞剂阿替洛尔，尚无明确证据表明能影响患者的死亡率。常用 β 受体阻滞剂剂量见表 4。

表 4　常用 β 受体阻滞剂

药品名称	常用剂量	服药方法	选择性
普萘洛尔	10 ~ 20mg	每日 2 ~ 3 次，口服	非选择性
美托洛尔	25 ~ 100mg	每日 2 次，口服	$β_1$ 选择性
美托洛尔缓释片	50 ~ 100mg	每日 1 次，口服	$β_1$ 选择性
阿替洛尔	25 ~ 50mg	每日 2 次，口服	$β_1$ 选择性
比索洛尔	5 ~ 10mg	每日 1 次，口服	$β_1$ 选择性
阿罗洛尔	5 ~ 10mg	每日 2 次，口服	α、β 选择性

④调脂治疗：临床常用的他汀类药物剂量见表 5。

表 5　临床常用他汀类药物

药品名称	常用剂量	服用方法
洛伐他汀	25 ~ 40mg	晚上 1 次，口服
辛伐他汀	20 ~ 40mg	晚上 1 次，口服
阿托伐他汀	10 ~ 20mg	每日 1 次，口服
普伐他汀	20 ~ 40mg	晚上 1 次，口服
氟伐他汀	40 ~ 80mg	晚上 1 次，口服
舒瑞伐他汀	5 ~ 10mg	晚上 1 次，口服
血脂康	600mg	每日 2 次，口服

⑤血管紧张素转换酶抑制剂（ACEI）：临床常用的 ACEI 剂量见表 6。

表 6　临床常用的 ACEI 药物

药品名称	常用剂量	服药方法	分类
卡托普利	12. 5 ~ 50mg	每日 3 次，口服	巯基
依那普利	5 ~ 10mg	每日 2 次，口服	羧基
培哚普利	4 ~ 8mg	每日 1 次，口服	羧基
雷米普利	5 ~ 110mg	每日 1 次，口服	羧基
贝那普利	10 ~ 20mg	每日 1 次，口服	羧基
西拉普利	1. 5 ~ 5mg	每日 1 次，口服	羧基
赖诺普利	10 ~ 20mg	每日 1 次，口服	羧基
福辛普利	10 ~ 20mg	每日 1 次，口服	磷酸基

2）减轻症状、改善缺血的药物：减轻症状及改善缺血的药物应与预防心肌梗死和死亡的药物联合使用，其中有一些药物，如β受体阻滞剂同时兼有两方面的作用。目前减轻症状及改善缺血的主要药物包括三类：β受体阻滞剂、硝酸酯类药物和钙拮抗剂。

①β受体阻滞剂：β受体阻滞剂能抑制心脏β肾上腺素能受体，从而减慢心率、减弱心肌收缩力、降低血压，以减少心肌耗氧量，可以减少心绞痛发作和增加运动耐量。用药后要求静息心率降至55～60次/分，严重心绞痛患者如无心动过缓症状，可降至50次/分。

②硝酸酯类：硝酸酯类药为内皮依赖性血管扩张剂，能减少心肌需氧和改善心肌灌注，从而改善心绞痛症状。临床常用硝酸酯类药物剂量见表7。

表7　常用硝酸酯类药物

药物名称	使用方法/剂型	剂量	用法
硝酸甘油	舌下含服	0.5～0.6mg	一般连用不超过3次，每次相隔5分钟
二硝酸异山梨酯	喷雾剂	5mg	15分钟内不超过1.2mg
	普通片	10～30mg	每日3～4次，口服
	缓释片或胶囊	20～40mg	每日1～2次，口服
单硝酸异山梨酯	普通片	20mg	每日2次，口服
	缓释片或胶囊	40～60mg	每日1次，口服

③钙拮抗剂：早期小规模临床研究，如IMAGE、APSIS、TIBBS和TI-BET等比较了β受体阻滞剂与钙拮抗剂在缓解心绞痛或增加运动耐量方面的疗效，但结果缺乏一致性。比较两者疗效的荟萃分析显示，在缓解心绞痛症状方面β受体阻滞剂比钙拮抗剂更有效；而在改善运动耐量和改善心肌缺血方面β受体阻滞剂和钙拮抗剂相当。二氢吡啶类和非二氢吡啶类钙拮抗剂同样有效，非二氢吡啶类钙拮抗剂的负性肌力效应较强。

钙拮抗剂通过改善冠状动脉血流和减少心肌耗氧起缓解心绞痛作用，对变异性心绞痛或以冠状动脉痉挛为主的心绞痛，钙拮抗剂是一线药物。临床常见钙拮抗剂剂量见表8。

表8　临床常用钙拮抗剂药物

药品名称	常用剂量	服用方法
硝苯地平控释片	30～60mg	每日1次，口服
氨氯地平	5～10mg	每日1次，口服
非洛地平	5～10mg	每日1次，口服
尼卡地平	40mg	每日2次，口服
贝尼地平	2～8mg	每日1次，口服
地尔硫䓬普通片	30～90mg	每日3次，口服
地尔硫䓬缓释片或胶囊	90～180mg	每日1次，口服
维拉帕米普通片	30～40mg	每日3次，口服
维拉帕米缓释片	120～240mg	每日1次，口服

④其他治疗药物：a. 代谢性药物：曲美他嗪（trimetazidine）通过调节心肌能源底物，抑制脂肪酸氧化，优化心肌能量代谢，能改善心肌缺血及左心功能，缓解心绞痛。可与β受体阻滞剂等抗心肌缺血药物联用。常用剂量为60mg/d，分3次口服。b. 尼可地尔：尼可地尔（nicorandil）是一种钾通道开放剂，与硝酸酯类制剂具有相似药理特性，对稳定型心绞痛治疗可能有效。常用剂量为6mg/d，分3次口服。

（3）非药物治疗

1）血管重建治疗：慢性稳定型心绞痛的血管重建治疗，主要包括经皮冠状动脉介入治疗（PCI）和冠状动脉旁路移植术（CABG）等。对于慢性稳定型心绞痛的患者，PCI和CABG是常用的治疗方法。

2）顽固性心绞痛的非药物治疗：①外科激光血运重建术；②增强型体外反搏；③脊髓电刺激。

2. 中医治疗

辨证治疗：

（1）心血瘀阻

主症：心前区疼痛剧烈，如刺如绞，痛有定处，甚则心痛彻背或痛引肩背，伴胸闷，舌质暗红或紫暗、有瘀斑，苔薄，脉涩。

治法：活血化瘀，通脉止痛。

方药：血府逐瘀汤加减。桃仁、红花、川芎、赤芍、牛膝、柴胡、桔梗、枳壳、当归、生地黄、甘草各10g。

加减：若兼寒者，加细辛3g，桂枝10g等温通散寒之品；兼气滞者，加沉香5g，檀香6g等辛香理气止痛之品；如疼痛剧烈，加乳香5g，没药5g，郁金10g，元胡10g，加强止痛作用。

用法：水煎服，每日1剂。

（2）痰浊内阻

主症：胸闷或胸疼，形体肥胖，痰多气短，遇阴雨天易发作或加重，伴有倦怠乏力，纳呆，便溏，恶心，咳吐痰涎，舌体胖大有齿痕，苔白腻或白滑，脉滑。

治法：通阳泄浊，豁痰止痛。

方药：瓜蒌薤白半夏汤加味。瓜蒌、薤白、半夏、枳实、陈皮、石菖蒲、厚朴、郁金各10g，茯苓12g，砂仁6g。

加减：痰热壅阻者治宜清热化痰、豁闭止痛，用黄连温胆汤加减（黄连、枳壳、郁金各10g，瓜蒌15g，竹茹、茯苓、石菖蒲各12g）；痰瘀互结者，治宜豁痰通络、活血止痛，方选瓜蒌薤白半夏汤合失笑散加减（瓜蒌15g，薤白10g，半夏10g，桃仁、红花、生蒲黄、五灵脂、丹参、降香各10g）。

用法：水煎服，每日1剂。

（3）寒凝心脉

主症：心痛彻背，遇寒加重，得温痛减，形寒肢冷，面色㿠白，舌淡苔白，脉紧或迟。

治法：温经散寒，通络止痛。

方药：当归四逆汤加减。桂枝、白芍、通草、枳实各 10g，细辛 3g，当归 12g，丹参 20g，檀香、甘草各 6g。

用法：水煎服，每日 1 剂。

（4）心气不足

主症：心痛隐隐、时作时止，动则气短喘息，自汗心悸，倦怠无力，少气懒言，面色㿠白，舌淡，舌体胖大有齿痕，苔薄、脉细弱。

治法：益气养心，活血止痛。

方药：生脉散合保元汤加减。人参、五味子、桂枝、甘草各 10g，麦冬、当归各 12g，黄芪、丹参各 20g。

（5）心肾阴虚

主症：胸痛，心悸胸闷，五心烦热，失眠多梦，腰酸耳鸣，口干便秘，盗汗，舌红少苔，苔薄，脉细数。

治法：滋阴清热，活络止痛。

方药：天王补心丹加减。人参 6g，生地黄、桔梗、当归各 10g，麦冬、天冬、玄参、茯苓、远志各 12g，酸枣仁 20g，柏子仁、丹参各 15g。

用法：水煎服，每日 1 剂。

（6）心肾阳虚

主症：胸痛胸闷，心悸不安，神倦怯寒，遇冷胸痛加剧，气短自汗、动则加重，形寒肢冷，面色灰白，舌淡有齿痕，苔白腻或白滑，脉沉细。

治法：壮阳益气，温络止痛。

方药：参附汤加味。人参、白芍、桂枝、牛膝各 10g，制附子（先煎）6g，鹿角霜（冲服）3g，当归、甘草各 12g。

用法：水煎服，每日 1 剂。

3. 药物禁忌

（1）硝酸酯制剂

1）慎与巴比妥类药物同用：巴比妥类药物是肝脏酶诱导剂，能加速肝脏对硝酸酯制剂的代谢，从而使硝酸酯的血药浓度下降，作用减弱。

2）硝酸甘油慎与含乙醇的药酒或配剂同服：因为乙醇和硝酸甘油同服后，可引起血管扩张，出现低血压。常用的药酒和酊剂包括：舒筋活络酒、胡蜂酒、丁公藤风湿酒、远志酊、姜酊、颠茄酊等。

3）硝酸甘油、双嘧达莫慎与肝素合用：临床资料显示，硝酸甘油可抑制肝素的抗凝血作用。已用肝素的患者，如果再用硝酸甘油，应增加肝素剂量，如果停用硝酸甘油，则应减少肝素剂量，否则可导致出血。而肝素与双嘧达莫合用，则有加重出血的倾向。

4）硝酸异山梨酯（异山梨酯）忌与乙醇同用：硝酸异山梨醇酯与乙醇同用常可增加皮疹发生率，甚至发生剥脱性皮炎。

5）服硝酸甘油慎饮酒：因硝酸甘油与酒同服可引起血管扩张，易出现低血压。

（2）双嘧达莫

1）慎饮茶及咖啡：冠心病患者服用双嘧达莫期间，不宜饮茶及咖啡。因为双嘧达莫是通过增强体内腺苷而选择性地扩张冠状动脉血管，而茶叶和咖啡的主要成分为嘌呤类生物碱咖啡因和茶碱，这些成分有对抗腺苷的作用，因而能降低双嘧达莫的作用。

2）不宜与抗凝血药同用：因为双嘧达莫能抑制血小板的黏滞性，若与肝素、双香豆素等抗凝药合用，可引起出血现象。

（3）阿普洛尔：忌与乙醚麻醉药合用。因二者合用可增强对心肌的抑制作用，易引起心律失常等不良反应。

（4）钙通道阻滞剂

1）慎与洋地黄类药物同用：服用维拉帕米、硝苯地平、地尔硫䓬等钙通道阻滞剂的患者，如同时用洋地黄类药物（如地高辛、毛花苷 C 等），很容易发生洋地黄中毒。因钙通道阻滞剂可使洋地黄类药物在体内清除率下降，半衰期延长，从而诱发中毒，出现抑制心肌自律性和传导性的不良反应。所以，必须同时服用洋地黄时，应减少其用量。

2）忌与β受体阻滞剂同用：维拉帕米、硝苯地平、地尔硫䓬等钙通道阻滞剂与β受体阻滞剂合用时，会产生相加的负性传导、负性肌力和负性频率作用，可出现低血压、严重心动过缓、房室传导阻滞，甚至心脏停搏，故禁忌同用。

（5）地尔硫䓬：慎与利血平等降压药合用。地尔硫䓬与利血平等降压药合用，会增加降压作用，加剧心动过缓。

（6）布库洛尔

1）不宜与丙吡胺、普鲁卡因胺合用：因布库洛尔与丙吡胺、普鲁卡因胺合用时可过度抑制心功能。

2）不宜与可乐定合用：因二者合用可增强可乐定停药后的反跳现象。

（7）慎用血管收缩药：冠心病患者血管腔变窄，血流量减少，因此慎用血管收缩药对防止血流减少是很有意义的。肾上腺素类药物，如肾上腺素、去甲肾上腺素、间羟胺、多巴胺等能收缩血管，致心脏缺血，故均当忌用。

（8）忌用补益药物：人参、黄芪、十全大补丸等补益类药物用后易加重胸闷症状，不利于本病的治疗。

十一、急性心肌梗死

急性心肌梗死（AMI）是冠状动脉急性、持续性缺血缺氧所引起的心肌坏死。本病在欧美最常见，美国每年约有150万人发生心肌梗死。中国近年来呈明显上升趋势，每年新发至少50万，现患者至少有200万。

1. 病因

患者多发生在冠状动脉粥样硬化狭窄基础上，由于某些诱因致使冠状动脉粥样斑块破裂，血中的血小板在破裂的斑块表面聚集，形成血块（血栓），突然阻塞冠状动脉管腔，导致心肌缺血坏死；另外，心肌耗氧量剧烈增加或冠状动脉痉挛也可诱发急性心肌梗死，常见的诱因如下：

（1）过劳：过重的体力劳动，尤其是负重登楼、过度体育活动、连续紧张劳累等，都可使心脏负担加重，心肌需氧量突然增加，而冠心病患者的冠状动脉已发生硬化、狭窄，不能充分扩张而造成心肌缺血。剧烈体力负荷也可诱发斑块破裂，导致急性心肌梗死。

（2）激动：由于激动、紧张、愤怒等激烈的情绪变化诱发。

（3）暴饮暴食：不少心肌梗死病例发生于暴饮暴食之后。进食大量含高脂肪、高热量的食物后，血脂浓度突然升高，导致血黏稠度增加、血小板聚集性增高。在冠状动脉狭窄的基础上形成血栓，引起急性心肌梗死。

（4）寒冷刺激：突然的寒冷刺激可能诱发急性心肌梗死。因此，冠心病患者要十分注意防寒保暖，冬、春寒冷季节急性心肌梗死发病较高。

（5）便秘：便秘在老年人中十分常见。临床上，因便秘时用力屏气而导致心肌梗死的老年人并不少见。老年人对此必须引起足够的重视，要经常保持大便通畅。

（6）吸烟、大量饮酒：吸烟和大量饮酒可通过诱发冠状动脉痉挛及心肌耗氧量增加而诱发急性心肌梗死。

2. 临床表现

（1）先兆症状：突然发生剧烈心前区疼痛，时间较以往长，硝酸甘油疗效差。发作时常伴有恶心、呕吐、大汗、心动过缓、急性心功能不全、严重心律失常或血压有较大波动等，都可能是梗死先兆（梗死前心绞痛）。如果进行及时有效的治疗，有可能使部分患者避免发生心肌梗死。

（2）急性心肌梗死发作的典型症状

1）疼痛：常是心肌梗死中最早和最突出的症状。这种疼痛比典型心绞痛严重，常发生于安静或睡眠时。疼痛范围较广，持续时间可长达数小时或更长，休息或含硝酸甘油多不能缓解。患者常烦躁不安，大汗淋漓、恐惧，有濒死感。15%～20%的急性心肌梗死患者可无疼痛症状，称之为无痛性心肌梗死。以老年人多见，常表现为突发的胸闷、气短、腹痛、倦怠和晕厥，或直接以休克状态而送到医院，此类患者多依靠心电图作出诊断。

2）胃肠症状：约1/3有疼痛的患者，在发病早期伴有恶心、呕吐和上腹部胀痛。

3）全身症状：主要是发热，一般在疼痛发生后24～48小时出现，体温一般在38℃左右，持续约1周。

4）心律失常：见于75%～95%的患者，多发于起病1～2周，尤其是在24小时内。以室性心律失常为最多，尤其是室早。如室早频发（每分钟5次以上），成对出现，心电图上表现为多源性室早或表现为R on T现象时，常预示即将发生室性心动过速或心室颤动。各种程度的房室传导阻滞和束支传导阻滞也较多，严重者发生完全性房室传导阻滞，最严重者因室颤或心室停顿而引起心搏骤停。前壁心肌梗死易发生室性心律失常。下壁心肌梗死易发生房室传导阻滞，是供给房室结的右冠状动脉阻塞所致，其阻滞部位多在房室束以上，预后较好。前壁心肌梗死而发生房室传导阻滞时，往往是多个束支同时发生传导阻滞的结果，其阻滞部位在房室束以下处，证明梗死范围广泛，且常伴有休克或心力衰竭，故情况严重，预后较差。

左冠脉病变溶栓治疗再灌注相对多见室性心律失常，如非阵发性室性心动过速、室早、阵发性室性心动过速，严重者出现室扑及室颤等。右冠脉再灌注时则多见窦性心动过缓、房室传导阻滞等。

5）低血压和休克：疼痛期中血压下降常见，可持续数周后再上升，且常不能恢复以往的水平，未必是休克。如疼痛缓解而收缩压低于80mmHg，患者烦躁不安、面色㿠白，皮肤湿冷、脉细而快、大汗淋漓、尿量减少（<20mL/h）、神志迟钝，甚至昏厥者则为休克的表现。休克多在起病后数小时至1周内发生，见于20%的患者。主要因心肌广泛（40%以上）坏死、心排血量急剧下降所致，神经反射引起的周围血管扩张为次要因素，有些患者还有血容量不足的因素。严重的休克可在数小时内致死，一般持续数小时至数天，可反复出现。

6）心力衰竭：主要是急性左心衰竭，可在起病最初数日内发生或在疼痛、休克好转阶段出现。发生率为20%～48%，为梗死后心脏收缩力显著减弱和顺应性降低所致。患者出现呼吸困难、咳嗽、发绀、烦躁等，严重者可见肺水肿或进而有右心衰竭的表现，出现颈静脉怒张、肝肿痛和水肿等。右心室心肌梗死者，一开始即可出现右心衰竭的表现。

3. 辅助检查

（1）心电图：近年来的心肌梗死指南都强调常规18导联心电图记录，而且应该是同步记录。病理性Q波或QS波，反映心肌坏死；ST段抬高，反映心肌损伤；T波倒置，反映心肌缺血。ST段及T波有规律性演变过程。根据心电图异常Q波的导联分布特征，可作出心肌梗死定位诊断。此外要特别关注超急性期的心电图特征，以达到及早救治的目的。超急性期或急性期中，少数患者可以出现巨大T波以及墓碑形ST段抬高，是指心电图的ST段凸面向上快速上升达8～16mm，ST顶峰大于其前的r波，r波振幅降低、间期变窄 <0.44 秒。

（2）血清酶检查：血清肌酸磷酸激酶（CK 或 CPK）发病 6 小时内出现，24 小时达高峰，48～72 小时后消失，阳性率达 92.7%。门冬氨酸转氨酶（AST 或 GOT）发病后 6～12 小时升高，24～48 小时达高峰，3～5 日后降至正常。乳酸脱氢酶（LDH）发病后 8～12 小时升高，2～3 日达高峰，1～2 周才恢复正常。肌酸磷酸激酶有 3 种同工酶，其中 CK－MB 来自心肌，其诊断敏感性和特异性均极高，分别达到 100% 和 99%，10～24 小时达高峰，它升高的幅度和持续的时间常用于判定梗死的范围和严重性。乳酸脱氢酶有 5 种同工酶，其中 LDH 来源于心肌，在急性心肌梗死后数小时总乳酸脱氢酶尚未出现前就已出现，可存续 10 天，其阳性率超过 95%。

（3）血肌钙蛋白测定：肌钙蛋白 T（cTnT）和 I（cTnI）测定是诊断心肌梗死最敏感指标，可反映微型梗死。

（4）肌红蛋白测定：尿肌红蛋白排泄和血清肌红蛋白含量测定，也有助于诊断急性心肌梗死。

（5）白细胞计数：发病 1 周内白细胞可轻度增高，中性粒细胞多在 75%～90%，酸性细胞减少或消失。白细胞计数明显者，应该除外其他感染因素。

（6）红细胞沉降率：红细胞沉降率增快，可持续 1～3 周。

（7）超声心电图及放射性核素检查：可见到左心室出现局限性运动减低或出现矛盾性运动、左心室或左心房增大等相关心肌重塑改变。梗死区域可以在核素检查中见到放射性稀疏区等改变。

（8）选择性冠状动脉造影：需要考虑施行冠状动脉内注射溶血栓药物治疗，或需施行各种介入性治疗时，可先行选择性冠状动脉造影，明确病变情况，制订治疗方案。

【饮食宜忌】

1. 饮食宜进

（1）饮食原则

1）应食半流质饮食或软食：心肌梗死患者心功能差，应进食易消化、富有营养的流质或半流质饮食，如牛奶、米汤、藕粉、鸡蛋汤、菜汁、水果汁、面条、馄饨、蛋羹等。进食不宜过饱，当少食多餐。

2）宜有选择地进食：食物以含必需的热能和营养、易消化、低钠、低脂肪而少产气者为宜。

3）宜适当摄入微量元素：有些微量元素对心脏功能有益，如钙、锰、镁、铬、钒等，应注意适当摄入。

4）新鲜水果和蔬菜：它们可以使人体获得丰富的维生素、无机盐和纤维素。纤维素可减低胆固醇的生成，有助于人体对食物的消化、吸收。并能保持大便通畅，减轻心脏负担。食用梨、香蕉、李子、葡萄可促进胃肠蠕动，增强排便功能。多食菠菜、苋菜、胡萝卜、土豆、洋葱、生葱、萝卜，亦有助排便功能。而多食苹果可致便秘。

（2）饮食搭配

1）莴苣与黑木耳：莴苣有增进食欲、刺激消化的功效；黑木耳有益气养胃润肺、降脂减肥作用。二者同食，对心肌梗死患者有益。

2）人参、麦冬与鸡：去皮的鸡腿肉与人参、麦冬同炖烂服食。人参补气，鸡腿肉补气，麦冬甘寒养阴，能使心肌梗死缓解。

（3）药膳食疗方

1）干山楂、毛冬青各10g。加水适量，煎汤代茶频饮，每日1剂。本品能活血通脉，适用于气虚血瘀型冠心病。

2）嫩豆腐250g，紫菜30g，兔肉60g，盐、黄酒、淀粉芡、葱花适量。将紫菜撕成小片，洗净后放入盘中；兔肉洗净切成片，加盐、黄酒、淀粉芡搅匀。嫩豆腐切成厚片。起锅，倒入清水一大碗，先加豆腐片和食盐，中火烧开后倒入肉片，煮5分钟，放入葱花，立即起锅，倒入盛紫菜的盘中，搅匀即成。可化痰清热、养心安神，各型冠心病患者均可食用。

3）鲤鱼1条，约重500g，冬瓜250g，料酒、葱花、姜片、胡椒粉、精盐、味精少许。将冬瓜洗净，去皮、瓤，切块备用；鲤鱼去鳞、鳃及内脏，切块后用料酒、精盐渍30分钟。起锅，入油加热后爆香姜片，下鱼肉煎黄，再加清水适量，小火慢炖30分钟，加入冬瓜片、葱花，再煮10分钟，调入胡椒粉、味精即成。有利水之功效，用于冠心病伴水肿者。

4）鹌鹑1只，参三七粉3g，食盐、味精少许。将鹌鹑去毛及肠杂，洗净切块，同参三七粉同置瓷碗中，加食盐少许，上锅隔水蒸熟，调入味精即成。有活血止痛之功效，适用于冠心病易发生心绞痛者。

5）玉竹、麦门冬、百合、石斛各15g。上药洗净，水煎30分钟，代茶频饮，每日1剂。有滋阴生津之功效，适用于冠心病心肾阴虚、心烦口干、头晕目眩、舌红少苔者。

6）龙眼肉6枚，莲子、芡实各10g，冰糖适量。加水炖汤，至莲子熟时服食。本品养心安神，适用于冠心病伴心律失常者。

7）人参10g，薤白12g，鸡子清1个，粟米50g。先将人参加水用慢火煎汤取汁，然后加粟米煮粥，粥将熟时下鸡子清及薤白，煮熟即可。本品有益气通阳止痛之功效，适用于气虚心绞痛频繁发作者。

8）黑芝麻、胡桃仁各50g，粳米100g。将胡桃仁捣碎，加入黑芝麻、粳米，文火煮粥。可作早餐用。可滋补肝肾，适用于冠心病辨证属肝肾阴虚型者。

9）银耳、黑木耳各10g，冰糖适量。温水泡发双耳并洗净，放入小碗中，加水和冰糖少量，隔水蒸1小时，1次服完。有清补作用，各型冠心病患者均可食用。

2. 饮食禁忌

（1）忌食大量脂肪食物：长期进食高脂肪食物，可导致血液凝固性升高，冠状动脉易形成血栓，血栓一旦脱落则易发生心肌梗死。因此，本病患者平时应低脂饮食。

（2）忌饱餐：饱餐后，胃体积增大，可抬高膈肌，影响心脏搏动而加重病情。因此，本病患者饮食应定时定量。

（3）忌饮酒：酒中乙醇等成分进入血液，可使心搏加快、血压升高、冠脉痉挛、心脏耗氧量增加，从而加重病情。因此，本病患者应戒酒。

（4）忌长期高热能饮食：长期食用巧克力、可可、糖类等热能高的食物，可诱发肥胖，久则脂质代谢紊乱，加重冠状动脉缺血，因而加重病情。

（5）忌高胆固醇饮食：高胆固醇食物（如动物内脏、蛋黄、小虾米等）可诱发动脉粥样硬化、冠状动脉管腔狭窄，加重梗死灶缺氧缺血情况。所以，本病患者应以低胆固醇饮食为主。

（6）忌大量饮冷茶：冷茶在咽部可刺激迷走神经，引起迷走神经兴奋，导致心跳减慢，诱发心律失常，从而加重本病。

（7）忌辛辣食物：辛辣食物可助阳化热，耗灼津液，肠道津液少则易引起便秘、排便困难，导致排便时心肌耗氧增加，加重梗死症状。

（8）忌饮鸡汤：鸡油容易溶于汤汁中。而鸡油属于过饱和脂肪酸，心肌梗死患者多喝鸡汤后会因加重冠状动脉粥样硬化的程度而加重病情

【药物宜忌】

1. 西医治疗

（1）一般治疗：AMI 患者来院后应立即开始一般治疗，并与其诊断同时进行，重点是监测和预防 AMI 不良事件和并发症。

1）监测：持续心电、血压和血氧饱和度监测，及时发现和处理心律失常、血流动力学异常和低氧血症。

2）卧床休息：可降低心肌耗氧量、减少心肌损害。血流动力学稳定且无并发症的 AMI 患者一般卧床休息 1～3 天，对病情不稳定极高危患者卧床日期应适当延长。

3）建立静脉通道：保持给药途径畅通。

4）镇痛：AMI 剧烈胸痛时患者交感神经过度兴奋，产生心动过速、血压升高和心肌收缩功能增强，从而增加心肌耗氧量，并易诱发快速性室性心律失常，应迅速给予有效镇痛剂，可给吗啡 3mg，静脉注射，必要时每 5 分钟重复 1 次，总量不超过 15mg。副作用有恶心、呕吐、低血压和呼吸抑制。一旦出现呼吸抑制，可每隔 3 分钟给予静脉注射纳洛酮 0.4mg（最多 3 次），以拮抗之。

5）吸氧：AMI 患者初起即使无并发症，也应给予鼻导管吸氧，以纠正因肺淤血和肺通气/血流比例失调所致中度缺氧。在严重左心衰、肺水肿合并机械并发症患者，多伴严重低氧血症，需面罩加压给氧和气管插管并机械通气。

6）硝酸甘油：AMI 患者只要无禁忌证通常使用硝酸甘油，静脉滴注硝酸甘油应从低剂量开始，即 10μg/min，可酌情逐渐增加剂量，每 5～10 分钟增加 5～10μg，直至症状控制、血压正常者动脉收缩压降低 10mmHg 或高血压患者动脉收缩压降低 30mmHg 为有效治疗剂量。

7）阿司匹林：所有 AMI 患者只要无禁忌证均应立即口服水溶性阿司匹林或嚼服肠

溶性阿司匹林300mg，每日1次。

8）纠正水、电解质及酸碱平衡失调。

9）阿托品：主要用于AMI特别是下壁AMI伴有窦性心动过缓/心室停搏、房室传导阻滞患者，可给阿托品0.5～1.0mg，静脉注射，必要时每3～5分钟可重复使用，总量应<5mg。阿托品非静脉注射和用量太小（<0.5mg）可产生矛盾性心动过缓。

10）β受体阻滞剂：常用的β受体阻滞剂为美托洛尔，常用的剂量为25～50mg，每日2或3次；阿替洛尔6.25～25mg，每日2次。用药须严密观察，使用剂量必须个体化。在紧急的情况下，如前壁心肌梗死伴强烈胸痛或高血压者，β受体阻滞剂亦可静脉应用，美托洛尔静脉注射剂量为5mg/次，间隔5分钟后可再给予1～2次，继而口服剂量维持。

11）血管紧张素转换酶抑制剂（ACEI）：如初始给予卡托普利6.25mg作为试验剂量，1日内可加至12.5mg或25mg，次日加至12.5～25mg，每日2～3次。对于4～6周后无并发症或无左心室功能障碍的患者，可以停服ACEI；若AMI特别是前壁心肌梗死合并左心功能不全，ACEI治疗期应相应延长。

12）钙拮抗剂：在AMI治疗中不作为一线用药。

地尔硫䓬：对于无左心衰临床表现的非Q波AMI患者，服用地尔硫䓬可以降低再梗死的发生率，有一定的临床益处。AMI并发心房颤动伴快速心室率，且无严重左心功能不全的患者，可使用地尔硫䓬，静脉缓慢注射10mg（5分钟内），随之以5～15μg/（kg·min）维持静脉滴注，密切观察心率、血压的变化。如心率低于55次/分，应减少剂量或停用。静脉滴注时间不应超过48小时。

洋地黄制剂：AMI 24小时内一般不使用洋地黄制剂。对于AMI合并左心衰的患者24小时后常规服用洋地黄制剂是否有益，一直存在争议。目前一般认为，AMI恢复期在ACEI和利尿剂治疗下仍存在充血性心力衰竭的患者，可使用地高辛。对于AMI左心衰竭并发快速心房颤动的患者，使用洋地黄制剂较为适合，首次静脉注射毛花苷C 0.4mg，此后根据情况追加0.2～0.4mg，然后口服地高辛维持。

（2）再灌注治疗

1）溶栓治疗

①尿激酶：150万U，于30分钟内静脉滴注，配合低分子量肝素皮下注射，每日2次。

②链激酶或重组链激酶：150万U于1小时内静脉滴注，配合肝素皮下注射7500～10 000U，每12小时1次，或低分子量肝素皮下注射，每日2次。

③重组组织型纤溶酶原激活剂（rt－PA）：首先静脉注射15mg，继之在30分钟内静脉滴注0.75mg/kg（不超过50mg），再在60分钟内静脉滴注0.5mg/kg（不超过35mg）。给药前静脉注射肝素5000U，继之以1000U/h的速率静脉滴注，以APTT结果调整肝素给药剂量，使APTT维持在60～80秒。鉴于东西方人群凝血活性可能存在差异，以及我国脑出血发生率高于西方人群，我国进行的TUCC临床试验证实，应用50mg rt－PA（8mg静脉注射，42mg在90分钟内静脉滴注，配合肝素静脉应用，方法

同上），也取得较好的疗效。

2）经皮冠状动脉介入治疗（PCI）。

2. 中医治疗

辨证治疗：

（1）寒痰瘀血型

主症：胸满，心痛，痛如刀割、针刺，绞痛、气短，心悸，头晕，白黏痰，痛剧则手足冷，脉弦，甚至紧细微弱，舌质淡红，有瘀斑，苔白或白腻滑。

治法：温阳豁痰，活血化瘀止痛。

方药：冠一号。瓜蒌 15g，薤白 15g，半夏 9g，桃仁 9g，红花 9g，丹参 15g，五灵脂 9g，桂枝 6g，三七（冲）1.5g，琥珀（冲）1.5g。

用法：水煎服，每日 1 剂。

（2）热痰瘀血型

主症：胸满，心痛，痛如刀割，绞痛，心烦，尿赤，面赤口干，口苦，痰黄，恶心，脉弦滑或洪数，舌质红赤，舌苔黄腻。

治法：清热化痰，活血化瘀止痛。

方药：冠二号。瓜蒌 15g，桃仁 9g，苦参、半夏、红花、生蒲黄、五灵脂各 9g。

用法：水煎服，每日 1 剂。

（3）阴虚型

主症：心痛，心悸，气短，烦躁，口干，头晕，盗汗，失眠，腰酸无力，手足心热，脉细，舌质红或光红少苔。

治法：养阴清热，交补心肾。

方药：生脉散加减。

用法：水煎服，每日 1 剂。

（4）阳虚型

主症：心痛，心悸，气短，自汗，头眩，咳喘，水肿，肢冷，腰酸腿软，脉虚无力或微弱，舌质淡胖，薄白苔。

治法：温补肾阳，交补心肾。

方药：右归饮加减。肉桂 10g，制附子（先煎）5g，熟地黄 10g，山药 10g，山茱萸 10g，枸杞子 10g，杜仲 10g，丹参 20g，白芍 10g，川芎 10g，炙甘草 6g。

加减：阳虚水泛，咳嗽、喘息、气短、不能平卧、小便不利、水肿较甚者，宜用真武汤，以温阳利水。

用法：水煎服，每日 1 剂。

（5）阴阳俱虚型

主症：表现为阴虚和阳虚症状者。

治法：温补心肾，益气养阴。

方药：炙甘草汤或金匮肾气汤加减。

用法：水煎服，每日 1 剂。

(6) 阴虚阳亢型

主症：腰酸腿软、头晕、失眠、多怒、心烦、尿黄、脉搏有力、舌质红、苔黄。

治法：滋水涵木，镇肝降逆。

方药：生地黄15g，杭白芍15g，夏枯草9g，生决明15g，代赭石9g，牛膝9g，寄生9g，杜仲9g，菊花9g。

用法：水煎服，每日1剂。

3. 药物禁忌

(1) 吗啡

1) 忌与中药牛黄同用：牛黄与吗啡等药合用可发生拮抗作用，所以不宜联合应用。

2) 忌饮茶：吗啡与咖啡因（茶中含有）合用有拮抗作用，因而咖啡因可作为吗啡中毒后的解毒剂。

3) 不宜与氯丙嗪、异丙嗪同用：氯丙嗪、异丙嗪能增强吗啡的呼吸抑制作用，所以一般不宜同用。如必须合用时，应减少剂量到1/4～1/2。

4) 忌与多巴胺合用：因为多巴胺能拮抗吗啡的镇痛作用。

5) 慎与利尿药同用：因吗啡与利尿药（如氢氯噻嗪、呋塞米等）合用易引起体位性低血压。

6) 吗啡、哌替啶不宜与单胺氧化酶抑制药同用：因单胺氧化酶抑制药（如呋喃唑酮、苯乙肼、丙卡巴肼、异卡波肼、帕吉林等）能增强吗啡对中枢的抑制作用，并能阻止哌替啶的去甲基过程和去甲哌替啶的水解过程，从而引起各种严重毒性反应。

(2) 哌替啶：忌与异烟肼及其衍生物合用。哌替啶与异烟肼及其衍生物合用，可产生严重的不良反应，如昏迷、低血压等。这种反应可静脉注射氢化可的松和增压素来对抗。

(3) 芬太尼、曲马朵：忌与单胺氧化酶抑制药合用。单胺氧化酶抑制药（如呋喃唑酮、苯乙肼、丙卡巴肼、异卡波肼、帕吉林等）能增强芬太尼、曲马朵的作用，二者合用可引起严重低血压、呼吸抑制等不良反应。

(4) 曲马朵：忌与镇静药、镇痛药合用。因曲马朵与后者合用会引起急性中毒。

(5) 间羟胺

1) 忌与环丙烷、氟烷及其他卤代类麻醉药合用：因合用易诱发心律失常。

2) 不宜与单胺氧化酶抑制药合用：单胺氧化酶抑制药（如呋喃唑酮、苯乙肼、丙卡巴肼、异卡巴肼、帕吉林等）可使间羟胺升压作用增强，二者合用可因血压骤升而引起严重不良反应。故凡2周内使用过单胺氧化酶抑制药者，均不宜使用间羟胺。

3) 不宜与洋地黄或其他拟肾上腺素药并用：因间羟胺与洋地黄制剂（如地高辛、毛花苷C等）或其他拟肾上腺素药（如麻黄碱、异丙肾上腺素）合用易导致异位节律。

(6) 去甲肾上腺素

1) 不宜与呋塞米合用：因呋塞米能降低动脉对去甲肾上腺素等升压药的反应，减弱本药疗效。

2）忌与氯仿、氟烷、奎尼丁、洋地黄合用：因合用可诱发心律失常，甚至室颤。

3）慎与利血平、胍乙啶、可卡因及三环类抗抑郁药合用：因利血平、胍乙啶、可卡因及三环类抗抑郁药（如丙米嗪、阿米替林等）可抑制肾上腺素能神经突触前膜摄取去甲肾上腺素，合用可引起严重高血压。

（7）美芬丁胺

1）不宜与双氯麦角碱合用：因双氯麦角碱可拮抗美芬丁胺的作用。

2）忌与单胺氧化酶抑制药合用：单胺氧化酶抑制药（如呋喃唑酮、苯乙肼、丙卡巴肼、异卡波肼、帕吉林等）可增强美芬丁胺的升压作用，故 2 周内应用过单胺氧化酶抑制药者禁再用本药。

3）忌与氯丙嗪及β受体阻滞剂合用：因氯丙嗪和β受体阻滞剂（如酚妥拉明、酚苄明等）可引起血压下降，若再用美芬丁胺可导致血压进一步下降。

（8）酚苄明：忌与肾上腺素并用。两药合用可因酚苄明对受体的阻断作用而翻转肾上腺素的升压作用，导致低血压，并可出现心动过缓等反应，故禁忌并用。

（9）尿激酶：不宜与抗凝药并用。尿激酶与抗凝药（如肝素、双香豆素、华法林等）并用，可引起或加重出血等不良反应，故应用本药期间应避免并用抗凝药。

（10）硝酸酯剂：忌饮酒。因硝酸酯剂（如异山梨酯、硝酸甘油等）与酒同服可加重血管扩张，易引起低血压。

（11）洋地黄类药物

1）忌饭前服用：因洋地黄类药物（如地高辛、洋地黄毒苷等）对胃肠道有刺激作用，饭前服易加重胃肠道反应。

2）不宜过食含钙高的食物：因钙离子能增强洋地黄的作用和毒性，所以服洋地黄期间应禁忌牛奶、乳制品、钙质饼干、海带、黑木耳、芹菜、田螺、泥鳅等含钙高的食物。

3）不宜过食含钾高的食物：含钾高的食物，如蘑菇、大豆、菠菜、榨菜、川冬菜等如果在服洋地黄期间食入过量，可降低洋地黄效力，影响治疗效果。

4）不宜饮酒：因酒中的乙醇可降低血钾浓度，增加心肌对洋地黄的敏感性，易诱发洋地黄中毒，故用药期间忌饮酒。

5）不宜过食碱性食物：因碱性食物如胡萝卜、黄瓜、菠菜、茶叶、椰子、栗子等可减少本品的吸收，故服药期间不宜过食。

（12）忌用降压药：心肌梗死患者如血压降得过低，可使冠状动脉血流速度减慢，血流量减少，诱发或加重心肌缺血。因此，本病患者血压不可降得过低，以免发生意外。

（13）慎用镇静药：镇静、催眠药（如氯丙嗪、苯巴比妥）对呼吸和心搏具有抑制作用，可加重二氧化碳潴留，使心肌收缩力减弱，故应慎用镇静药。

（14）不宜用补气药物：本病患者属气滞血瘀，常出现胸闷气短的症状，故一般不使用补气药，如人参、十全大补丸等。

十二、病毒性心肌炎

【概述】

病毒性心肌炎是由病毒感染引起的心肌局限性或弥漫性的急性、亚急性或慢性炎性病变，为最常见的一种心肌炎。

1. 病因

常见的病毒有柯萨奇 A、B 病毒，埃可病毒，脊髓灰质炎病毒，流感和 HⅣ病毒等。临床上绝大多数病毒性心肌炎由柯萨奇病毒和埃可病毒引起。柯萨奇病毒的 B 组为人体心肌炎的首位病原体，按其分型以 2、4 两组最多见，5、3、1 型次之；A 组的 1、4、9、16、23 各型易侵犯婴儿，偶尔侵及成人心肌。

2. 诊断要点

病毒性心肌炎的诊断必须建立在有心肌炎的证据和病毒感染的证据基础上。胸闷、心悸常可提示有心脏波及，心脏扩大。心律失常或心力衰竭为心脏明显受损的表现，心电图上 ST－T 改变与异位心律或传导障碍反映心肌病变的存在。病毒感染的证据有以下几点：①有发热、腹泻或流感症状，发生后不久出现心脏症状或心电图变化；②血清病毒中和抗体测定阳性结果，由于柯萨奇 B 病毒最为常见，通常检测此组病毒中和抗体，在起病早期 2～4 周各取血标本 1 次，如二次抗体效价示 4 倍以上或其中 1 次 >1∶640，可作为近期感染该病毒的依据；③咽、肛拭病毒分离，如为阳性有辅助意义，有些正常人也可阳性，其意义须与阳性中和抗体测定结果相结合；④心肌活检：从取得的活组织做病毒分离或用免疫荧光法检测病毒抗原，不易有阳性结果，病理学检查对弥漫性心肌炎的诊断有帮助。

【饮食宜忌】

1. 饮食宜进

（1）饮食原则

1）宜食高热能、高蛋白质量饮食：病毒性心肌炎患者发热时，能量及蛋白质消耗大，宜进食牛奶、蛋类、猪瘦肉、豆制品等高热能、高蛋白饮食。

2）宜食新鲜蔬菜及水果：含丰富维生素 C 的蔬菜及水果，如白萝卜、芥菜、龙须菜、白菜、油菜、西红柿、苹果、枇杷、罗汉果等，有抗病毒作用。

3）宜进食含维生素 A 和铁、铜的食物：适量选择动物肝、心、肾及蛋黄等含维生素 A、铁、铜丰富的食物，对改善心肌功能有利。

（2）饮食搭配

1）莲子与粳米：莲子与粳米共煮粥食用。清热解毒，养心定神。适宜病毒性心肌炎慢性期食用，急性期也可适量食用。

2）萝卜与橄榄：鲜萝卜与橄榄煎汤，代茶饮。适用于心肌炎早期。慢性期有口渴、心烦、舌黄、便艰等症状者，也可适当饮用。

（3）药膳食疗方

1）急性期：饮食宜清淡，以食用清热解毒、养心定悸食物为主。如莲粳米粥：莲子60g，煮烂后研成泥与粳米100g合煮成粥食用。

2）慢性期：面色偏黄，无血色，精神疲乏，稍动则气短心悸者属气血两亏，以食用益气补血、滋阴定悸的食物为主。如：①参归炖猪心：西洋参8g，当归20g，猪心1个，加水适量，在砂锅内炖熟，调味后食用。②柏子仁炖猪心：柏子仁12g，猪心1个，加水适量炖熟调味服食，一般在3天内分次吃完。③鸡肉糯米红枣粥：鸡肉200g洗净切碎，红枣60g，糯米100g，加水适量煮成粥食用。④百合糖水饮：百合150g，加糖适量水煎服。⑥黄精煨瘦肉：黄精50g，猪瘦肉200g，于砂锅内加水适量，文火炖熟调味，吃肉喝汤。

3）心阳不振：面色较白，舌淡，怕冷，四肢欠温者，以温补心阳、安神定悸为主。可食用：①红参炖猪心：红参3g，猪心1个，用砂锅加水炖熟调味食用。②红参龙头眼肉汤：红参3g，龙眼肉15g，加水适量煎服。③桂圆醴：桂圆肉200g加50度白酒400mL，密封瓶内，20天后饮用。每次2～5mL，每日2次。

2. 饮食禁忌

（1）忌辛辣油腻食物：辛辣油腻食物可助火化热，不利于杀灭病毒和身体的恢复。

（2）忌饮酒：酒中乙醇可使血压升高，冠状动脉痉挛，心脏耗氧量增加，加重本病。

（3）忌过食食盐或含盐多的食物：本病患者并发心力衰竭时，每天吃盐应少于2g，也不应多吃盐腌制的咸肉、酱菜等食物。此外，香蕉含丰富的钠，多吃香蕉也会增加钠潴留，对心力衰竭不利。

（4）忌高脂肪饮食：过多摄入高脂肪食物，不易消化，可加重心脏负担，不利于本病的好转。

（5）忌饮浓茶和咖啡：浓茶和咖啡可引起心跳加快，兴奋不安，使心肌耗氧量上升，加剧心肌损害，甚至出现严重的心律失常。

（6）忌食腥膻发物：腥膻之品酿痰生湿、瘀阻心络，从而加重心肌炎的症状，不利于疾病的治疗。

【药物宜忌】

1. 西医治疗

（1）针对心肌的治疗

1）维生素C：是自由基清除剂，用10%～12.5%溶液100～200mg/kg，静脉注射，每日1次，急性期疗程1个月。

2）肾上腺皮质激素和免疫抑制剂：为避免病毒感染扩散，发病10日内尽量不用激素。主张激素治疗者，国内多用泼尼松 1～1.5mg/（kg·d），1 个月后病情好转减量，每 1～2 周减 2.5～5mg/d，减至 2.5～5mg/d 时，作为维持量继续服至临床及客观检查正常时逐渐停用。20 世纪 80 年代国外在少数成人重症用泼尼松龙 40～60mg/d，或加用硫唑嘌呤 75mg/（m^2·d），疗程 6 个月～1 年，治疗前后心肌心内膜活检观察疗效，先后已有 70 余例报道，约半数痊愈或明显好转，有的中途并发严重感染而死亡。这种疗法，可在其他治疗无效时使用，但治疗过程中要做好预防措施，注意防治各种继发感染。

3）辅酶 Q_{10}：也是较好的自由基清除剂。一般在轻型病例或在用维生素 C 1 个疗程后使用。肌内注射 5～10mg/d，连用 2～3 个月为 1 个疗程，以后可继以另一自由基清除剂：维生素 E 15～50mg/d，口服。

4）抗生素：细菌感染是重要的条件因子，开始治疗时，可肌内注射青霉素 1～2 周，以清除已存在的细菌，主要是链球菌感染。以后继用长效青霉素，预防细菌感染。

5）促进心肌代谢的药物：如三磷腺苷、辅酶 A、肌苷、环磷腺苷、细胞色素 C 等在治疗中可能有辅助作用，一般可选用三磷腺苷 10～20mg，或辅酶 A 50U，或肌苷 200～400mg，或细胞色素 C 15mg，肌内注射，每天 1～2 次。近年来辅酶 Q_{10} 也用于治疗心肌炎，口服 20～60mg，每日 3 次。丹参的治疗作用也有报告，最近发现黄芪也有益。

由于部分患者有细胞免疫功能低下，故可用免疫核糖核酸治疗，或试用胸腺素治疗。

（2）控制心力衰竭：合并心力衰竭者应及时控制。心肌炎时心肌应激性增高，易发生洋地黄中毒而出现心律失常。应注意：①用快速洋地黄制剂，重症者先用毛花苷 C 静脉注射，继以地高辛口服。心衰不重者用每日维持量法。维持量使用时间较久，至心衰控制、心影恢复正常大小，病情稳定后渐减量停用；②需利尿剂者应早用，用时注意补钾。

（3）抢救心源性休克

1）输液：需静脉输液以恢复循环、保证入量。全日总入量（包括口服）1000～1200mL/m^2 均匀滴入。

2）维生素 C：开始抢救即刻静脉注射 1 次，剂量同前。以后每 6～12 小时 1 次，第一日可用 4～5 次，以后按急性期用法。

3）升压药：注射一次维生素 C 后，用多巴胺静脉缓慢滴注，按多巴胺 2～5μg/（kg·min）速度滴注。病情稳定后渐减停用。

4）肾上腺皮质激素：以地塞米松 0.2～0.5mg/（kg·d）或相当剂量的氢化可的松分批均匀静脉滴注，好转后减量再停用，一般不超过 1 周。

（4）纠正严重心律失常：本病心律失常的基础是心肌病变，对心功能无大影响的心律失常如偶发期前收缩等，不必用药控制，而发严重心律失常时，必须及时纠正，并随时监测心律。

1）室性快速性心律失常：包括室性心动过速、心室纤颤，都应及时迅速抢救。

①首选利多卡因，1～2mg/kg，以葡萄糖液10～20mL稀释，静脉注射。如无效15～30分钟后重复1次；如有效用同样剂量加入葡萄糖液以10～15μg/（kg·min）的速度静脉滴入维持；②普罗帕酮效果较好，用2～3mg/kg静脉注射，有效后开始口服3～7mg/kg，每6～8小时1次维持。

2）室上性快速心律失常：包括室上性心动过速、心室纤颤和心房扑动。可选用：①普罗帕酮：用法同前；②维拉帕米：0.1～0.15mg/（kg·次），用葡萄糖液稀释，缓慢静脉注射，心律转复即停注。小婴儿慎用；③洋地黄类：对非洋地黄引起者效果好，常用毛花苷C，可0.2～0.4mg静脉注射。如效果不好，0.5～1小时后重复用1次，如仍无效可改地高辛口服。也可与前述抗心律失常药并用。但与维拉帕米并用时适当减量。

3）严重房室传导阻滞：病中出现完全性或高度房室传导阻滞时应及时处理。一般用0.3～0.5mg异丙肾上腺素加入葡萄液静脉滴注，根据心率、血压及全日所需液量，随时调整滴速及浓度。同时静脉滴注氢化可的松，用法同前述。必要时需安装临时心脏起搏器。

2. 中医治疗

（1）辨证治疗

1）热毒侵心

主症：发热身痛，鼻塞流涕，咽痒喉痛，咳嗽咳痰或腹痛泄泻，肌痛肢楚，继之心悸怔忡，胸闷气短。舌质红，苔薄黄或腻，脉细数或结代。

治法：清热解毒，滋养心阴。

方药：银翘散加减。金银花、连翘、大青叶、贯众各15g，太子参、麦冬、生地黄、炙甘草各10g。

加减：热甚者，加生石膏30g，知母10g，黄芩6g；脾胃湿热泄者，加黄连6g，白芍、茯苓、木香各10g；胸闷痛者，加丹参15g，桃仁12g，降香10g；心悸怔忡者，加酸枣仁15g，柏子仁10g。

用法：水煎服，每日1剂。

2）阳虚气脱

主症：起病急骤，气喘心悸，倚息不得卧，口齿青紫，烦躁不安，白汗不止，四肢厥冷。脉微欲绝，舌质淡白。

治法：回阳，益气，固脱。

方药：参附龙牡汤加减。人参9g，制附子、炙甘草各6g，生龙骨、生牡蛎、丹参各15g，茯苓10g。

用法：水煎服，每日1剂。

另可配合参脉注射液10～20mL加入10%葡萄糖30mL中，缓慢静脉注射，5～6分钟重复1次，连续应用3～5次。

3）气阴两虚

主症：心悸怔忡，胸闷气短，神疲乏力，活动自汗，失眠多梦。舌质淡红，少津，苔薄白，脉细弱或结代。

治法：益气养阴，养心安神。

方药：炙甘草汤合生脉散加减。太子参、麦冬、黄芪、丹参、生地黄各15g，五味子、阿胶、炙甘草各10g，大枣10枚。

用法：水煎服，每日1剂。

4）心脾两虚

主症：心悸怔忡，肢体倦怠，纳呆腹胀，自汗短气，面色无华。舌淡苔薄，脉细或结代。

治法：补益心脾，调养心神。

方药：归脾汤加减。白术、茯苓、黄芪、龙眼肉、酸枣仁各30g，党参、木香各15g，甘草8g，当归、远志各3g。

用法：水煎服，每日1剂。

5）阴虚火旺

主症：心悸不宁，五心烦热，头目眩晕，潮热盗汗，失眠多梦，颧红口干。舌红少苔，脉细或结代。

治法：滋阴降火，养心安神。

方药：天王补心丹加减。生地黄、丹参、炒酸枣仁、玄参、麦冬各15g，沙参、茯苓各12g，五味子、柏子仁各10g，远志6g。

用法：水煎服，每日1剂。

6）痰湿内阻

主症：胸闷气憋，胸痛心悸，头晕目眩，脘痞纳呆。舌体胖淡，舌苔白腻，脉濡滑或结代。

治法：涤化痰湿，温通心阳。

方药：瓜蒌薤白半夏汤加减。瓜蒌、半夏、陈皮、枳壳各12g，茯苓15g，薤白、甘草各10g，桂枝6g。

用法：水煎服，每日1剂。

7）气虚血瘀

主症：心悸气短，胸闷刺痛，痛有定处。舌质暗紫或有瘀点，脉细涩或结代。

治法：活血化瘀，益气温阳。

方药：血府逐瘀汤加减。党参、黄芪、丹参各15g，桃仁12g，红花、当归、生地黄、川芎、赤芍、五味子各10g，炙甘草6g。

用法：水煎服，每日1剂。

8）阴阳两虚

主症：心悸怔忡，气短乏力，面色㿠白，四肢清冷，大便溏泄，腰酸乏力。舌质淡，苔薄白，脉沉细或结代。

治法：温阳益气，滋阴通脉。

方药：参附养营汤加减。人参、附子、桂枝、干姜各6g，五味子10g，生地黄、当归、白芍、麦冬、沙参各12g，黄芪15g。

加减：若兼有胸闷气憋、心下痞满者，加瓜蒌皮、炒枳壳、薤白各12g；兼胸痛者，加郁金15g，延胡索、川楝子、降香各10g；兼血瘀者，加红花、川芎、蒲黄各12g，丹参15g，重者加三棱、莪术各12g；余热未尽者，加青蒿、银柴胡、龟甲各10g；兼咽喉肿痛者，加山豆根10g，射干6g，青黛18g；兼水肿、尿少者，加车前草、薏苡仁、茯苓各15g，大腹皮10g；兼咳嗽不能平卧者，加射干、苏子各10g，葶苈子12g。

用法：水煎服，每日1剂。

（2）验方

1）板蓝根颗粒：每日3次，每次1～2包，用于急性期。

2）穿心莲：15～30g，水煎服，每日1剂，分3次服。

3）贯众：6～10g，煎水代茶饮，预防病毒感染。

4）金银花露：每日3次，每次10～15mL，用于预防和急性期。

5）柴胡注射液：每日2～3次，每次2mL，肌内注射，用于急性期发热治疗。

6）丹参注射液：每日2次，每次2mL，肌内注射。

7）玉屏风散：每次15g，每日2次。

8）生脉饮：每日3次，每次1剂。

9）玉屏风散和生脉饮：玉屏风散15g，每日2次，生脉饮10mL，每日2次，疗程2～3个月。

10）宁心汤：人参、麦冬、酸枣仁、炙甘草、瓜蒌皮各10g，生地黄、丹参各15g，桂枝6g。每日1剂，煎2次，分2次服完。

11）健心汤：生地黄、炙甘草、党参、丹参各15～30g，紫石英30g，麦冬、板蓝根各10g，苦参12g，桂枝、甘草各9g，水煎服，每日1剂。

3. 药物禁忌

（1）洋地黄

1）不宜与琥珀酰胆碱合用：因琥珀酰胆碱可使洋地黄化患者出现心律失常或心跳停止，所以不宜合用。

2）不宜与两性霉素B合用：因两性霉素B可引起低钾血症，与洋地黄合用易产生洋地黄中毒。

3）不宜与肾上腺素及其类似药物合用：因洋地黄能使心脏的收缩力加强、血压升高，肾上腺素及其类似药物（如去甲肾上腺素等）也具有同样作用，所以二者并用易引起心动过速而导致心力衰竭。

4）慎与β受体阻滞剂合用：β受体阻滞剂如普萘洛尔、普拉洛尔等，一方面可减慢房室传导，加重洋地黄对房室传导的抑制，另一方面可抑制心脏收缩力，使心力衰竭恶化，所以应慎合用。

5）不宜与溴丙胺太林及含有颠茄类生物碱的药物合用：因溴丙胺太林及含有颠茄类生物碱的药物如胃痛散等，可使胃排空和胃肠道蠕动减慢，使洋地黄吸收增加，易致洋地黄中毒。

6）不宜与降压灵合用：因洋地黄与降压灵均能兴奋迷走神经，合用易导致心动过缓，发生心律失常，甚至房室传导阻滞。

7）不宜与萝芙木碱拟交感药合用：因洋地黄与萝芙木碱拟交感药合用可增加洋地黄中毒的危险，易诱发心律失常。

8）不宜与苯妥英钠合用：因苯妥英钠具有酶促作用，能促进洋地黄代谢，降低洋地黄的血药浓度，导致疗效降低，所以合用时应增加洋地黄用量。

9）不宜与降血脂药考来烯胺：因考来烯胺是阴离子型交换树脂，其静电吸附作用可使之与洋地黄形成复合物，妨碍洋地黄的吸收，降低洋地黄血药浓度而使疗效降低。所以当洋地黄中毒时，可以加用考来烯胺，使之与洋地黄生成复合物，减少肝肠循环而达到排毒目的。

10）不宜与胍乙啶合用：因胍乙啶可增强洋地黄对心脏的毒性，所以二者不宜同时应用。

11）不宜与巴比妥类药物合用：巴比妥类药如巴比妥、戊巴比妥等，可促进洋地黄的代谢，降低洋地黄在血中的浓度，从而降低疗效。

12）不宜与普鲁卡因合用：因为普鲁卡因吸收后，可降低心肌收缩力，抑制心脏的房室传导，降低洋地黄的强心作用，增加其毒性反应。

13）不宜与糖皮质激素合用：由于糖皮质激素（如泼尼松、氢化可的松等）可引起钾丢失，易导致洋地黄中毒和心律失常。

14）不宜与利福平合用：因洋地黄与利福平合用可对肝脏多功能氧化酶起诱导作用，加速洋地黄分解，使洋地黄血药浓度降低，疗效减弱。

15）不宜与利血平合用：因洋地黄与利血平均能兴奋迷走神经，合用易导致心率过缓，诱发异位心搏，甚至发生不同程度的房室传导阻滞。

16）不宜与降压灵合用：因洋地黄与降压灵两药均能兴奋迷走神经，合用易导致心动过缓，发生心律失常，甚至房室传导阻滞。

17）不宜与六神丸及通窍散合用：六神丸的主要成分中有蟾酥，其水解物为蟾毒配基，基本结果与洋地黄相似，如与洋地黄合用，极易发生中毒反应。含蟾酥的药物还有通窍散等，亦应注意。

18）不宜与含钾量高的中药及汤剂合用：含钾量高的中药有昆布、旱莲草、青蒿、益母草、五味子、茵陈、牛膝等，汤剂有人参养荣汤等，这些药物与洋地黄药物合用时，能降低洋地黄效力，影响治疗效果，所以应尽量避免同时应用。

19）不宜与中药药酒同服：含有乙醇的药酒种类很多，常见的有舒筋活络酒、胡蜂酒、风湿酒、国公酒等。因大量乙醇可降低血钾浓度，增加心肌对洋地黄类药的敏感性，易诱发中毒，所以洋地黄类药物应避免与药酒同时服用。

20）不宜与钙剂及含钙量高的中药同服：患者用洋地黄类药治疗时，不宜同时服用钙剂（如乳酸钙、葡萄糖酸钙）和含钙量多的中药（如石决明、珍珠母、虎骨、牡蛎、石膏、瓦楞子等）及其汤剂（白虎汤、竹叶石膏汤等）。因为钙离子对心脏的作用与洋地黄类似，能加强心肌收缩力，增加洋地黄的作用，同时也使毒性增强，引起心律失常和房室传导阻滞。

21）不宜与人参合用：人参的部分分子结构类似洋地黄糖苷，其强心作用主要是直接兴奋心肌。人参与洋地黄合用，能相互增强作用，易发生洋地黄中毒反应。所以服用地高辛治疗期间应慎用人参，如需联合应用，应适当调整用药剂量。

22）不宜与蟾酥、罗布麻及其制剂合用：蟾酥、罗布麻具有与洋地黄相似的强心作用，与洋地黄类药物合用易引起中毒反应。

23）不宜与枳实合用：枳实具有兴奋 α 受体和 β 受体的作用，可增强心肌收缩力，增强洋地黄类药物的作用，同时加剧其毒性，引起心律失常，所以应避免洋地黄类药物与枳实同用。

24）不宜与甘草及甘草制剂合用：甘草的主要成分是甘草甜素，经水解后可得甘草次酸，其化学结构与皮质酮类似，具有去氧皮质酮样作用。大量应用甘草及含甘草的制剂，约 20% 的患者可能出现水肿、低血钾等，使心脏对洋地黄的敏感性增强. 诱发洋地黄中毒。所以，患者在接受洋地黄类药治疗期间，不宜合用大量甘草。此外，治疗本病常用的利尿药物双氢克尿噻亦不宜与甘草联合应用。

25）不宜与麻黄及其制剂合用：服用洋地黄药的患者，应慎用麻黄及含麻黄的中成药剂。因麻黄中有麻黄碱，若与洋地黄同时服用，可产生对心脏的毒性反应。

26）不宜与含鞣酸的中药合用：五倍子、桂皮、狗脊、侧柏等中药含有大量鞣酸，不宜与洋地黄类药联合应用，否则相互作用，易产生沉淀并失活，从而影响药效。

27）不宜与含鞣质的中成药合用：含鞣质的中成药有四季青片、虎杖浸膏片、感冒宁片、复方千日红片、肠风槐角丸、肠连丸、紫金粉、舒痔丸、七厘散等。因为洋地黄苷类易与鞣质结合产生沉淀，不易被吸收利用，所以二者不宜合用。

2）地高辛

1）不宜与新霉素、对氨水杨酸合用：因新霉素和对氨水杨酸能干扰地高辛的吸收，所以在应用地高辛时应尽量避免应用新霉素及对氨水杨酸。

2）不宜与奎尼丁合用：地高辛与奎尼丁合用时，地高辛血药浓度升高，易致洋地黄中毒，所以二者必须联用时应将地高辛剂量减半。

3）不宜与硝苯地平合用：因硝苯地平可干扰地高辛的药物动力学，使地高辛的肾脏清除率降低，血药浓度增高，毒性增大，因此，使用地高辛的患者在并用硝苯地平时，必须注意监测并随时调节地高辛的剂量。

4）不宜与维拉帕米合用：因合用可使地高辛总清除率降低，引起地高辛的生物半衰期延长，所以，即使地高辛在正常剂量范围内，临床上地高辛与维拉帕米合用也易引起地高辛中毒。因此，地高辛与维拉帕米合用时应适当减少药物剂量。

5）不宜与硫酸镁合用：因为硫酸镁可加快肠道蠕动，两药合用后可使地高辛吸收减少，血药浓度降低，作用减弱。

6）不宜与碱性药物合用：碱性药物有三硅酸镁、碳酸镁、次碳酸铋、氢氧化铝凝胶、复方氢氧化铝、乐得胃等，因这些药物与地高辛合用时可减少地高辛的吸收。所以合用时应注意地高辛的用量。

7）不宜与活性炭合用：因活性炭具有吸附作用，二药同服将影响地高辛的疗效。若先服地高辛 2～3 小时后再服活性炭则无明显影响。

8）不宜与胺碘酮合用：因二药合用可引起血浆地高辛浓度增高，致机体中毒。这可能是因为乙胺碘呋酮置换了心肌组织结合的强心苷，或者阻止地高辛从肾脏排出。

9）不宜与四环素、红霉素等抗生素合用：因为地高辛是由肠道内的细菌代谢的，抗生素引起肠道内菌群变化时，可使地高辛代谢减少，其血浆浓度上升，导致地高辛中毒。

10）不宜与甲氧氯普胺（胃复安）合用：因为地高辛主要在十二指肠部位吸收，而甲氧氯普胺促进胃肠道蠕动，加强胃肠排空，使地高辛在十二指肠吸收部位停留的时间缩短，吸收减少，血药浓度降低，疗效相应减弱。

11）不宜与双氢克尿噻合用：因为地高辛剂量较大时能抑制 Na^+-K^+-ATP 酶，使酶的构象变化而抑制 Na^+-K^+ 交换，使细胞膜内 Na^+ 增加而 K^+ 减少。心肌细胞内 Na^+ 增多，K^+ 或 Mg^{2+} 降低，均能增加心肌对地高辛的敏感性，双氢克尿噻能引起血中电解质紊乱，如低镁、高钙及低钾。高钙能加强心肌收缩力，低钾时心肌对强心苷敏感性增强，可导致心率加快、心律失常等毒性反应。因此，二者合用时应检查肝、肾、心脏功能及水电解质平衡，对血钾低者应补充氯化钾。

12）不宜与胍乙啶合用：因胍乙啶可增强地高辛对心脏的毒性，所以二者不宜同时应用。

（3）维生素 C（Vitamin C）（抗坏血酸，维生素丙，丙种维生素）

1）不宜与维生素 B_{12} 合用：与维生素 C 混合放置后维生素 B_{12} 被破坏；大量服用维生素 C，可降低维生素 B_{12} 生物利用度。

2）不宜与复合维生素 B 合用：与维生素 C 溶液存在理化配伍禁忌；两种溶液混合后，核黄素被还原，维生素 C 被氧化，混合液变为绿色或无色并产生沉淀。

3）忌氧、湿气：可使维生素 C 分解破坏，药片变黄色并可产生毒性作用。

4）不宜与铁剂合用：可与维生素 C 络合形成易于吸收的 2 价铁盐，增加铁吸收率达 145.6%。

5）不宜与砷化物合用：维生素 C 可使低毒 5 价砷还原为剧毒 3 价砷，增强毒性，并增加砷致癌的危险性。水产品河虾、对虾等多含有 5 价砷，一般对人体无毒性，如同时服用大量维生素 C（或酸性食物）则可发生致死性砷中毒。

6）不宜与碘剂合用：可使维生素 C 失效（还原反应）。

7）不宜与阿司匹林合用：可降低维生素 C 胃肠道吸收和生物利用度。但维生素 C 能加快阿司匹林吸收，促使阿司匹林发挥作用，并可预防阿司匹林致胃肠黏膜损伤。

8）不宜与抗凝剂（肝素，香豆素类）合用：维生素 C 可降低抗凝效应，缩短凝血酶原时间。

9）禁与碱性药物（碳酸氢钠、氨茶碱、谷氨酸钠、氢氧化铝等）合用：可使维生素 C 破坏失效，两药禁忌配伍或同时服用。

10）不宜与磺胺药合用：维生素 C 可促使其在肾脏形成结晶（小剂量无影响）。

11）不宜与抗组胺药合用：与维生素C有协同性抗组胺作用。

12）不宜与利尿药合用：与维生素C联用可增强利尿作用。

13）不宜与肝制剂合用：含有酮、铁等，可使维生素C氧化失效或降效，故两药不宜同时服用。

14）不宜与胰岛素、谷氨酸钠、异烟肼、氯丙嗪、苯海拉明合用：均不宜与维生素C配伍应用。维生素C在体内脱氧形成可逆性氧化还原系统，可致胰岛素失活。

15）不宜与青霉素G、氨苄西林合用：维生素C的强还原性可促使抗生素分解，效价降低，在0℃～6℃时96小时青霉素可完全失效。

16）不宜与红霉素合用：在酸性环境中极不稳定，红霉素与大量维生素C同服时，其效力可下降26%～44%。维生素C也可抑制庆大霉素的抗菌活性。庆大霉素在pH8.5时抗菌效力比在pH5.0时约强100倍。

17）不宜与维生素K_3合用：与维生素C配伍时，维生素C被氧化成去氢抗坏血酸，维生素K_3被还原成酚式化合物，两药均失效。

18）不宜与氨茶碱合用：与维生素C混合时，由于pH改变既易析出氨茶碱，又促使维生素C氧化水解混合液混浊变黄。维生素C亦不宜与胰岛素、水解蛋白、谷氨酸钠、氯丙嗪等配伍。

19）不宜与顺铂合用：维生素C可降低顺铂的肾毒性，减少尿蛋白排泄。

20）不宜与龙胆泻肝丸合用：维生素C可降低龙胆泻肝丸疗效。

21）不宜与含苷类中药合用：与维生素C结合降低疗效，不宜同时服用。含苷中药包括人参、三七、五加皮、龙胆草、仙鹤草、白头翁、牡丹皮、皂荚、连翘、知母、鱼腥草、柴胡、罗布麻、秦皮、骨碎补、黄药子等。

22）忌与镇痛药合用：维生素C可影响其镇痛作用。

（4）三磷腺苷（腺三磷，ATP）

1）不宜与茶碱、咖啡因、酚妥拉明、奎尼丁、奎宁合用：均具有对抗腺苷的作用，合用可降低腺苷药理作用。

2）不宜与卡马西平、地西泮合用：合用可加重腺苷对心脏的阻滞作用。

3）不宜与冠状动脉扩张药合用：与ATP联用可相互增强作用。

4）不宜与强心苷合用：与ATP联用，强心苷毒性反应减轻、心律失常发生率降低。但可加强传导阻滞。

5）不宜与双嘧达莫合用：双嘧达莫可阻断细胞对腺苷的吸收，提高腺苷生理和药理作用。ATP可使双嘧达莫扩张冠状动脉作用增强数倍，但可加强房室结抑制作用。

6）不宜与侧柏叶合用：侧柏叶与ATP具有协同作用，可促进支气管纤毛运动，提高对支气管炎的疗效。

7）不可配伍药物：万古霉素，磺胺嘧啶钠，氨茶碱，碳酸氢钠，氯丙嗪，异丙嗪，毒毛花苷K（G），葡萄糖酸钙，麦角生物碱。

（5）维生素B_1

1）不宜饮茶：饮茶可影响维生素B_1的吸收而使其疗效降低。

2）不宜食生鱼、蛤蜊：生鱼、蛤蜊肉含有破坏硫胺素的硫胺酶（维生素 B_1 分解酶），长期吃生鱼和蛤蜊，会造成维生素 B_1 缺乏，降低药效。

3）不宜与口服避孕药合用：因避孕药可加速维生素 B_1 的代谢，如长期服用避孕药，应适当补充维生素 B_1，以预防维生素 B_1 缺乏。

4）不宜与含有鞣质的中药或中成药合用：如中药五倍子、桂皮、狗脊、侧柏等，中成药四季青片、虎杖浸膏片、感冒宁、复方千日红片、肠风槐角丸、肠连丸、紫金粉、舒痔丸、七厘散等，所含鞣质可与维生素 B_1 结合而发生沉淀。

5）不宜与阿司匹林合用：维生素 B_1 如与阿司匹林同服，会使阿司匹林析出的水杨酸蓄积致毒，不但对治病不利，而且还会给患者带来新的病症。

6）不宜与氢氧化铝凝胶合用：维生素 B_1 与氢氧化铝凝胶合用，使氢氧化铝凝胶的吸附作用而减少其吸收，降低其疗效。

7）不宜与氨茶碱合用：因本品在碱性溶液中不稳定，同用降低疗效。

（6）温补类药物：本病急性期忌用温补类药物；如红参、干姜、丁香、菟丝子、淫羊藿、鹿茸、牛鞭、黄狗肾等，以免助阳生火，致病情加重。

十三、原发性心肌病

【概述】

原发性心肌病是指目前原因尚未清楚的心肌病。1980 年世界卫生组织和国际心脏协会制订了原发性心肌病的定义：原发性心肌病是原因不明的心肌疾病。除外先天性发育缺陷、瓣膜病、全身或肺血管病、单独的心包疾病、单独的传导系统疾病及心外膜冠状动脉等心脏疾病，任何原因引起的心脏病均属本病范畴。

原发性心肌病是一组以缓慢发生而原因不明的心脏增大为特点，最后发展为心力衰竭的心脏病。目前心肌病的病理生理分类是：①扩张型（充血型）原发性心肌病；②肥厚型原发性心肌病；③限制/闭塞型原发性心肌病。

1. 病因

扩张型原发性心肌病病因尚不完全清楚，除特发性、家族遗传外，近年认为病毒感染是其重要原因，病毒对心肌的直接损伤，或体液、细胞免疫反应所致心肌炎可导致和诱发扩张型原发性心肌病。此外，围生期、酒精中毒、抗肿瘤药、代谢异常等多因素亦可引起本病。肥厚型原发性心肌病常有明显家族史（约占 1/3），目前认为是常染色体显性遗传疾病，肌节收缩蛋白基因（sarcomeric contractile protein genes）突变是主要的致病因素。还有人认为儿茶酚胺代谢异常、高血压、高强度运动等均可作为本病发病的促进因子。

2. 诊断要点

（1）扩张型原发性心肌病

1）心脏增大。

2）充血性心力衰竭。

3）心电图 ST－T 波变化或有各种心律失常。

4）有昏厥发作。

5）发生体循环或肺循环动脉栓塞。

6）无明显心衰的患者在心尖区听到第三心音或第四心音奔马律。

（2）肥厚型原发性心肌病

1）患者有劳力性呼吸困难、胸前不典型的心绞痛或不明原因的晕厥，1 个以上症状者。

2）胸骨左缘下端近心尖处可听到收缩中期或晚期喷射性杂音，部分患者伴收缩期震颤。

3）心电图左心室肥厚及 ST 段 T 波的改变。

4）超声心动图可显示增厚的心室壁及心室收缩期流出道狭窄等。

5）心室造影可显示特征性的心脏变形。

（3）限制型原发性心肌病

1）劳力性呼吸困难及端坐呼吸。

2）心电图常有房室传导阻滞、束支传导阻滞、心律失常。

3）左心室或右心室舒张末压增高，心室收缩功能大致正常。

4）左右心室收缩及舒张末期内径正常或轻度增大。左、右心房明显增大。

5）临床上出现右心衰竭者，出现下肢肿、肝大、腹水。

【饮食宜忌】

1. 饮食宜进

（1）饮食原则

1）宜适当多进食富含蛋白质及维生素饮食。

2）除急性期重症外，宜酌情给予流质、半流质饮食乃至软食。

3）饮食宜清淡、易消化。

4）急性期宜选食具有清热解毒作用之食品，如萝卜、橄榄、鱼腥草等。慢性期及后遗症宜选食具有补益气血或镇心安神作用之食品，如红枣、莲子、百合、蜂蜜等。

（2）药膳食疗方

1）煅龙骨30g，捣碎，入锅内，加水300mL，煎1小时，去渣取汁，加入糯米100g，再加水600mL，红糖适量煮成稀粥，早晚空腹热食。

2）麦冬10g，温水浸泡片刻，大枣2枚，冰糖适量，白糯米50g，同入沙锅内加水500mL，煮至麦冬烂熟，米花粥稠即可。每日早晚空腹食用。

3）柏子仁15g，猪心1只，将柏子仁放入猪心内，隔水炖熟食用，每3日1次。

4）荸荠30g，鲜梨1只，切片，煮沸3分钟，以汤代茶饮。

2. 饮食禁忌

（1）忌食辛辣刺激之品：辛辣刺激之品如京葱、大蒜、洋葱、芥末、韭菜、生姜等，可耗气伤阴。现代医学认为，辛辣品可刺激心脏，使心跳加快，提高机体代谢，增加心肌耗氧量，不利于心肌病的治疗和调护。

（2）忌饮浓茶和咖啡：茶和咖啡中所含的茶碱和咖啡因对心脏都有类似的作用，即加快心跳频率、提高心肌收缩力，从而引起心肌耗氧量增多。此外，茶碱和咖啡因还可刺激大脑，出现不安、兴奋和失眠，不仅妨碍了心肌病患者的安静休养，又可使心肌的损害加剧，引起严重的心律失常。

（3）忌饮酒：长期酗酒可以直接损伤心肌，使心肌变性，功能减退。烈酒还可以通过提高机体代谢、扩张血管，直接作用于心脏，引起心跳加快，心肌耗氧量增多，从而使炎症心肌发生更严重的损害。

（4）忌吸烟：吸烟有百害而无一利，对心脏而言，香烟中所含的尼古丁和香烟燃烧时产生的一氧化碳可使全身血管收缩，血红蛋白含量下降，致使心脏负担加重，心肌缺血缺氧，从而加剧心肌损害。

（5）忌食腥膻发物：心肌病患者应忌腥膻之品，如橡皮鱼、鲑鱼、黄鱼、带鱼、鳝鱼、黑鱼、虾、蟹等，这类发物可助时邪疫气，酿痰生湿，瘀阻心络，从而加重心肌病变，不利于疾病的早日康复。

（6）并发心力衰竭见有水肿者，应限制食盐的摄入量乃至禁盐。

【药物宜忌】

1. 西医治疗

（1）扩张型心肌病

1）心力衰竭的常规治疗

①血管紧张素转换酶抑制剂（ACEI）：可以改善心力衰竭时血流动力学变化，还能改善心力衰竭时神经激素异常激活，从而保护心肌。常用药物包括卡托普利6.25mg，每日3次，口服，可增加至50mg，每日3次；依那普利2.5mg，每日2次，口服，可增加至10～20mg，每日2次；培哚普利2mg/d，可增加至4～8mg/d。同时使用利尿剂者应注意低血压反应。不能耐受ACEI改用血管紧张素拮抗剂（ARB）治疗，坎地沙坦4～8mg/d，口服，可增加至32mg/d；缬沙坦20～40mg/d，可增加至160mg，每日2次；氯沙坦25～50mg/d，口服，可增加至50～100mg/d；厄贝沙坦150mg/d，口服，可增加至300mg/d。

②β受体阻滞剂：可以改善心力衰竭时神经激素机制的过度激活，同时可以抑制抗β_1受体抗体介导的心肌损害。心衰患者水潴留改善后开始应用β受体阻滞剂，适用于心率快、室性心律失常、抗β_1受体抗体阳性的患者。常用药物包括美托洛尔缓释片或平片从6.25mg，每日2次开始，每2周剂量加倍，逐渐增加到25～100mg，每日2次。卡维地洛从6.25mg，每日2次，每2周剂量加倍，逐渐增加到25mg，每日2次。

③螺内酯：可以抑制心肌纤维化和改善心衰患者预后。剂量：10～20mg/d，每日1次。肾功能损害、血钾升高者不宜使用。

④利尿剂：呋塞米20～40mg，口服，每日1次，间断利尿，同时补充钾、镁和适当的钠盐饮食。

⑤正性肌力药：洋地黄剂量宜偏小，地高辛基本剂量为0.125mg/d。非洋地黄类正性肌力药如多巴酚丁胺剂量100～250μg/min，多巴胺剂量250～500μg/min，在病情危重期间短期应用3～7日，改善患者症状，度过危重期。

2）改善心肌代谢：辅酶Q_{10} 20mg，每天3次，口服，参与氧化磷酸化及能量的生成过程，并有抗氧自由基及膜稳定作用

3）栓塞预防：阿司匹林75～100mg/d，华法林1.5～3mg/d，根据INR 1.8～2.5调节剂量，防止附壁血栓形成，预防栓塞。

4）预防猝死：主要是控制诱发室性心律失常的可逆性因素：①纠正心衰，降低室壁张力。②纠正低钾低镁。③改善神经激素功能紊乱。

（2）肥厚型心肌病

1）有或无梗阻的成年 HCM 患者均应服用 β 受体阻滞剂治疗心绞痛或呼吸困难等症状。普萘洛尔（心得安）10～20mg，每日 3 次，口服；或美托洛尔 25～100mg，每日 2 次，口服。窦性心动过缓或严重传导异常时慎用；若小剂量 β 受体阻滞剂无法控制心绞痛或呼吸困难症状，可逐步增至最大剂量，静息心室率一般在 60～65 次/分；β 受体阻滞剂无效或存在禁忌证时可考虑维拉帕米，自低剂量开始，增至 480mg/d，分 3～4次，口服，严重心力衰竭或窦性心动过缓慎用；地尔硫䓬治疗亦有效，用量为30～60mg，每天 3 次，口服。β 受体阻滞剂与钙拮抗剂合用能够减少副作用而增加疗效。

2）对单用 β 受体阻滞剂或维拉帕米无效的患者，可考虑联合应用丙吡胺；非梗阻性 HCM 患者，应用 β 受体阻滞剂、维拉帕米或联用后仍存在呼吸困难时，可加用口服利尿剂。

3）儿童或成人 HCM 患者，应用 β 受体阻滞剂控制心绞痛或呼吸困难等症状有效，但需要监测其不良反应；血管紧张素转化酶抑制剂（ACEI）或血管紧张素Ⅱ受体拮抗剂（ARB）对改善收缩功能正常的 HCM 患者的临床症状效果不明显，梗阻患者应慎用。

4）胺碘酮：可控制室性心律失常和减少猝死，用于合并室性心律失常的高危患者。胺碘酮用量为 100～200mg/d，口服。

5）抗凝治疗：凡是有心房颤动的 HCM 患者，均应行抗凝治疗，以防发生脑卒中。抗凝治疗可选用阿司匹林（100mg/d）及华法林（INR 在 1.5～2.5），以华法林的抗凝效果最好。

6）利尿剂：对于那些使用 β 受体阻滞剂或维拉帕米治疗后仍有心力衰竭症状的患者，加用利尿剂可望改善症状；但由于患者多存在舒张功能不全，需要相对高的充盈压才能达到心室充盈；并且使用利尿药以后，心脏前负荷减轻，回心血量减少，因而可能加重梗阻症状及电解质紊乱导致心律失常，故使用利尿剂要慎重。

7）慎用血管扩张剂：包括 ACEI、ARB、硝酸酯类以及二氢吡啶类 CCB。由于患者的心肌肥厚是由基因突变引起的，所以使用 ACEI 或 ARB 治疗是无效的。最好的治疗药物是 β 受体阻滞剂，该药不仅能减弱心肌收缩力，而且还能降低心率，这 2 种药理作用均有助于减轻左心室流出道梗阻的程度。肥厚性梗阻型心肌病心率控制范围一般以降至 60 次/分左右为宜。

8）慎用洋地黄：由于洋地黄增加心肌收缩力，因此必然加重左心室流道梗阻。但若患者合并快速性心房颤动，使用洋地黄类药物减慢心室率，则可能会缓解患者的症状。但控制患者心房颤动的心室率应首选 β 受体阻滞剂，次选非二氧吡啶类 CCB（地尔硫䓬或维拉帕米）。

9）严重心力衰竭患者的治疗：治疗的方法取决于有无流出道梗阻。若无流出道梗阻而又伴有严重心力衰竭，说明患者多处于终末期，可加用利尿剂、ACEI 等；合并快速性心房颤动者可给予洋地黄，必要时停用 β 受体阻滞剂。

（3）手术治疗：药物治疗仍无效或病情进一步恶化者，应考虑手术治疗。外科手术是缓解和解除流出道梗阻的有效和标准治疗方法。有条件可行心脏移植治疗。

（4）双腔起搏（DDD）：若患者不能或不愿意手术治疗，置入 DDD 仍是治疗的选择方法之一。

（5）室间隔减容治疗。

2. 中医治疗

（1）辨证治疗

1）心气不足

主症：心悸善惊，少寐多梦，气短乏力，动则心悸，心神不安。舌质淡，苔薄，脉细数或沉细无力。

治法：补益心气，养心安神。

方药：五味子汤加减。党参、太子参、黄芪、黄精各 15g，炙甘草、五味子、麦冬、酸枣仁、柏子仁各 10g，合欢皮 12g，龙齿 20g。

加减：若兼见肢冷畏寒者，加桂枝 10g；尿少水肿者，加白术 12g，茯苓 15g，泽泻 15g。

用法：水煎服，每日 1 剂。

2）气阴两虚

主症：心悸气急，活动加剧，头晕乏力，面红盗汗，心烦失眠。舌质偏红，苔薄，脉细数或结代。

治法：益气养阴。

方药：生脉散合七福饮。党参、太子参、黄精、生地黄各 15g，麦冬 12g，酸枣仁、远志、当归、五味子各 10g，甘草 6g。

加减：若兼心脾两虚，气血不足者，宜选用归脾汤；若为心血不足，心气亏虚者，宜选用炙甘草汤。

用法：水煎服，每日 1 剂。

3）心血瘀阻

主症：胸闷胸痛，痛有定处，心悸气短。舌质暗或紫，或有瘀点、瘀斑，舌苔薄白，脉弦细或弦。

治法：理气活血化瘀。

方药：血府逐瘀汤加减。丹参 15g，桃仁 12g，红花、赤芍、川芎、当归、川牛膝、枳壳、郁金、延胡索各 10g。

加减：若气短明显，脉细者，酌加黄芪 15g，黄精 10g；四肢不温，舌淡胖者，加桂枝、制附片、淫羊藿各 10g。

用法：水煎服，每日 1 剂。

4）心脾阳虚

主症：气短乏力，腹胀纳呆，不思饮食，身寒肢冷，水肿尿少。舌淡苔薄，脉细无力。

治法：益气温中，补益心脾。

方药：理中丸合保元汤。人参（另煎）、桂枝各10g，白术12g，黄芪、山药、茯苓各15g，干姜、甘草各6g。

加减：若心悸不宁，加酸枣仁10g，龙齿25g；水肿者，加泽泻15g，防己12g。

用法：水煎服，每日1剂。

5）痰浊中阻

主症：心悸气短，咳嗽喘息，动则加剧，痰多白腻，恶心纳呆。舌苔白厚腻，脉滑数。

治法：祛痰健脾。

方药：导痰汤加减。陈皮、法半夏、制天南星、枳壳、苏子、炙远志、苍术各10g，茯苓、薏苡仁各15g，甘草6g。

加减：若痰蕴久化热，苔黄腻者，可加黄连5g，竹茹10g；气喘明显者，可加党参12g。

用法：水煎服，每日1剂。

6）肾阳不振

主症：怔忡倦怠，畏寒肢冷，腰酸背痛，伴尿频多，尿量少，水肿，面色苍白。舌苔薄，脉细弱或结代。

治法：温阳利水。

方药：真武汤加减。制附子（先煎）、补骨脂、白术各12g，茯苓、车前草各15g，生姜、肉桂、甘草各6g。

加减：若兼见腹满便溏者，可合用理中汤；若兼恶心呕吐者，加法半夏、陈皮。

用法：水煎服，每日1剂。

7）阳气虚脱

主症：重度气急，不能平卧，烦躁不安，大汗淋漓，四肢厥冷，尿少水肿。舌苔薄，脉细微或浮脉。

治法：回阳救逆。

方药：参附汤加减。人参（另煎）15g，炮附子（先煎）10g，干姜10g，五味子6~10g。

加减：若大汗，烦躁者，还可加山茱萸肉15g，龙骨、牡蛎各30g。

用法：水煎服，每日1剂。

（2）验方

1）温阳和血汤：用于原发性扩张型心肌病的治疗。基本方：制附子15g，炙黄芪、党参、丹参各30g，泽泻20g，茯苓12g，白术、麦冬、北五味、淫羊藿、炙甘草各10g。腹胀者，加山楂、橘皮；伴寐欠佳者，加炒酸枣仁、柏子仁、首乌藤，水煎服，每日1剂，3周为1个疗程，同时用丹参注射液20mL，加5%葡萄糖250mL，静脉滴注。一般3~4个疗程获效者需再服3~4周，然后交替服用归脾丸、金匮肾气丸3个月，以巩固疗效。

2）人参、三七、沉香等量研末，每次1g，每日3次，用于心功能不全早期或心绞痛者。

3）乳香、没药各10g，血竭15g，冰片6g，共研细末，每次1g，每日3次，用于有心绞痛者。

4）复方丹参片3～4片，每日3次，用于血瘀或有心绞痛者。

5）生脉饮1～2支，每日3～4次，用于心气不足、心功能不全者。

6）舒心口服液20mL，每日2次，用于气虚血瘀的心功能不全、心绞痛者。

3. 药物禁忌

（1）洋地黄：参见病毒性心肌炎。

（2）β受体阻滞剂

1）阿普洛尔与乙醚麻醉药：因二者合用可增强对心肌的抑制作用，易引起心律失常等不良反应。

2）普萘洛尔与西咪替丁：因西咪替丁可使肝微粒体酶系对普萘洛尔的代谢减慢，使肝脏对普萘洛尔的首次通过效应减弱，所以二者合用可延长普萘洛尔的半衰期，使血药浓度升高2～3倍，还可增加普萘洛尔抑制心率的作用，导致严重的心动过缓，血压下降。

3）普萘洛尔与甲基多巴：因普萘洛尔可增强甲基多巴的代谢产物α－甲基去甲肾上腺素的升压作用，所以两药同时服用时，普萘洛尔应减少剂量，以避免发生脑血管意外。

4）普萘洛尔与可乐定：因普萘洛尔属β受体阻滞剂，与降压药可乐定同服可加重停用可乐定的反跳现象，并有致死的报道。

5）普萘洛尔与噻嗪类利尿剂（双氢克尿噻）：有研究资料表明，二者并用可引起血浆极低密度脂蛋白、三酰甘油、磷脂及胆固醇浓度增高，有增加冠心病的潜在危险。

6）普萘洛尔与洋地黄：因普萘洛尔有增加洋地黄毒性的作用，所以二者一般不宜同用。对已洋地黄化的患者则当禁忌同用。

7）普萘洛尔与单胺氧化酶抑制剂：因普萘洛尔与单胺氧化酶抑制剂（如帕吉林、呋喃唑酮等）合用，可引起严重的中枢兴奋反应，导致高血压。所以在这些药停用2周内，不宜用普萘洛尔。

8）普萘洛尔与氨茶碱：因普萘洛尔与氨茶碱对磷酸二酯酶的作用相反，同服可使两者的作用部分相互抑制。

9）普萘洛尔与维拉帕米：因两药都有钙离子拮抗作用，维拉帕米抑制钙离子通过细胞膜，而且β受体阻滞剂普萘洛尔可影响钙离子在肌浆网中贮存，因此两药同用可导致心肌收缩力显著减弱，甚至心跳骤停，因而应避免同用。

10）普萘洛尔与酶促药物：因普萘洛尔与具有酶促作用的药物如卡马西平、苯巴比妥、苯妥英钠等同用，可发生酶促效应，使普萘洛尔疗效降低。

11）普萘洛尔与氯苯那敏及含氯苯那敏的中成药：氯苯那敏能使普萘洛尔的阻断肾上腺素能β受体作用减弱，疗效降低。含氯苯那敏的中成药如感冒清等亦有类似作用，所以临床均不宜合用。

（3）多巴胺（3－羟酪胺，儿茶酚乙胺）

1）鱼精蛋白：将多巴胺加入鱼精蛋白中静脉滴注，结果证实能够维持心率、血压在稳定状态，缓解鱼精蛋白对心血管的副作用。

2）多巴酚丁胺：小量多巴胺加适量多巴酚丁胺可使心排血量增加，扩张肾动脉。这种联用比固定剂量的联用或较大剂量的单独用药更有利。两药联用时，多巴胺剂量不应超过肾血管扩张所需剂量［3～5μg/(kg·min)］，多巴酚丁胺剂量应根据患者血流动力学状态逐步调整［5～15μg/(kg·min)］。

3）单胺氧化酶抑制剂：可使多巴胺作用时间及强度增加，联用时多巴胺用量要减少至90%，静脉滴注要缓慢，以防高血压危象。

4）普萘洛尔：可抑制多巴胺所致心率过速。

5）去甲肾上腺素，异丙肾上腺素，间羟胺：与多巴胺联用可增强抗休克效应，但剂量应酌减。

6）呋塞米：与多巴胺联用利尿效果显著增强。

7）α受体阻滞剂：可拮抗低浓度多巴胺α受体激动作用，呈现β受体激动作用，联用时产生协同的扩张血管效应。

8）苯妥英钠：与多巴胺联用可发生低血压反应，机制不详。

9）环丙烷，氯烷，氯仿：与多巴胺联用可诱发心律失常。

10）麦角生物碱：与多巴胺联用可增加肢端坏死的发生率。

11）碱性溶液：多巴胺在碱性溶液中不稳定。

12）酚妥拉明：可拮抗多巴胺的升压作用。

13）西咪替丁：个例报道，多巴胺与西咪替丁混合静脉注射，立即发生室上性心动过速，分别应用时则无此现象，其机制不明。

14）参附注射液：可加强升压药多巴胺、间羟胺的升压作用，可减少对升压药的依赖性。

15）不可配伍液体：碳酸氢钠注射液及其他碱性液体。

16）不可配伍药物：一般不宜加入任何其他药物。

（4）维拉帕米（异搏定，戊脉安，凡拉帕米，异搏停）

1）吲哚美辛：维拉帕米、硝苯地平和粉防己碱均可加强吲哚美辛的镇痛效应。

2）异丙肾上腺素：维拉帕米可抑制其对血压、心率、冠状动脉循环等方面的影响。

3）钙剂：维拉帕米可选择性拮抗钙离子对平滑肌的兴奋收缩作用。钙剂对预防和治疗维拉帕米所致低血压及心律失常有效。

4）奎尼丁：维拉帕米可抑制奎尼丁转律后的室率增快，但两药抑制心肌呈相加作用，联用可产不良后果。

5）丁螺环酮（buspirone）：维拉帕米和地尔硫䓬等肝细胞色素转化酶CYP3A4抑制剂，可使丁螺环酮的血药浓度明显增高（抑制代谢），使其药理作用及副作用增强。

6）胺碘酮：与维拉帕米的抑制心肌和传导作用呈相加性，两药联用可发生窦性心率过缓和加重传导阻滞，且阿托品难以纠正。

7）β受体阻滞剂（普萘洛尔）：与维拉帕米联用可产生相加性不良反应（低血压、心动过缓心肌收缩力减弱等），甚至心跳骤停。如已用此类药则需停药2周以上，再用维拉帕米。

8）阿替洛尔：与维拉帕米联用可发生不良反应（低血压、PR间期延长、阿替洛尔血药浓度增高等），在肝、肾功能不良者反应尤为严重。

9）地高辛：维拉帕米可使地高辛血药浓度升高60%～70%，个别可达2倍；地高辛致房室传导阻滞患者禁用维拉帕米。两药联用1～2周后，部分患者特别是老年患者或肾功能减退的患者，可发生轻至中度的地高辛中毒表现，有的出现心脏传导阻滞，甚至发生室颤及停搏。地高辛浓度的增加直接与维拉帕米的剂量有关，机制：①维拉帕米抑制肾小管分泌地高辛，使肾脏对地高辛的清除率减少50%左右；②减少地高辛由肾外排泄，如胆道排泄；③维拉帕米可与组织中的地高辛受体结合，减少地高辛的分布容量；④增加胃肠道对地高辛的吸收。两药必须联用时，宜根据患者的心肾功能调整剂量。对心功能Ⅰ～Ⅱ级患者，地高辛用量应酌减1/3～1/2，维拉帕米用量不超过160mg/d。心功能Ⅱ～Ⅲ级患者，可维持原剂量，维拉帕米应减少用量，一般不超过120mg/d。两药联用以不超过2周为宜。对于老年患者及肾功能减退患者不宜联用，以免发生地高辛致命性中毒。

10）利福平：可降低口服维拉帕米生物利用度，联用时应增加维拉帕米用量。

11）磺吡酮：可提高维拉帕米代谢清除率，降低生物利用度。

12）卡马西平：维拉帕米可使其血药浓度增高46%，延迟卡马西平清除而产生神经毒性作用。

13）氨茶碱：维拉帕米可抑制其代谢，降低茶碱清除率。

14）阿司匹林：可逆转维拉帕米降压作用。

15）锂盐：与维拉帕米有药效协同作用，但可发生锂盐神经毒性症状。

16）降血糖药：维拉帕米有降糖作用，联用时应调整降糖药（包括胰岛素）用量。

17）硝苯地平：与维拉帕米联用治疗高血压，疗效优于单一用药，可减少用量和相互减少副作用，但有明显心力衰竭患者仍属禁忌。

18）卡托普利：与维拉帕米联用有协同性降压作用，并可减少副作用；但老年人剂量过大可致低血压。

19）氨苄青霉素钠、乙氧萘青霉素钠、苯唑青霉钠、美洛西林钠：与维拉帕米混合可产生沉淀，禁忌配伍。

20）奎尼丁：可抑制维拉帕米转律后室率增快，但应注意两药抑制作用相加带来的不良后果。

21）西咪替丁：可延缓维拉帕米的体内消除（药酶抑制作用）。

22）注射禁忌：盐酸维拉帕米不能以任何方法与其他药物混合注射。

余参见“病毒性心肌炎”与“心力衰竭”。

十四、急性心包炎

【概述】

急性心包炎是心包脏层和壁层的急性炎症，可由细菌、病毒、自身免疫、物理、化学等因素引起。

1. 病因

（1）特发性（非特异性）：病因不明。

（2）感染性疾病：包括病毒、细菌、结核、真菌等。病毒包括：柯萨奇病毒A、B，埃可病毒，腺病毒，流感病毒，EB病毒，乙肝病毒，HIV，巨细胞病毒等；细菌包括：肺炎球菌、葡萄球菌、链球菌、革兰阴性杆菌、脑膜炎奈瑟菌、嗜肺军团菌、分枝杆菌（结核分枝杆菌等）；真菌包括：组织胞浆菌、念珠菌、放线菌、奴卡菌等；其他病原体：立克次体、螺旋体、支原体、肺吸虫、阿米巴原虫和包囊虫等。

（3）伴其他器官或组织或系统疾病的心包炎

1）自身免疫性疾病：如急性风湿热，类风湿关节炎，系统性红斑狼疮（SLE），皮肌炎，硬皮病，多关节炎，心肌梗死后综合征，心包切开后综合征，肾移植，进行性系统性硬化症等。

2）过敏性疾病：如血清病，过敏性肉芽肿和过敏性肺炎等。

3）邻近器官的疾病：如心肌梗死，主动脉夹层，肺栓塞，胸膜、肺和食管疾病等。

4）内分泌代谢性疾病：如尿毒症、糖尿病、痛风、爱迪生病、胆固醇性心包炎、甲状腺功能减退症等。

5）其他：如胰腺炎、地中海贫血、肠源性脂肪代谢障碍、非淋病性关节炎、结膜、尿道综合征等。

（4）物理、医源性病因

1）心脏手术相关综合征。

2）创伤：如穿透伤、钝器伤、异物、心导管、人工心脏起搏器及心脏按摩等的创伤。

3）放射治疗。

（5）恶性肿瘤性心包炎

1）原发性：间皮瘤、肉瘤等。

2）继发性：肺癌，乳腺癌，白血病，霍奇金病，淋巴瘤等心包转移或浸润。

2. 临床表现

(1)纤维蛋白性心包炎

1)症状：心前区疼痛为主要症状，如急性非特异性心包炎；缓慢发展的结核性或肿瘤性心包炎疼痛症状可能不明显。疼痛性质可尖锐，与呼吸运动有关，常因咳嗽、深呼吸、变换体位或吞咽而加重；位于心前区，可放射到左颈部、左肩、左肩胛骨，也可达上腹部；疼痛也可呈压榨样，位于胸骨后。本病所致的心前区疼痛与心肌梗死疼痛类似，需注意鉴别。

2)体征：心包摩擦音是纤维蛋白性心包炎的典型体征，因炎症变得粗糙的壁层与脏层在心脏活动时相互摩擦而发生，呈抓刮样粗糙音。与心音的发生无相关性，往往盖过心音又较心音更接近耳边；典型的摩擦音可听到与心房收缩、心室收缩和心室舒张相一致的三个成分，但大多数为与心室收缩、舒张相一致的双相性摩擦音；多位于心前区，以胸骨左缘三、四肋间最为明显；坐位时身体前倾、深吸气或将听诊器附件加压更容易听到。心包摩擦音可持续数小时或数天、数周；当积液增多将两层心包分开时，摩擦音即消失，但如果有部分心包粘连仍可闻及。心前区听到心包摩擦音就可作出心包炎的诊断。

(2)渗出性心包炎：临床取决于积液对心包的压塞程度，轻者仍能持续正常的血流动力学，重者则出现循环障碍或衰竭。

1)症状：呼吸困难是心包积液时最突出的症状，可能与支气管、肺受压及肺淤血有关。呼吸困难严重时，患者呈端坐呼吸，身躯前倾，呼吸浅速，面色苍白，可能有发绀，也可因压迫气管、食管而产生干咳、声音嘶哑及呼吸困难。此外尚可有发冷、发热、心前区或上腹部闷胀、乏力、烦躁等。

2)体征：心脏叩诊浊音界向两侧增大，皆为绝对浊音区；心尖搏动弱，位于心浊音界左缘的内侧或不能扪及；心音低而遥远；在有大量积液时可在左肩胛骨下出现浊音及有左肺受压迫所引起的支气管呼吸音，称心包积液征（Ewart 征）；少数病例中，在胸骨左缘第三、四肋间可闻及心包叩击音。大量渗液可使收缩压降低，而舒张压变化不大，故脉压变小。按积液时心脏压塞程度，脉搏可正常、减弱或出现奇脉；大量渗液可累及静脉回流，出现颈静脉怒张、肝大、腹水及下肢水肿等。

3)心脏压塞：快速心包积液时可引起急性心包压塞，出现明显心动过速、血压下降、脉压变小和静脉压明显上升，如心排血量显著下降，可产生急性循环衰竭、休克等。如积液积聚较慢，可出现慢性心脏压塞，表现为体循环淤血、颈静脉怒张、静脉压升高、奇脉等。

3. 辅助检查

(1)实验室检查：取决于原发病，感染性者常有白细胞计数增加、血沉增快等炎症反应。

(2)X 线检查：对纤维蛋白性心包炎诊断价值大，对渗出性心包炎有一定价值；可见心脏阴影向两侧增大，心脏搏动减弱或消失；尤其是肺部无明显充血现象而心影显著增大是心包积液的有力证据，可与心力衰竭相区别。成人液体量少于 250mL、儿童少于 150mL，X 线难以测出其积液。

（3）心电图：心包本身不产生电动力，急性心包炎时心电图异常来自心包下的心肌，主要表现为：①ST 段抬高，见于除 aVR 导联以外的所有常规导联中，呈弓背向下型，aVR 导联中 ST 段压低。②心包积液时有 QRS 低电压，大量渗液时可见电交替。

（4）超声心动图：对诊断心包积液简单易行，迅速可靠。M 型或二维超声心动图中均可见液性暗区，以确定诊断。

（5）心包穿刺：可证实心包积液的存在并对抽取的液体做生物学（细菌、真菌等）、生化、细胞分类的检查，包括寻找肿瘤细胞等；抽取定量的积液也可解除心脏压塞症状；同时，必要时可经穿刺在心包腔内注入抗菌药物或化疗药物等。

（6）心包镜及心包活检：有助于明确病因。

【饮食宜忌】

1. 饮食宜进

（1）饮食原则

1）适当多进食富含蛋白质及维生素饮食。

2）急性期重症外，酌情给予流质、半流质饮食乃至软食。

3）饮食需清淡、易消化。

4）急性期应选食具有清热解毒作用之食品，如萝卜、橄榄、鱼腥草等。慢性期及后遗症宜选食具有补益气血或镇心安神作用之食品，如红枣、莲子、百合、蜂蜜等。

（2）饮食搭配

1）冬瓜与芦笋：芦笋有降压、降脂作用，若配以利尿、解毒生津的冬瓜，不仅清凉爽口，而且有良好的利尿及保健效果。

2）荠菜与瘦肉：二者搭配，有补心脾、益肾气、降血压的作用。

（3）药膳食疗方

1）萝卜橄榄茶：鲜萝卜 500g，橄榄 250g。文火共煎汤，代茶频服。

2）鸡肉糯米红枣粥：鸡肉 150g，红枣 30g，糯米 50g。共煮成粥，每日分 2 次服食。连食 5 ~7 日，或时时服食。

3）蒸龙眼肉：龙眼肉 50g。置碗内，隔水蒸熟。顿食或分 2 次食。每日 1 剂，连食 5 ~7 日。

2. 饮食禁忌

1）急性期重症者应禁食。

2）不宜食生冷、肥腻及辛辣等刺激性食物。

3）不可暴饮暴食、过饥过饱，忌过甜饮食。

4）并发心力衰竭见有水肿者，应限制食盐的摄入量乃至禁盐。

5）禁烟、酒及浓茶、咖啡。

【药物宜忌】

1. 西医治疗

（1）病因治疗

1）细菌性心包炎：属内科急症，需要迅速的闭式心包穿刺或外科引流，同时积极应用大量抗生素，并结合心包穿刺引流液做厌氧菌和需氧菌培养及抗生素敏感试验。化脓性心包炎容易复发，常需外科手术引流心包开窗，有稠厚的化脓性积液和存在稠密粘连者可能需要广泛的心包剥离术，以达到充分引流并阻止发展成缩窄性心包炎。如发生心包缩窄者，应积极行外科手术切除心包。

2）结核性心包炎：应尽早给予积极抗结核治疗，通常选用利福平（600mg/d）或链霉素（0.75g/d）+异烟肼（300mg/d）+乙胺丁醇［15mg/（kg·d）］，可加维生素 B_6（50mg/d）。用药 6 个月左右停异烟肼改二联用药。结核活动停止后仍需持续治疗 1 年，整个疗程至少 1 年半。

3）尿毒症性心包炎：包括强化透析和引流导致血流动力学受损的积液，症状性心包炎患者对起始的强化透析治疗几乎都有反应。

4）肿瘤性心包炎：对无症状性心包积液患者应针对原发疾病采用化学或激素治疗，可单用全身的药物治疗并利用超声心动图来观察积液的进展。在经皮心包穿刺或外科引流后向心包腔内滴注多西环素、米诺环素及博来霉素，可控制 85% 患者的恶性心包渗液。

（2）解除心包压塞：大量渗液或有心包压塞症状者，可施行心包穿刺术抽液减压。穿刺前应先做超声波检查，了解进针途径及刺入心包处的积液层厚度，必要时可在超声引导下完成穿刺操作。

（3）对症治疗：主要是解除患者的胸痛和呼吸困难。一般的急性心包炎对非类固醇抗炎药物（NSAID）反应良好，常用的 NSAID 剂量及用法如下：阿司匹林 650mg 6～8 小时 1 次；吲哚美辛 25～50mg 8 小时 1 次；或布洛芬 400mg 4～8 小时 1 次。从以上药物中选择一种，应用 4～10 日。

应用大剂量 NSAID 数周后无效或出现 NSAID 不能控制的复发性心包炎，需采用皮质激素进行治疗。常用以下 2 种药物：地塞米松 4mg 静脉注射可于几小时内缓解疼痛。泼尼松 60mg，每日 1 次，开始应用，几天后减量，每 3～5 日减 10mg，直到剂量为 15mg，每日 1 次，如果症状仍能控制，建议用 15mg 隔日 1 次，持续 5 日；然后用 10mg 隔日 1 次，持续 5 日；接着给予 5mg 隔日 1 次，再用 5 日；若无不适，停用泼尼松。

对予严重胸痛的患者，必要时可应用盐酸哌替啶或吗啡等止痛剂。

2. 中医治疗

辨证治疗：

（1）外邪侵袭

主症：发热汗出，胸痛，咳嗽，气促。舌苔薄黄或黄腻，脉滑数或结代。

治法：清热肃肺。

方药：银翘散加减。金银花、连翘、鱼腥草、紫花地丁、芦根各15g，桑叶12g，杏仁、桔梗各10g，甘草10g。

加减：若见气短乏力者，为正气受伤，可于方中加入太子参12g；若见身热不扬，头身困重者，为湿热蕴蒸，加用防己15g，薏苡仁30g，竹叶、黄芩各10g；若见身热面赤，胸闷，呼吸急促，大便秘结，舌苔黄腻或燥，脉滑数者，此为邪热与痰饮互结上焦，治当清热化痰、逐饮散结，可用大陷胸汤化裁治之，病势得减，则以小陷胸汤为主治疗；若见壮热汗出，胸痛，甚则神志不清，狂躁谵妄，口渴冷饮，小便黄赤等，为肺胃热炽者，治当清泄肺胃，可用白虎汤加味。

用法：水煎服，每日1剂。

（2）痰饮内停

主症：胸痛，或胸闷气憋，咳逆喘息，厌食，不能平卧，头晕心悸，肢体水肿，小便短少。舌苔白腻，脉沉滑或滑数。

治法：祛痰蠲饮，健脾扶中。

方药：葶苈大枣泻肺汤合苓桂术甘汤加减。葶苈子、白芥子、桂枝各10g，白术、车前子、泽泻各12g，甘草6g，大枣7枚。

加减：若胸闷、胸痛明显者，可加用瓜蒌皮15g，薤白10g；咳嗽痰多，清稀色白者，加干姜、五味子各6g，细辛3g，法半夏10g；舌质紫暗，或有瘀点者，加泽兰叶15g。

用法：水煎服，每日1剂。

（3）气滞血瘀

主症：心前区刺痛，痛有定处，心悸怔忡，胸闷憋气，或胁下有痞块。舌质紫暗有瘀点、瘀斑，苔薄，脉沉弦或弦细结代。

治法：行气活血，化瘀通络。

方药：膈下逐瘀汤加减。当归12g，赤芍、川芎、桃仁、红花、蒲黄、香附、郁金、延胡索各10g，桔梗6g，枳壳6g。

加减：若见气短乏力者，加黄芪20g；心悸怔忡明显者，加酸枣仁10g，生龙齿15g。

用法：水煎服，每日1剂。

（4）气阴两虚

主症：胸痛心悸，低热汗出或盗汗，手足心热，舌干口燥，咳嗽气短，身倦懒言。舌质淡红，脉细弱无力或结代。

治法：益气养阴。

方药：三才汤加味。人参（西洋参）6g，天冬、麦冬、知母、百合、杏仁、胡黄连各10g，沙参、生地黄、百部各15g。

加减：若夹痰者，加胆南星6g，远志10g，瓜蒌皮15g；兼瘀者，加牡丹皮10g，丹参15g；若见身热，劳累后加重，面色无华，头晕乏力，短气自汗，食少便溏，为气虚所致，可用补中益气汤治疗。

用法：水煎服，每日 1 剂。

3. 药物禁忌

（1）吲哚美辛

1）皮质激素：与吲哚美辛有协同性抗炎作用，两药联用可减少皮质激素用量，但可增强其对胃的刺激性。也有两药联用诱发感染性休克的报道。

2）保泰松：与吲哚美辛联用不能提高疗效，反而增强致胃溃疡作用。

3）降血糖药：与吲哚美辛联用可减少用量。

4）氯喹：与吲哚美辛联用治疗类风湿关节炎具有相辅相成的作用，但两药毒性亦呈相加性。

5）阿司匹林：与吲哚美辛有交叉过敏性，对阿司匹林过敏者，不宜用吲哚美辛，两药联用的疗效不如单用吲哚美辛。阿司匹林可使吲哚美辛血药浓度降低 20%。吲哚美辛也使阿司匹林吸收减慢。两药联用时相互减弱抗炎镇痛作用，并增加不良反应。

6）氨苯蝶啶：与吲哚美辛联用可加重肾功能损害。

7）口服抗凝药：与吲哚美辛联用可加重出血倾向，应减量慎用。

8）抗癫痫药：吲哚美辛可使癫痫发作增加，联用时应适当增加抗癫痫药的用量。

9）抗震颤麻痹药：吲哚美辛可降低其疗效。

10）丙磺舒：可抑制吲哚美辛排泄，可使吲哚美辛血药浓度成倍升高，可能出现头痛、眼花、恶心等中毒症状，增加毒副作用。吲哚美辛可减弱丙磺舒的作用。

11）布美他尼：吲哚美辛可降低其利尿效应。

12）氟哌啶醇：与吲哚美辛联用可产生严重困倦反应。

13）呋塞米：吲哚美辛可消除呋塞米的降压作用和排钠作用。吲哚美辛可减弱噻嗪类利尿剂和普萘洛尔的降压作用，特别是老年患者应避免联用。

14）强心苷：吲哚美辛可使强心苷的半衰期延长 1 倍，减少肾脏对地高辛的清除率，联用时应监测强心苷血药浓度。吲哚美辛可减少肾脏对地高辛的清除率，使地高辛的半衰期延长 1 倍，尤其对新生儿和早产儿的影响严重。两药联用时，新生儿地高辛用量应减半，并监测血药浓度和尿排出量。

15）双嘧达莫：与吲哚美辛联用可致明显的水潴留。

16）山楂：可增加吲哚美辛重吸收，提高疗效，但两药不宜同时服用。

17）芫花：吲哚美辛可消除芫花部分缩宫作用。

18）瑞培林：其中所含保泰松可使吲哚美辛致溃疡和出血的发生率升高，两药联用尚可引起造血系统损害、中毒性肝炎和肾损害。

19）吡罗昔康：与吲哚美辛联用药效增强，但胃肠刺激加剧，可致胃出血、造血功能及肾功能损害。

20）布洛芬：与吲哚美辛竞争蛋白结合部位，可使布洛芬血药浓度升高，不良反应加剧，并增加肝肾损伤。

21）碳酸氢钠：可促进吲哚美辛解离而刺激胃黏膜，加重胃损害。

22）氨茶碱：吲哚美辛可削弱氨茶碱的止喘作用。

23）利血平，氢氯噻嗪：吲哚美辛可降低其降压作用；亦可降低噻嗪类、髓袢利尿剂、α 和 β 肾上腺素能阻滞剂及血管紧张素转换酶抑制剂的抗高血压作用。

24）二氟尼柳：可使吲哚美辛血药浓度升高 30% ~35%。

25）氟喹诺酮类抗菌药：与吲哚美辛联用可能发生惊厥、癫痫等毒副反应。

26）抗酸药：可减轻吲哚美辛的胃肠刺激作用，但可引起吲哚美辛血药浓度降低。

27）疫苗：吲哚美辛可加重活疫苗的免疫反应。

28）卡托普利：吲哚美辛可消除卡托普利所致干咳。机制：抑制卡托普利所致咳嗽反射敏感性增高。亦可减弱卡托普利的抗高血压作用。

（2）异烟肼

1）葡萄糖或苯甲醇：葡萄糖或苯甲醇能促进异烟肼分解，降低其疗效。

2）安达血平：异烟肼与安达血平合用可增加异烟肼的毒性反应。

3）泼尼松：泼尼松为药酶诱导剂，能使异烟肼在肝脏发生快速乙酰化代谢，而造成肝功能受损，并且当抗结核药物用量不足以控制结核时，异烟肼与泼尼松合用有可能导致结核扩散。另外，糖皮质激素还能掩盖结核病症状，易使患者丧失警惕而失去及时治愈的机会，故异烟肼一般不宜与泼尼松合用。但对结核性胸膜炎、结核性腹膜炎并且有积液者，泼尼松可与异烟肼合用，但合用不得超过 6 周。

4）苯海拉明：苯海拉明能使胃肠道蠕动减慢，使异烟肼吸收减少，血药浓度降低，疗效减弱。

5）苯妥英钠：异烟肼与苯妥英钠合用，可使苯妥英钠的代谢受到抑制，从而增加其中毒机会。

6）肼屈嗪：异烟肼和肼屈嗪均经乙酰化代谢而失活，二者合用时可使异烟肼血药浓度增高而蓄积中毒。

7）复方磺胺甲噁唑：异烟肼与复方磺胺甲噁唑合用有可能引起急性溶血性贫血。

8）麻黄碱，苯丙胺，抗胆碱药：异烟肼与麻黄碱、苯丙胺及抗胆碱药（如阿托品、苯海索、氯化琥珀胆碱等）合用可导致不良反应增强。

9）硫酸亚铁，氢氧化铝，三硅酸镁：因为异烟肼易与铁、镁、铝离子生成螯合物而影响酶的活性，导致其疗效降低。若两药必须联用时，应间隔 3 ~4 小时给药。

10）双硫醒（戒酒硫）：异烟肼和双硫醒都对肾上腺素能神经递质的代谢有影响，二者合用可导致精神的改变。

11）哌替啶：异烟肼与哌替啶合用可使某些患者出现严重甚或致死性反应（如低血压、昏迷等）。

12）酒花素片：因为酒花素片含有氢氧化铝，能干扰异烟肼的吸收，降低其疗效。

13）含铁、镁、铝、钙等离子的中成药：异烟肼易与铁、镁、铝、钙等离子生成螯合物而影响酶的活性，降低其疗效，故异烟肼不宜与含铁、镁、铝、钙等离子的中成药（如防风丸、止咳橘红丸、鹭鸶涎丸、清眩丸、追风丸、明目上清丸、牛黄上清丸、黄连丸、胃痛宁、舒胃丸、白金丸、震灵丹、女金丹等）合用。

（3）利福平

1）对氨水杨酸钠：因为对氨水杨酸制剂常含皂土类物质，可延长胃排空时间，显著减慢和降低利福平的吸收，易使结核杆菌对利福平产生耐药性。如果必须联用，两药给药时间应间隔 8 小时。

2）口服避孕药：利福平具有药酶诱导作用，可加速避孕药中雌激素分解，降低口服避孕药的效力，二者合用时可引起月经周期紊乱、经量减少或月经过多，避孕失败。故育龄期患结核病的妇女需服用利福平时，应采取其他避孕措施。

3）巴比妥类（如苯巴比妥）：巴比妥类药物能加速利福平的代谢，降低利福平的血药浓度，削弱其疗效。如果必须合用，两药服用时间应间隔 6 ~ 8 小时。

4）酮康唑：利福平与抗真菌药酮康唑合用，会使彼此的血药浓度降低，疗效减弱。

5）石榴皮等中药：抗结核药物利福平不宜与石榴皮、地榆、酸枣根、诃子、五味子等中药联合应用，以防止引起中毒性肝病。

6）含鞣质的中成药：利福平与含鞣质的中成药合用，可降低利福平的作用，故利福平不宜与四季青、虎杖浸膏片、感冒片、复方千日红片、长风槐角丸、肠连丸、紫金粉、舒痔丸、七厘散等含鞣质的中成药合用。

十五、贫血性心脏病

【概述】

由严重的慢性贫血导致的心脏扩大、心肌肥厚或（和）心功能不全，称为贫血性心脏病。贫血是由多种原因或疾病引起的一系列共同症状，而不是一种疾病的名称。

1. 病因

主要为贫血使血液载氧能力下降，对机体各系统供氧不足，心排血量增加，心脏负荷加重，心肌代偿性肥厚、扩大，以及心肌因长期缺氧发生退行变性，使心脏储备代偿功能减退。贫血性心脏病呈高心排血量型心功能改变，心搏量增加，周围循环阻力下降。

2. 临床表现

既有贫血方面的症状和体征，又有心功能不全方面的症状和体征，同时还可有引起贫血的原发病症状和体征。如软弱无力、疲乏困倦、心悸、活动后呼吸困难，甚至有端坐呼吸等，其中约有 1/3 可有劳累性心绞痛。查体有皮肤、黏膜、指甲、口唇等颜色苍白，以及水冲脉，心率快、奔马律，心界扩大，心尖部及心底部可闻及柔和的收缩期杂音，肺部啰音等。

3. 辅助检查

（1）实验室检查：血常规见血红蛋白及红细胞数量减低，血沉增快。血红蛋白一般低于 7 ~7. 5g/dL，有心功能不全或心力衰竭时，多在 5 ~7g/dL，严重者低于 3g/dL。

（2）ECG：多示窦性心动过速，约 1/3 的患者呈非特异性 ST 段压低及 T 波改变。

（3）UCG：示左、右心室扩大或肥厚，一般心排血量增加，可有心包积液。

（4）X 线胸片：约有 2/3 的患者心影呈普遍性增大，肺淤血，严重者有肺水肿、胸腔积液。

【饮食宜忌】

1. 饮食宜进

（1）饮食原则

1）宜饮食多种多样：饮食多种多样，有利于铁的吸收。如：鱼、猪瘦肉、动物肝脏中的铁容易被人体吸收和利用。胃肠道在酸性环境下，对铁的吸收、利用较好，动、植物性食物混合食用可提高铁的吸收率。粳米中铁的吸收率为 1%，与肉、肝、绿叶蔬菜同食，吸收率可提高至 10% 以上。

2）宜用铁锅烹调食物：缺铁性贫血患者宜用铁锅炒菜、煮汤、熬稀饭。铁锅的铁是一种无机铁，易为人体吸收和利用。用铁锅炒菜，等于使用了治疗缺铁性贫血的天然“补具”。

3）宜选能供给足够造血原料的饮食：在平衡膳食的基础上，宜以富含蛋白质、高纤维素、高铜铁食物为主，宜适量多食瘦肉、肝脏、肾脏、动物血、蛋类、蔬菜、水果等。

4）宜食动物血：动物血含有容易吸收的血红素型铁，常食可防治缺铁性贫血。

5）宜食含维生素C的食物和醋：维生素C和食用醋均能促进食物中铁的吸收。

6）宜食含铁量多的食物：如黄豆、菠菜、河蟹、蜂乳、口蘑、铁强化酱油等。

（2）饮食搭配

1）菠菜与猪血：菠菜配猪血，有养血、止血、敛阴、润燥功能。适宜缺铁性贫血、血虚肠燥及出血等患者食用。

2）菜花与鸡蛋：菜花与鸡蛋搭配，能促进止血及皮肤损伤愈合，且有健脾开胃、防老抗衰之功效。适于缺铁性贫血、慢性胃炎、肠吸收不良综合征、疲劳综合征。

3）苋菜与猪肝：苋菜含有丰富的铁和赖氨酸，补血止血、通利二便。而猪肝富含蛋白质、维生素及无机盐，为补血佳品。二者搭配，为人体提供丰富的营养素。适于缺铁性贫血、肝虚头晕、夜盲、眼花等症，有助于增强机体的免疫力。

4）西红柿与红枣：二者搭配，营养丰富，有补虚健胃、益肝养血等功效，对溶血性贫血有一定疗效。

5）猪肝与何首乌：何首乌性微温，味甘、苦，能补肝肾、益精血、乌须发。猪肝含有丰富的蛋白质、维生素与无机盐，有补肝、养血、明目等作用。两者搭配食用，补肝、养血、明目、益肾等作用更强，常食亦有健脑作用。适于溶血性贫血、肝肾阴亏等。

（3）药膳食疗方

1）汽锅乌鸡：乌骨鸡1只，冬虫夏草、党参各10g，黄精、熟地黄各5g，玉兰片、香菇、绍酒、盐适量。将诸药装入布袋扎口，鸡洗净切块，与药袋、调料同放入汽锅里，注入少许清汤，置蒸锅上蒸2～3小时，去药袋，饮鸡汤。功能为补肝肾、益气血。用于肝肾阴虚的贫血、健忘耳鸣、头晕目眩、两颊潮红、低热盗汗、五心烦热、遗精等。

2）猪心参归汤：猪心1具，人参（或党参）、当归各30g。将猪心破开洗净，人参、当归亦洗净，加清水适量，炖至猪心熟透。食猪心及汤。功能为补血益气、养心、宁神、敛汗。适于贫血、心虚多汗不眠者。

3）菠菜猪血汤：鲜菠菜500g，猪血250g。将菜切段，猪血煮凝、切条，锅内加水烧沸后下菠菜、猪血条，熟后入五味调之。温服，每日1次或隔日1次。功能补血、润肠通便。适于失血性贫血、大便秘结者。

4）益脾饼：白术20g，干姜6g，鸡内金10g，熟枣肉50g。将白术切片后同鸡内金一起烘脆，打成细末，再放锅内用文火加热炒成金黄色，干姜烘脆打成细末，待用。将枣肉装入碗内，沸水上笼蒸20分钟取出，除去红皮，捣成枣泥，掺入炒黄后的白术、鸡内金及干姜末合匀，将炒锅置中火上烧热，用油少许刷锅一遍，然后把合匀后的枣泥做成直径约6cm、厚0.4cm的圆形枣泥菜饼，逐个放在锅上反复烘烧至干即成。空腹时，当点心食用，可长期服食。功能为健脾和胃、益气补虚、养血止泻。适于贫血所致食少纳呆、脘腹胀满、少气懒言、四肢倦怠、消瘦、面色萎黄或苍白、大便溏稀等症。

5）大枣糯米粥：山药500g，薏苡仁500g，荸荠粉100g，大枣50g，糯米500g，白糖50g。将各种药物去杂质备用，薏苡仁洗净下入锅内注入清水适量，置火上煮至开裂时，再将糯米、大枣洗净后同时下入锅中煮至烂。山药打成粉，待烂时，边搅拌边洒入锅内，约隔20分钟后，再将荸荠粉搅入锅中，搅匀后即可停止加热。将粥装入碗内，每碗加入白糖2～5g即可。可经常食用，宜空腹食用。功能为健脾益气、补虚。适于病后久病体虚、贫血、食欲不佳者。

6）鲜藕粥：鲜老藕1支，粳米100g，红糖适量。把藕洗净、切片，粳米淘净，一起放入锅，放入红糖和适量的水，煮熟成粥。可作主食，宜常食。鲜藕健脾开胃、清热凉血，粳米补五脏、益虚。本品健运脾胃、凉血清热、止血。适于贫血所致各种出血证。

7）苁蓉羊肉粥：肉苁蓉15g，羊肉100g，盐、葱白、生姜片适量。将羊肉洗净切碎，肉苁蓉切碎入锅，加水适量，煎取汁、去渣。将羊肉下入苁蓉汁内，再加入粳米，煮沸后，加入盐、葱白、生姜片，续煮成粥即可食用。肉苁蓉补肾阳，羊肉补虚益气、温中暖下，粳米益五脏、补虚弱。本品温补脾肾。适于脾肾两虚贫血。

8）归参炖母鸡：当归15g，党参15g，母鸡1只（约1500g），葱、姜、黄酒、精盐适量。将鸡宰杀后剖腹去内脏，洗净后将党参、当归塞入鸡腹内，放入沙锅，加入葱、姜、黄酒、精盐、水适量。武火上烧沸后，改用文火煨炖，直至鸡肉熟烂即成。功能为益气养血。适于脾虚乏力、面色无华的贫血患者。

9）枸杞蒸鸡：母鸡1只，枸杞子30g，葱、姜、精盐、料酒、味精适量。将鸡去毛、内脏和爪洗净，枸杞子洗净后装入腹腔内，放入蒸锅内，加入调料，隔水蒸2小时即可食用。功能为滋肝益精、养阴明目。适于久病贫血见头晕、眼花、耳鸣者。

10）黄精鳝片：鳝鱼片250g，黄精30g，枸杞子15g，葱、姜、料酒、精盐、味精适量。鳝鱼去肠去骨，切成小段，洗净。黄精洗净，煎浓汁。枸杞子洗净。起油锅，加葱、姜，加鳝鱼片煸炒，加适量料酒，再加枸杞子，把黄精浓汁倒入，加盐、味精煸炒熟即可食用。功能为益气养血、益阴补虚。适于各种贫血、营养不良、阴血不足者。

11）猴头菇鸡汁汤：鸡1只，猴头菇150g。将鸡宰杀后去毛及内脏，切块，与发好猴头菇（切片）同加水，煮至鸡肉烂熟，或将猴头菇片放入鸡汤内煮熟，食肉与猴头菇，饮汤，佐餐食。功能为益气养血。适于贫血、气血两虚、失眠健忘、头昏心悸、体倦乏力者。

12）玄参炖猪肝：玄参15g，猪肝500g，豆粉、菜油生姜、葱、酱油、盐、白糖、料酒适量。将玄参洗净切片，装入纱布袋中，扎紧，与猪肝一起入锅加水煮1小时，猪肝捞出切片。锅内放菜油烧沸，下生姜、葱炒几下。再放肝片、酱油、白糖、料酒，兑入原汤少许，加水豆粉，汤汁透明即成，宜常吃。玄参滋阴、清热、凉血、泻火；猪肝补血养肝。本品滋阴血、泻血热。适于贫血患者虚火上炎见鼻衄、齿衄等出血诸症。

13）酸枣仁粥：酸枣仁15g，粳米100g。将粳米煮粥至将熟，下酸枣仁末，再煮直至米烂汁稠，空腹食用。功能为宁心安神。适于贫血所致的心悸、失眠、多梦、心烦等症。

14）归枣粥：当归15g，粳米50g，大枣10枚，砂糖20g。将当归洗净加水适量，煎取浓汁100mL，去渣，加入粳米、大枣、砂糖，再加水500mL，先用大火煮沸，再改用文火，待汤浓米粒开花即可。煮至米开汤稠，早晚食用。大枣健脾益气、养心补血，大米补虚益脏。故本品有补虚健脾、益气养心的功效。适于贫血胃虚食少、脾虚便溏、气血不足、营养不良等。病后体虚、羸瘦衰弱者常食此粥有明显疗效。

15）猪肚糯米粥：猪肚半具，红糯米100g，黄酒、姜葱适量。将猪肚、红糯米洗净，入锅加水适量。用文火炖至熟烂，加黄酒、姜、葱即成，可作主食。猪肚健中补虚，红糯米益气补中生血。本品具补中、益气、生血作用。适于贫血心脾两虚。

2. 饮食禁忌

（1）忌食坚硬、油炸、刺激性食物：贫血患者常常伴有血管脆性增加、机体凝血功能障碍，若进食坚硬、油炸及各种刺激性食物，容易造成牙龈出血，甚至消化道出血。故应忌食。

（2）忌吃隔夜的饭菜：因此类患者大多胃肠功能低下，抵抗力低下，隔夜饭菜极易引起食物中毒，导致腹泻的发生。

（3）忌偏食：正常人每天需要摄入一定量的铁，婴儿、小孩每日食物中约需10mg铁；青年妇女约需30～40mg；男子和停经妇女约需10mg。粳米、牛奶、面粉中含铁量少，绿叶蔬菜中含铁丰富，如果因偏食而不吃，常易导致铁的摄入量不足而引起缺铁性贫血。

（4）忌生冷、油腻、坚硬及油炸之物：因食后不利于营养素及铁的消化吸收，易致贫血。

（5）忌咖啡和含草酸多的食物：咖啡和含草酸多的食物，如茶叶、可可、绿豆等，能减少食物中铁的吸收。

（6）忌饮浓茶：茶叶中含有鞣酸，影响铁的吸收。

（7）忌食不利于铁吸收的食物：研究证明，酸涩味的水果、牛乳、植物纤维不利于铁的吸收。

（8）忌过多食盐：贫血者出现水肿，必须限制食盐的摄入量，每日食盐量应控制在6g，最多不可超过10g。

（9）忌食蚕豆或接触蚕豆花粉：有红细胞缺陷的患者，如果食用蚕豆或接触蚕豆的花粉，均可引起急性溶血性贫血。

【药物宜忌】

1. 西医治疗

（1）对因治疗：贫血原因明确而又易于去除者，如缺铁性贫血或营养性巨细胞性贫血，经补铁或予维生素 B_{12}、叶酸，治疗效果良好。反之，如贫血原因不明或发病机制不明确，治疗效果较差，如海洋性贫血、白血病等。对病因不明或无法根治者，也应及时纠正贫血，以少量多次或浓缩红细胞输血法比较安全有效，可尽早打破贫血与心衰的恶性循环，方法为每次 150～200mL 新鲜血，每隔 2～3 日 1 次，输血前给予呋塞米 20～40mg，以减少血容量，减少输血带来的心脏负荷。

（2）纠正贫血：贫血是心衰的始动因子，少量多次输血或输入浓缩红细胞安全有效，可改善心功能且避免急性肺水肿的发生。

（3）纠正心力衰竭：心力衰竭可进一步减少贫血时各脏器血氧供给，在纠正贫血同时，及时有效纠正心力衰竭是必不可少的。贫血性心脏病的心衰属高心排血量型，治疗应以利尿、扩血管为主，洋地黄类强心剂剂的治疗效果并不理想，一般多在利尿剂与输血治疗无效时才用，且因缺氧心肌对洋地黄较敏感，为防止中毒，宜用起效快、代谢快的药物（如毛花苷 C 或地高辛）。

2. 中医治疗

辨证治疗：

（1）心脾两虚

主症：胸闷，活动时加重，心悸、怔忡，气短，面色㿠白或萎黄，肌肤少华不泽，头晕目眩，疲倦乏力或自汗，舌质淡，苔薄白，脉细弱。

治法：补血养心，益气健脾

方药：归脾汤（《济生方》）加减。党参 15g，白术、茯苓、当归、炙甘草、生黄芪、陈皮、佛手、远志各 10g。

加减：若食欲不振，大便不调者，加山药、鸡内金；心悸，怔忡，头晕目眩甚者，加阿胶；易惊恐者，加生龙齿、珍珠母；失眠多梦者，加夜交藤、合欢花；若气血败坏，因虚发黄，白睛发黄，小便色褐如酱油者，加赤小豆、连翘、山栀、茵陈。

用法：水煎服，每日 1 剂。

（2）气阴两虚

主症：胸闷隐隐，气短，心悸、怔忡，面色不华，自汗或盗汗，头晕，虚烦不得眠，口燥、咽干，耳鸣，舌质红，舌苔少，脉细涩或细数。

治法：益气养阴。

方法：生脉饮（《千金方》）加减。太子参 30g，麦冬、五味子、阿胶、茯苓、陈皮、生地黄各 10g。

加减：若气短疲乏甚者，加黄芪；头晕，面色无华血虚甚者，加当归、熟地黄；心悸失眠甚者，加枣仁、远志；脾虚食少便溏者，加白术、木香；胸痛如刺，舌暗血瘀者，加丹参、红花、当归尾；头晕目眩、目涩、急躁易怒者，加枸杞子、青葙子、川楝子。

用法：水煎服，每日 1 剂。

（3）心肾不交

主症：心胸烦闷，手足心热，心悸不宁，少寐多梦，口燥，咽干，腰酸，头晕，目眩，耳鸣，口舌生疮或盗汗，颧红，舌质红，苔黄，脉细数。

治法：滋阴降火，交通心肾。

方药：黄连阿胶汤（《伤寒论》）合大补阴丸（《丹溪心法》）加减。黄连、阿胶、白芍、生地黄、知母、黄柏、淡竹叶各 10g，木通 3g，龟甲（先煎）20g。

加减：若出血者，加茜草根，白茅根；潮热者，加地骨皮、银柴胡、秦艽；盗汗者，加牡蛎、浮小麦；胸闷痛者，加丹参、当归。

用法：水煎服，每日 1 剂。

（4）心阳不振

主症：胸憋闷，心悸，气短，形寒、腰冷，神疲乏力，易出汗，面色白，舌质淡，苔薄白，脉沉迟。

治法：温补心阳。

方药：桂枝甘草龙骨牡蛎汤（《金匮要略》）加减。桂枝 6g，炙甘草 10g，生龙骨 20g，生牡蛎 20g，党参 10g，茯苓 10g，生黄芪 15g，阿胶 10g，鸡血藤 30g。

加减：若腰膝酸软明显者，加杜仲、桑寄生；舌红、少津阴伤者，加麦冬、五味子、玉竹；心胸疼痛者，加丹参、郁金、川芎；尿少水肿者，加泽泻、车前子；下利清谷者，加白术；五更泄泻者，加补骨脂、肉豆蔻；气短喘促者，加五味子、白果；遗精者，加金樱子、桑螵蛸。

用法：水煎服，每日 1 剂。

（5）气虚血瘀

主症：胸刺痛，心悸，气短，自汗，疲乏，舌淡暗，苔薄白，脉细缓。

治法：益气活血。

方药：保六汤（《博爱心鉴》）合血府逐瘀汤（《医林改错》）加减。黄芪、党参、桃仁、红花、赤芍、当归、枳壳、炙甘草、川芎、生地黄、陈皮各 10g。

加减：若气短乏力甚者，重用黄芪；口燥咽干，舌红少苔者，加麦冬，玉竹；胸满闷，咳吐黏痰者，加瓜蒌、薤白；胸痛甚者，加丹参、元胡。

用法：水煎服，每日 1 剂。

（6）水饮凌心

主症：胸脘痞闷，心悸，眩晕，渴不欲饮，咳喘不得卧，乏力，呕吐泛涎，小便短少或下肢浮肿，舌质淡，苔水滑，脉沉细滑。

治法：温补心阳，化气行水。

方药：苓桂术甘汤（《金匮要略》）加减。桂枝 10g，茯苓 10g，白术 10g，党参 10g，黄芪 10g，车前子 20g，泽泻 10g，五味子 10g，葶苈子 15g。

加减：若恶心，脘闷不舒者，加半夏、陈皮；喘促水肿者加附子、川椒目；心痛剧烈，四肢不温者，含服苏合香丸；大汗淋漓，脉微欲绝者，加人参、附子、龙骨、牡蛎、山茱萸。

用法：水煎服，每日 1 剂。

3. 药物禁忌

（1）硫酸亚铁

1）左旋多巴：硫酸亚铁可明显降低左旋多巴生物利用度。

2）雄黄：可与亚铁盐、亚硝酸发生化学反应生成硫代砷酸盐，降低疗效并增加毒性。含雄黄中成药有牛黄消炎丸、六神丸、牛黄解毒丸、安宫牛黄丸等。

3）西咪替丁：可降低铁剂吸收，应避免同时服用。两药联用也降低对消化性溃疡的疗效。

4）新霉素：可减少铁剂和葡萄糖胃肠道吸收。铁剂亦降低新霉素活性。

5）葡萄糖酸锌：与铁剂同服，血中铁浓度上升，而锌浓度略有下降。单独服锌组血锌浓度明显上升，血铅浓度明显下降。

6）二巯丙醇：可与铁离子形成毒性铁复合物，铁中毒时不可应用二巯丙醇作为解毒剂。

7）山梨醇铁注射液，右旋糖酐铁注射液：与口服铁剂联用时可使血浆中铁离子呈现一过性饱和状态，发生急性铁中毒（颜面潮红、头痛、恶心、呕吐、发热、心动过速、多汗，甚至休克），故不宜从不同途径同时应用铁剂。

8）乙醇：硫酸亚铁可与各种含有乙醇的制剂形成沉淀而影响吸收。

9）茶：可与铁离子形成鞣酸铁沉淀，影响吸收，咖啡因亦降低铁吸收。

10）抗酸药，西咪替丁，丙谷酸，抗胆碱药：降低胃内酸度影响铁吸收。含有镁、铝、铋、钙的制酸药可与铁离子形成复合物或沉淀，降低铁吸收，部分抗酸药还会加重铁剂致便秘副作用。联用时可间隔 2 小时分别服用。

11）胃肠刺激性药物：可加重铁剂胃肠刺激性副作用。

12）碳酸盐，碘化钾，硼砂：均可与铁剂发生沉淀影响铁吸收。

13）别嘌醇：与铁剂同服可使肝内铁浓度越高，造成肝损伤。

14）抗生素：四环素类可与铁离子形成难溶性络合物，影响两药吸收。氯霉素抑制红细胞对于铁的吸收和摄入，可使铁剂药效减弱或完全消失。

15）胆矾：长期服用含铜药物可致铁缺乏。应短疗程补给铁剂。

16）牛黄：含有维生素 D 和胆红素，可促进红细胞新生，与铁剂联用可提高治疗缺铁性贫血疗效，但是大剂量牛黄因胆酸钙作用可发生溶血反应。

17）元胡：生物碱抑制胃酸分泌，降低胃液酸度，可降低铁吸收。

18）杏仁，桃仁：均含杏仁苷可与铁剂作用生成亚铁氰化铁，降低铁吸收影响疗效。

19）鞣酸蛋白，含鞣质中药：可与铁离子形成鞣酸铁盐沉淀，降低铁吸收影响疗效。含鞣质中药包括儿茶、土茯苓、千里光、大金钱草、木瓜、仙鹤草、白芍、青蒿、枇杷叶、槟榔、葎草、荆芥、虎杖、牡丹皮、地榆、七厘散、四季青片、槐角丸等。

20）噙化上清丸：含硼砂，可与铁剂形成沉淀影响吸收，降低铁的生物利用度。

21）高钙磷食物（豆腐、牛奶等）：可与铁结合生成不溶性复合物（铁盐沉淀），降低铁吸收影响疗效。

22）高脂肪食物：抑制胃酸分泌，不利于铁吸收。

23）乌贝散：可中和胃酸，使 Fe^{3+} 难于还原为 Fe^{2+} 而影响铁吸收。

24）华山参：抗胆碱类药物减低胃液酸度，影响铁吸收。

25）红管药片：含槲皮素可与铁离子形成螯合物，降低铁的生物利用度影响疗效。

26）降脂药（考来烯胺、考来替泊等）：可降低铁吸收，不宜与铁剂同服。

27）芦丁：含 5-羟基黄酮结构，可与铁离子形成络合物，使两药的生物利用度均降低。

28）维生素 E：小剂量（50～100mg/d）可促进铁吸收，但大剂量（>500mg/d）则阻碍铁吸收，加重贫血。因维生素 E 可与铁离子结合，使铁剂失效。

（2）葡萄糖酸亚铁

1）氯霉素：可引起严重的、潜在的和致命的骨髓抑制，也可引起轻度的可逆的骨髓抑制，这种不良反应可对抗铁剂或维生素 B_{12} 的治疗贫血作用。但是，伴发于氯霉素治疗产生的视神经炎可被大剂量的维生素 B_6 和维生素 B_{12} 所逆转。

2）考来烯胺：在肠道内与硫酸亚铁结合，降低铁吸收；两药不宜同时服用。

3）茶：可影响口服铁剂的吸收（鞣质结合）。

4）抗酸剂：如碳酸钙、氧化镁等均可抑制铁的吸收。碳酸钙可使铁的吸收降低2/3，但不影响机体从含矿物质的多种维生素制剂中吸收铁。含有氢氧化铝、氢氧化镁和碳酸镁的抗酸剂可使硫酸亚铁和富马酸亚的吸收分别降低 38% 和 31%。碳酸钠和氢氧化铝可导致吸收不良。三硅酸镁可使铁吸收从 30% 减少到 12%，甚至有的从 67% 降至 5%。机制：硅酸镁可使硫酸亚铁变为较不易吸收的盐类或增加其聚合。碳酸盐与铁生成难溶的铁复合物。氢氧化铝可将铁以氢氧化物的形式沉淀出来，亚铁离子嵌入氧化铝晶格中，两药应分别服用。

5）四环素类抗生素：与铁剂联用后，在肠道中两药吸收均明显降低，血药浓度下降，其中四环素降低 40%～50%、美他环素降低 80%～90%，铁的吸收降低 37%～78%。机制：四环素和铁离子具有非常强的亲和力，可形成难的、不易被肠道吸收的四环素-铁螯合物，因而降低两者的吸收。处理：①选择四环素类的品种，其中四环素受影响最小；②铁剂在服用四环素前 3 小时或服用后 2 小时给药最宜。各种铁剂使四环素血药浓度降低程度如下：硫酸亚铁为 80%～90%，延胡索酸亚铁、琥珀酸亚铁、葡萄糖酸亚铁为 70%～80%，酒石酸亚铁为 50%，依地酸二钠亚铁为 30%。应尽量间隔用药时间，如早餐、晚餐前 30～60 分钟服四环素，午餐前和晚餐后 2 小时服用铁剂，可不发生药物相互作用。

6）喹诺酮类药物：铁剂可使环丙沙星和依诺沙星的生物利用度分别下降 48% 和 36%。喹诺酮与铁形成复合物，使喹诺酮的抗菌活性降低。机制：喹诺酮与铁剂形成的螯合物不易被肠道吸收。体外研究表明，氯化铁或硫酸亚铁减少环丙沙星、氧氟沙星和诺氟沙星对伤寒沙门菌和宋内、志贺菌的抗菌活性。两药应间隔 2 小时以上服用。

7）柳氮磺胺吡啶：可与铁剂在肠内结合，降低柳氮磺胺吡啶的血药浓度，降低疗效。机制：两药形成螯合物影响吸收，降低了肠道菌群分解柳氮磺胺吡啶和在局部释放活性代谢产物（5－氨基水杨酸）的能力。

8）青霉胺：铁制剂可使青霉胺的吸收减少 2/3。在应用青霉胺控制的患者，当停用铁剂而未减少青霉胺用量时，有可能导致青霉胺中毒（肾病变）。机制：铁剂和青霉胺在肠道能形成化学复合物或螯合物，使之不易吸收。

9）甲基多巴：铁剂可与甲基多巴在胃肠道螯合，从而降低甲基多巴吸收可达 50%，可降低其抗高血压效应；甲基多巴磺酸化代谢增加也可能起一定作用。

（3）维生素 B_{12}（氰钴胺）

1）氯霉素：可以拮抗维生素 B_{12}的抗贫血作用。

2）维生素 C：可破坏维生素 B_{12}，两药联用应相隔 2～3 小时。

3）铁剂：是维生素稳定剂，亦可拮抗维生素 C 对维生素 B_{12}的破坏作用；但大量铁剂亦可破坏维生素 B_{12}。

4）抗肿瘤药：可减弱维生素 B_{12}抗贫血作用。并可降低维生素 B_{12}的吸收。

5）苯乙双胍，对氨水杨酸钠，考来烯胺，氯化钾：均可影响维生素 B_{12}胃肠道吸收。

6）新霉素、多黏菌素 B、卡那霉素、杆菌肽：均可阻碍维生素 B_{12}和铁剂的胃肠道吸收。

7）奥美拉唑：可影响维生素 B_{12}吸收，引起维生素 B_{12}缺乏症。

8）乌梅：可降低维生素 B_{12}生物利用度，两药联服时应相隔 2～3 个小时。

（4）叶酸（维生素 B_9）

1）抗癫痫药，抗惊厥药：可使叶酸吸收不良或改变叶酸代谢，发生叶酸缺乏症；叶酸也可降低苯妥英钠等的血药浓度，导致某些患者癫痫失控。

2）维生素 B_1、B_2、C：均能使叶酸破坏失效，不应混合注射。

3）复方新诺明：可降低或消除叶酸治疗巨幼红细胞贫血的疗效；叶酸可降低磺胺类药物的抗菌作用（含有对氨苯甲酸药物，如普鲁卡因、丁卡因、苯唑卡因、酵母等，均可降低磺胺类药物抗菌作用）。

4）降低叶酸吸收或增加叶酸代谢的药物：甲氨蝶呤、乙胺嘧啶、氨苯蝶啶、口服避孕药、环丝氨酸、柳氮磺吡啶、阿司匹林等。

5）维生素 B_{12}、肝制剂：与叶酸联用治疗恶性贫血，不宜单独应用。

（5）忌使用影响造血系统的药物：如氯霉素、解热镇痛药、磺胺类药物、噻嗪类利尿药、驱虫药、氨苄西林、雷尼替丁等。

十六、糖尿病性心脏病

【概述】

糖尿病性心脏病是指糖尿病患者所并发的或伴发的心脏病，是在糖、脂肪等代谢紊乱的基础上所发生的心脏大血管、微血管、心肌病变，和心脏自主神经功能紊乱。其中包括冠状动脉粥样硬化性心脏病（冠心病）、糖尿病性心脏病、微血管病变和心脏自主神经功能紊乱所致的心律及心功能失常，如有高血压者还可包括高血压性心脏病。近年来的研究表明，因糖尿病性心脏病变引起死亡者占糖尿病患者病死率的70% ~ 80%，糖尿病较非糖尿病心血管发病率与病死率高2 ~3倍，糖尿病患者冠心病的发病率也比正常人明显增高。其特点是起病早，进展快，女性发病率高于男性，无痛性心肌梗死的发病率较高。但有相当一部分糖尿病患者发生心脏病变，而冠状动脉基本正常，其充血性心力衰竭的发生率也较高，这些可能与糖尿病心肌病变有关。

1. 病因

糖尿病性心脏病的发病十分复杂，尚未完全阐明。目前认为，糖尿病性心肌病的发病可能与糖尿病所致的心肌细胞代谢紊乱、心肌内微血管病变有关；而糖尿病的冠状动脉粥样硬化则与高血糖症、高胰岛素血症、高血压、高脂蛋白血症以及血小板功能亢进、凝血异常、自主神经病变有关；至于心脏自主神经病变的主要病理改变为心脏自主神经纤维发生节段性断裂、增厚、嗜银高反应性和纤维数减少，这些可能与微血管病变引起神经营养失调，脂肪、糖和蛋白质的代谢紊乱有关。

2. 临床表现

（1）有明确糖尿病病史。

（2）症状与体征

1）休息时心动过速：在休息状态下心率>90次/分，有时甚至可达130次/分，心率增加且不易受各种条件反射影响。

2）心绞痛：在非糖尿病患者中表现为典型稳定劳力型心绞痛、变异型心绞痛症状者可达95%以上，而在糖尿病患者中仅为70%，尤其糖尿病病史较长（>20年），年龄>40岁，其心绞痛症状不典型或无症状心肌缺血者更多见。

3）无痛性心肌梗死：糖尿病患者发生急性心肌梗死者多于非糖尿病患者，但症状常不典型，约42%为无痛性心肌梗死，仅表现出恶心、呕吐、充血性心力衰竭或心律失常、心源性休克等。

4）体位性低血压：患者从卧位起立时，收缩期血压下降>4kPa（30mmHg）、舒张压下降>2.67kPa（20mmHg），即为体位性低血压。

5）猝死：糖尿病性心脏病患者偶因各种应激、感染、手术麻醉等原因而导致猝死，如发生急性心肌梗死，则易发生严重的心功能不全、心源性休克、严重心律失常和猝死。

6）糖尿病性心脏病自主神经病变的心血管反射试验：心血管自主神经功能试验目前国际上已规范化为5种非侵袭性试验，各种试验的正常值、可疑值、异常值见表9。

表9　糖尿病心脏自主神经病变的五种心血管反射试验

心血管反射试验	正常	可疑	异常
对Valsalva动作的心率变化（Valsalva比例）	>1.21		>1.21
对深呼吸的心率变化（最大和最小心率之差）	>15次/分	11~14次/分	<10次/分
从卧位变立位后心率变化（30∶15之比）	>1.04	1.01~1.03	<1.00
从卧位变立位后血压变化	<10mmHg	11~29mmHg	>30mmHg
对持续握力的血压变化（舒张压上升）	<16mmHg	11~15mmHg	<10mmHg

Ewing将心脏自主神经病变的严重性分为五级：①一级：正常：上述5种试验正常或仅1项可疑。②二级：早期病变，3项心脏试验中1项异常或2项可疑。③三级：明确病变，心脏试验2项以上异常。④四级：严重病变，心脏试验2项以上异常；加上血压试验1次或2项异常或2项可疑。⑤五级：不典型，异常结果的其他组合。

3. 诊断标准

（1）符合冠心病诊断标准（采用WHO缺血性心脏病的命名及诊断标准）。

（2）符合心脏自主神经功能紊乱诊断中任意一项者：①休息时间心动过速，心率>90次/分；②深呼吸时心率差<10次/分；③立卧位时心率差≤10次/分；④乏氏动作反应指数≤1.10；⑤30/15比值<1.03；⑥卧立位血压差≥4.0kPa（30mmHg）。

（3）符合糖尿病性心肌病诊断中任意一项：①心功能测定（PEP/LVET）比值升高；②M型超声心动图示右心室短轴缩短率下降，二尖瓣开放时间延迟，左心室射血分数下降；③有心功能不全表现，X线示心影增大；心电图示心室肥厚、ST-T改变，异常Q波或伴心律失常；超声心动图可见左右心室增大，左心室射血分数和心排指数下降。

（4）伴高血压心脏病者。

4. 辅助检查

（1）心阻抗图检查：测定左心室射血时间（LVET）及左心室射血前间期（PEP），并用心率校正，计算PEP/LVET比值，≥0.37为异常，<0.37属正常范围。

（2）超声心动图检查：左心室射血分数（EF）<50%，提示左心室收缩功能下降；二尖瓣开放时间延迟、快速充盈期与心房收缩期二尖瓣口血流速度之比——E/A>1.0等，则提示左心室舒张功能减低、左心室功能失常。

（3）^{99m}Tc、^{113m}In示踪核听诊器检测左心功能：应用核医学检查左心室功能，在无心血管病症的糖尿病患者中可发现早期左心室功能减退。

（4）其他

1）心率变异性（HRV）检测：采用24小时动态心电图（Holter）观察糖尿病患者HRV变化，可更加客观、准确地评价其心脏自主神经调节功能，许多研究结果表明，糖尿病患者的HRV指数、R－R间期总变异较正常人均明显减低，而极低频（VLF）、低频（LF）、高频（HF）、LF/HF比值及总功率（TP）明显高于正常人。表明糖尿病患者交感和副交感神经活性均降低，尤以迷走神经活性降低为著，交感神经活性相对占优势。

2）无症状性心肌缺血检测：糖尿病患者中死于无症状缺血性心脏病（IHD）者日益增多，为早期诊断出这一类患者，可采用24小时动态心电图观察缺血型ST段的变化情况；也可采用活动运动试验（TET）诊断这类患者，有研究表明，TET在10代谢当量（METs）以下心电图即呈阳性者，很可能合并SMI（无症状性心肌缺血），对这些患者应及早进行有效的治疗。

【饮食宜忌】

1. 饮食宜进

（1）饮食原则

1）宜食比例适宜的糖类：对糖尿病患者来说，不是主食越少越好。近年来的研究资料表明，在合理控制总热能的基础上，给糖尿病患者以糖类，使其占总热能的50%～60%比较适宜。

2）宜食适量的脂肪及蛋白质：糖尿病患者饮食中脂肪提供的热能不宜超过总热能的30%或1g/kg（体重），而且应以富含不饱和脂肪酸的植物油为主，对富含饱和脂肪酸的动物油应加以限制。动物蛋白质多为优质蛋白质，应使其在饮食中保持一定的比例。

3）宜食高纤维饮食：膳食纤维有降低血糖、促进胃肠道蠕动、防止便秘等作用，有利于糖尿病的控制。所以，患者在日常饮食中宜多选用粗粮、干豆和蔬菜，如荞麦、燕麦、菠菜、芹菜、豆芽等。

4）宜少量多餐：对糖尿病患者应强调少量多餐的饮食习惯，以避免餐后血糖过高而增加胰岛负担的情况发生。一般每日至少要保持三餐，可按早餐1/5、午餐及晚餐各2/5份额的方法进食。对于病情尚不稳定的患者，每日5～6餐常常有利于糖尿病的控制。

5）宜食富含硒的食物：日本学者在动物实验中首次发现，微量元素硒等能明显促进细胞摄取糖的能力，具有与胰岛素相同的调节糖代谢的生理活性，所以糖尿病患者宜常食富含硒的食物，如鱼、香菇、芝麻、大蒜、芥菜等，这些食物对降低血糖及改善糖尿病症状很有裨益。

6）宜食富含钙的食物：人体胰岛β细胞在钙作用下分泌胰岛素，严重缺钙及维生素D不足，可使糖尿病患者病情加重，况且糖尿病患者一般钙的排出量增多，体内缺钙现象更趋严重。因此，糖尿病患者宜多食富含钙的食物，如虾皮、发菜、海带、乳类、豆类及其制品、骨头汤、黑木耳、瓜子、芝麻酱、核桃仁、山楂、大枣、柑、橘及新鲜蔬菜等。

7）宜食富含维生素 B_6 和维生素 C 的食物：大部分糖尿病患者体内维生素 B_6 水平较低。美国学者给患者在 6 周内连续补充一定剂量的维生素 B_6 发现，可使神经系统并发症的疼痛减轻，麻木感减少。而补充足量的维生素 C 可抑制蛋白质糖化，对糖尿病患者尤应注意补充足量的维生素 C，有助于减缓糖尿病并发症的进程，对减轻糖尿病视网膜病变、肾病等有益。富含维生素 B_6 的食物有鱼、白菜、豆类、酵母、米糠等；富含维生素 C 的食物有大白菜、芹菜、荠菜、甘蓝、青椒、鲜枣、刺梨、猕猴桃等。

8）宜食南瓜：南瓜治疗糖尿病与其含丰富的果胶、粗纤维等有关，应适量食用。

9）宜食苦瓜：苦瓜所含的苦瓜总皂苷具有降血糖作用。2 型糖尿病患者服用苦瓜总皂苷浓缩剂后，多饮、多食、多尿症状确有减轻，体力有所恢复，大便通畅且无不良反应。

10）宜食洋葱：洋葱属百合科植物，有温中、下气、消炎之功效。洋葱能降低血糖浓度，防止血小板聚集，降低血液胆固醇，对预防糖尿病微血管病变有益。

11）宜食黄鳝：黄鳝性温，味甘、咸，有补五脏、疗虚损功能。近年来研究发现，黄鳝体内含有黄鳝素 A 与黄鳝素 B，有显著的降血糖与调节血糖浓度的生理功能。

12）宜食菠菜根：菠菜根含菠菜皂苷 A、B 等成分，有养血、止血、滋阴、润燥的功能。对高血压、糖尿病和夜盲症等有辅助治疗作用。

13）宜食白萝卜：白萝卜含有钙、磷、铁、锰、B 族维生素、维生素 C 等，有消积滞、化痰、下气宽中、解毒、降血糖、抗癌等效果。食用生白萝卜，降血糖效果更显著。

14）宜食胡萝卜：胡萝卜含有胡萝卜素、维生素 B_1、维生素 B_2 及钙、磷、铁、镁等。人体摄入后，有降血压、强心、降血糖、消炎和抗过敏作用。

15）宜食蘑菇：蘑菇含钙、磷、铁、锰、铜、锌、氟、碘及多种氨基酸、维生素，有安神、降血压、降血糖、开胃消食、化痰理气、抗癌的功能，形体消瘦的糖尿病患者宜多食用。

16）宜食芹菜：芹菜含有钙、磷、铁、胡萝卜素和维生素 A、维生素 C 等，有消肿解毒、降血压、祛风、降血糖等功能。

17）宜食冬瓜：冬瓜含钙、磷、铁和多种维生素，可治疗水肿、脚气、糖尿病等病症。

18）宜食豌豆：豌豆含钙、磷、铁、胡萝卜素和维生素 B_1、维生素 B_2、维生素 C 及烟酸等，可辅助治疗糖尿病、高血压等。

19）宜食蕹菜（空心菜）：蕹菜含胰岛素成分，常吃既可降血糖又能增进食欲，还能清胃肠热、润肠通便，故糖尿病患者宜常食用。

20）宜食豆腐渣：豆腐渣主要含食物纤维素，热能含量特别少，是糖尿病患者较为理想的食物。吃了豆腐渣后，葡萄糖就会被吸附在纤维素上不便吸收，而使血糖增加缓慢，即使患者的胰岛素稍有不足，也不至于马上引起血糖升高，而且纤维素还具有两种抑制血糖分泌的作用；这样就可以使胰岛素充分发挥作用，提高对血中葡萄糖的处理功能。因此，糖尿病患者宜多食豆腐渣。

21）宜喝冷开水泡的茶：在人们常饮的茶叶中，含有一种较理想的降血糖的物质——茶多糖。这种物质降血糖效果快，且无不良反应，但因其耐热性不强，常在用热水浸泡的过程中遭到破坏，故没有受到人们的重视。糖尿病患者若要用茶叶降血糖，可用未炮制过的粗茶（干品）10g，用冷开水浸泡3～5小时，然后服用。第二次仍然用冷开水，直至茶叶泡淡为止。用冷开水泡茶，只要时间久些，一样能泡出茶“味”，而且其中的维生素C等不会被破坏，值得提倡。

22）宜食番石榴：番石榴有效成分可能是黄酮类化合物。番石榴对正常胰岛素型患者有效，对低胰岛素分泌患者无效，提示其作用并非直接改善了胰岛素β细胞的分泌功能，而可能是提高了周围组织对糖的利用。并有降血压及降血脂作用。

23）宜食魔芋：魔芋既可作食品应用又能降血糖，可改善症状和控制病情。

24）宜食荔枝核：在我国盛产荔枝地区，每当收获季节，常有人因吃过量荔枝引起低血糖休克，于是引起了科技人员的兴趣。研究发现，荔枝核主要成分是皂苷、鞣质、α－甘氨酸，给小鼠皮下注射后者可使其血糖下降。实验研究荔枝核对大鼠四氧嘧啶糖尿病的作用证明，它能有效地调节糖尿病的代谢紊乱，降血糖效果显著，且无明显毒性。据临床报道，用荔枝核制成片剂，对30例非胰岛素依赖型糖尿病患者进行临床观察，有9例血糖基本恢复正常或绝对值下降50%以下，临床症状消失或明显改善；10例血糖下降为用药前15%左右，临床症状好转；6例服用2个月血糖稍有下降；5例无效。

（2）饮食搭配

1）黄瓜与莲子：黄瓜性凉，味甘，根、茎、叶、霜均可入药，有清热解毒、利尿消肿之功效。黄瓜与莲子一同搭配，适于糖尿病、冠心病、高血压、肥胖症等患者食用。

2）苦瓜与粟米：苦瓜能解暑止渴，与粟米同食，可清热解暑，适于糖尿病、痱子、疖痈等患者食用。

3）南瓜与大枣：南瓜几乎不含脂肪，但其他营养成分丰富，与大枣搭配，可补中益气、收敛肺气。适于糖尿病，动脉硬化，肥胖症，胃、十二指肠溃疡患者食用。

4）山药与扁豆：山药中含有多种活性成分，可促进白细胞的吞噬功能，还含有消化酶，能促进蛋白质和淀粉的分解，适宜于身体虚弱、食欲缺乏、消化不良、糖尿病等患者食用。扁豆含有植物血凝素，能提高白细胞和巨噬细胞的吞噬功能。两者搭配，可增强机体的免疫功能，能补益脾胃。适于糖尿病、脾胃气阴不足、乏力倦怠、食欲缺乏等患者食用。

（3）药膳食疗方

1）参杞茶：红参片3g，枸杞子10g。一起放入有盖杯中，用沸水冲泡，加盖焖15分钟。代茶饮，至水淡无味，可将红参片嚼食。适于糖尿病气虚为主，燥热不甚者。人参益气生津，枸杞子滋阴补肾，有降血糖作用，可常服。

2）芹菜汁：芹菜500g。洗净捣烂挤汁服用。芹菜具有降血压、降血糖、降血脂作用，但脾胃虚弱者宜少食。

3）黄精粥：黄精10g，百合10g，粳米50g。共煮粥。每日1剂。适于糖尿病患者口干、乏力、倦怠，或兼饮食减少者。

4）薏苡仁粥：薏苡仁25g，山药25g。研细末，煮粥食用。适于糖尿病患者腹泻、食欲不振，或兼水肿者。

5）鳝鱼粥：黄鳝50g，粳米100g。将黄鳝、粳米放入锅中，加水适量，熬成稀粥。为1日量，分3次服。功能为补五脏、疗虚损。鳝鱼中含有特有物质——鳝鱼素，可降低人体血糖，对糖尿病患者有较好的辅助治疗作用。

6）荞麦饼：荞麦300g，糯米粉150g，葛根50g，橘皮5g，砂仁3g，乌梅5g。荞麦、葛根打成细粉备用；将橘皮、砂仁、乌梅用水500mL煎煮20分钟，滤取浓缩汁；将荞麦面、葛根粉、糯米粉同浓缩汁和成面团，做成小饼，放入锅中蒸熟，可代主食。适于糖尿病患者口干、嗳气、纳呆者。

7）小米饼子：小米面500g，黄豆面100g，蚕蛹50g。蚕蛹烘干，研成面，与小米面、黄豆面一起加水适量，做成饼子，上屉蒸熟，即成。具有和中、健脾、益肾、除烦热、止消渴、和胃安眠之功效。

8）凉拌苦瓜：苦瓜150g。苦瓜洗净，切成小片，加盐少许拌匀，5分钟后，用清水洗过，随个人口味酌加盐、味精、醋、辣椒油或香油，拌匀即成。苦瓜清热生津、降血糖。糖尿病患者宜常食。脾胃虚寒者慎用。

9）拌海带：海带150g。海带切丝，入沸水中烫熟晾凉，以大蒜、香油、醋、味精拌匀即成。海带泄热、祛脂、降压，含较多的食物纤维，对降低餐后高血糖有好处。胃寒者不宜多食。

10）黄芪南瓜汤：黄芪30g，南瓜200g。黄芪用纱布包，与南瓜同煮熟，喝汤，吃瓜。黄芪益气、补虚、降血糖，南瓜含糖量低，有补中益气、促进人体胰岛素分泌作用。糖尿病患者宜常食。气滞湿阻者忌服。

11）菠菜根汤：菠菜根200g，鸡肫皮25g。煮汤食用。本品有滋阴润燥、健脾消滞之效，适于糖尿病患者食积腹胀、消化不良、呕吐反胃等。菠菜根有降血糖作用。

12）冬瓜豆腐汤：按家常法清炖食用。具清热、利水、消痰、生津、润燥之功效。肥胖的糖尿病患者可多食用，年长者不宜多用，虚寒肾冷、久病滑泄者忌用。

13）鲤鱼汤：鲤鱼1条（500g），黄芪30g，冬瓜200g。黄芪用纱布包，按家常法炖汤，少放盐，去纱布包，食肉喝汤。黄芪补气，冬瓜利水；鲤鱼利水消肿、健脾开胃，含丰富的优质蛋白，含磷少。适于糖尿病肾病白蛋白低、水肿者。

14）蚕蛹炒鸡蛋：蚕蛹30g，鸡蛋1个。按家常法炒熟，食用。蚕蛹有降血糖、降低胆固醇作用，是糖尿病、高血脂、脂肪肝患者的较佳食品。

2. 饮食禁忌

（1）忌饮食过量：糖在人体内氧化分解、合成糖原或转化为脂肪贮存均需胰岛素参与，进食过量，体内的血糖浓度升高，葡萄糖进入细胞内转化热能所需胰岛素量也要相应增加，血糖对胰岛β细胞的不断刺激，使得胰岛负担日益加重，渐至衰竭。可诱发或加重糖尿病。因此，糖尿病患者应节制饮食。

（2）忌食直接对血糖有影响的食物：蔗糖、蜜糖、糖果、甜糕点、甜饼干、含糖饮料等容易为人体吸收，迅速转化为葡萄糖，使血糖浓度升高、糖尿病加重。因此应忌食。

（3）忌食高脂肪食物：高脂肪食物是指肥肉、油炸食物等，如果食用过多，极易变成人体的脂肪，形成肥胖症，而肥胖是导致糖尿病最重要的环境因素之一。肥胖的糖尿病患者对胰岛素的敏感性下降，功能降低，不利于本病的治疗。

（4）忌饮酒类：饮酒是引起糖尿病病情加重的常见原因。乙醇可损害胰腺，使其分泌胰岛素的功能下降。另外，氯磺丙脲可显著增加乙醇的毒性，出现皮肤潮红，甚至阵发性心动过速。因此，治疗期间应禁止饮酒。

（5）忌食含有大量淀粉的食物：这类食物对血糖有很大影响，如土豆、红薯、藕粉、芋头等，应忌食。

（6）忌用补益膏剂：糖尿病患者冬令进补不宜使用补益膏剂，因其中含有糖类物质，如人参蜂王浆、蜂王浆口服液、甘菊型太阳神，以及含有蜂蜜、胶类（阿胶、鹿角胶等）的滋补膏剂都属忌服补品。服用后可使血糖上升。糖尿病患者属阴虚内热者较多，服用人参也必须对症，阴虚者不宜用红参、高丽参，用后常会使阴虚内热更加严重。

（7）忌食含糖类丰富的食物：如小麦、大麦、粳米、糯米、玉米、高粱、红薯、蚕豆、藕等。

（8）忌食豆腐：酮症酸中毒是重症糖尿病患者的一种并发症，本症的饮食应严格限制蛋白质的摄入，豆腐含有丰富的蛋白质，其中的氨基酸，如苯丙氨酸和亮氨酸均可在体内生成酮体而加重酸中毒，故应忌食。

（9）忌食乌鸡：乌鸡是蛋白质和脂肪含量均较高的食物。脂肪和蛋白质中氨基酸，如酪氨酸、苯丙氨酸和亮氨酸皆可在体内生成酮体而加重酸中毒，故应忌食。

（10）忌饮牛奶：糖尿病酮症酸中毒患者应忌饮用。其缘由参见“豆腐”和“乌鸡”。

（11）忌食含糖量高的水果：如苹果、橘子、葡萄、荸荠、罗汉果、大枣、栗子、龙眼肉等，应少食或禁忌食用。

（12）忌食蜂蜜：蜂蜜含糖量极高，糖尿病患者忌食。

【药物宜忌】

1. 西医治疗

（1）严格控制血糖，采用胰岛素及口服药物联合治疗。

1）口服药物

①格列本脲（优降糖）：每片 2.5mg，每次 2.5～5mg，每日 1～2 次，饭前 0.5 小时服用，每日剂量超过 10mg 时应分 2～3 次服，最高剂量 15mg/d。服后 20 分钟开始起作用，1.5～6 小时达到高峰，半衰期 10～16 小时，作用持续 24 小时。

②格列齐特（甲磺吡脲，达美康）：每片 80mg，40～120mg/次，餐前 0.5 小时服用，

最高剂量240mg/d，服后5小时达到高峰，半衰期12小时，药效持续12~24小时。

③格列吡嗪（吡磺环己脲，美吡达）：每片5mg，2.5~10mg/次，餐前0.5小时服用，每日1~3次，最大剂量30mg/d。服后0.5小时起效，1.5~2小时达到高峰，半衰期3~6小时，持续作用12~24小时。现在有一种格列吡嗪控释片（瑞易宁），每日仅服5~10mg，1次即可。

④格列喹酮（喹磺环己脲，美适平）：每片30mg，每次30~60mg，每日2~3次饭前服，最大剂量180mg/d。服后2~3小时达到高峰，8~10小时后血中几乎测不出。

⑤格列波脲（甲磺二丙脲，克糖利）：每片25mg，每次12.5~50mg，每日1~2次饭前服，服后2~4小时达到高峰，半衰期6~12小时，药效持续12~24小时。

⑥格列美脲（万苏平，圣平，亚莫利）：口服吸收快速，每日1次，常用剂量为1~6mg，最大剂量1500mg/d，餐中或餐后服，服后2~3小时达到高峰，半衰期1.5~4.5小时，作用持续6~10小时。

⑦二甲双胍（降糖片，美迪康）：每片250mg，每次250~500mg，每日3次，最大剂量1500mg/d，餐中或餐后服，服后2~3小时达到高峰，半衰期1.5~4.5小时，作用持续6~10小时。

⑧阿卡波糖（拜糖苹）：每片50mg，每次50~100mg，每日3次，与第一口饭同服并咬碎服下，最大剂量600mg/d。服后2小时达到高峰，半衰期8小时，主要在肠道排出，极少吸收入血。

⑨伏格列波糖（倍欣）：每片0.2mg，每次0.2mg，每日3次，饭前服。

⑩瑞格列奈：每片0.5mg、1mg、2mg，3种剂量均有；每次0.5~1mg，每日3次，饭前服药，进餐则服药，不进餐则不服药。

⑪那格列奈：是目前唯一源于氨基酸（D-苯丙氨酸）的胰岛素促分泌药，起始剂量30~60mg/次，1日3次，最大剂量120mg/次，餐前即刻服用。

2）胰岛素治疗：按起效作用快慢和维持作用时间，胰岛素制剂可分为速（短）效、中效和长（慢）效3类。速效有普通（正规）胰岛素（regular insulin，RI），皮下注射后发生作用快，但持续时间短，是唯一可经静脉注射的胰岛素，可用于抢救糖尿病酮症酸中毒。中效胰岛素有低鱼精蛋白锌胰岛素（neutral protamine hagedorn，NPH）和慢胰岛素锌混悬液（lente insulin zinc suspen-sin）。长效制剂有鱼精蛋白锌胰岛素（protamine zinc insulin，PZI）。预混胰岛素即将短效与中效预先混合，可一次注射，且起效快（30分钟），持续时间长达16~20小时。市场有30%短效和70%中效预混及短、中效各占50%的预混2种。常用的强化胰岛素治疗方案是三餐前注射速效胰岛素加睡前注射中效胰岛素制剂。初始剂量为0.5~1.0U/（kg·d），如肾糖阈值正常，可按血糖加尿糖定性估计或调整睡前、早餐前、午餐前、晚餐前的RI用量，三餐前30分钟皮下注射，三餐前及睡前的剂量分配顺序是早餐前>晚餐前>中餐前>睡前，每3~4日调整1次，每次调整不超过原始用量的20%，直至获得满意效果为止。若胰岛素用量小于0.3U/（kg·d）时提示可改为口服药物治疗。几种制剂的特点见表10。

表 10　常用胰岛素制剂的特点、作用时间及用法

作用类别	胰岛素制剂	注射途径	作用时间（h）			注射时间
			起始	峰值	持续	
短效	正规胰岛素（RI）	静脉、皮下	即刻 1/2～4	1/2 2～4	2 6～8	按病情需要餐前 0.5 小时
中效	中性鱼精蛋白锌胰岛素（NPH）	皮下	1～3	8～12	18～24	晚餐或晚餐前 1 小时，每日 2 次
长效	鱼精蛋白锌胰岛素（PZI）	皮下	6～14	14～20	24～48	早餐或晚餐前 1 小时，每日 2 次

（2）控制高血压

1）非药物性治疗：包括减肥、控制体重、限钠（每日 2～4g）、戒除烟酒等。

2）药物治疗：对经非药物治疗而血压得不到满意控制者，可在此基础上加用抗高血压药物。

①β 受体阻滞剂：β 受体阻滞剂是非糖尿病患有高血压者的第一线降压药物。对心率较快而心功能正常的年轻患者效果较好，也可用于心绞痛的治疗。但本类药物能使胰岛 β 细胞分泌胰岛素减少，引起血糖升高，还可掩盖低血糖症状，使患者对低血糖反应的生理性调节延迟。另外，由于心脏选择性和非选择性 β 受体阻滞剂均可引起三酰甘油（TG）升高、高密度脂蛋白（HDL－C）下降，并对心肌有负性肌力作用，使心排出量减少，故对高脂血症、心功能不全者慎用。

②钙离子拮抗剂和血管紧张素转换酶抑制剂（ACEI）：这 2 类药物均常用于糖尿病合并高血压的治疗，为第一线降压药物。两者对胰岛素、血糖及血脂均无影响，并可改善或增加肾脏和其他重要器官的血流量。ACEI 可促进早期糖尿病肾病的恢复，钙离子拮抗剂有缓解心绞痛的作用。ACEI 的副作用主要有药疹、中性粒细胞减少、血钾升高、咳嗽等，肾功能不全时，应慎用 ACEI。理论上讲由于胰岛素的第三相释放是通过钙通道，依赖流入细胞内钙离子的增多，因此钙离子拮抗剂可能干扰正常的胰岛素释放，但目前研究结果表明，常规治疗剂量的钙拮抗剂不会干扰糖代谢与胰岛素分泌。

③噻嗪类利尿剂：本类药物是治疗糖尿病合并高血压的有效降压药，但可引起低血钾、低血镁、血尿素氮升高、高血钙、胰岛素拮抗和血脂异常，故不宜作为首选降压药物。

④α 受体阻滞剂：代表药物为中枢性 α 受体阻滞剂如可乐定和周围性 α 受体阻滞剂如哌唑嗪等，此类药物对胰岛素及糖代谢无不良影响，偶可引起钠水潴留、头痛、眩晕等，也可引起体位性低血压。

⑤血管扩张剂：代表药物有硝普钠、肼屈嗪及米诺地尔。硝普钠主要用于重症高血压及心力衰竭，肼屈嗪及米诺地尔主要作用于小动脉，使其外周血管阻力下降，从而降低血压。上述药物对胰岛素及血脂均无不良影响，但肼屈嗪和米诺地尔可引起心动过速，加重冠状动脉供血不足，使用不当可诱发心绞痛、心肌梗死。

（3）合并冠心病的治疗：糖尿病合并冠心病的治疗与非糖尿病冠心病基本相同。

1）心绞痛的治疗：在维持正常血压、戒烟、减肥、控制血糖等一般治疗基础上，还需采用以下药物治疗心绞痛。

①硝酸酯类药物：本类药物主要扩张容量血管，使回心血量减少，减轻心脏前负荷及心脏耗氧量；其次可选择性扩张非缺血区冠状动脉较大的输送血管及侧支血管，使血流通过侧支血管流向缺血区，从而改善缺血区血流供应，因此，硝酸酯类药物为缓解心绞痛的重要药物。代表药物为硝酸甘油和异山梨酯，其主要副作用是易引起体位性低血压、搏动性头痛等。

②β受体阻滞剂：本类药物通过对心脏β受体阻滞作用，使心率减慢、心肌代谢降低，从而减少心肌耗氧量，减少心绞痛发作次数和硝酸甘油的用量。本类药物包括非心脏选择性β受体阻滞剂（如普萘洛尔）和心脏选择性β受体阻滞剂（如阿替洛尔、美托洛尔），大多数β受体阻滞剂均可引起糖耐量异常及脂代谢障碍，其中普萘洛尔对糖和脂代谢的影响比阿替洛尔和美托洛尔更为明显，还可引起支气管痉挛、血管收缩，掩盖低血糖症状，但后2种药物加大剂量后与可使心脏选择性降低，对糖代谢的影响与普奈尔相同。故在糖尿病性心脏病患者中应用β受体阻滞剂，多主张应用小剂量心脏选择性β受体阻滞剂。

③钙离子拮抗剂：钙离子拮抗剂主要是通过阻滞心肌和血管平滑肌细胞的钙离子内流，导致心肌抑制和血管扩张，从而降低心肌耗氧量和增加供氧量，产生解除冠状动脉痉挛、抗心肌缺血、缓解心绞痛的作用。目前临床常用而有代表性的药物为硝苯地平（心痛定）、地尔硫䓬（合心爽）和维拉帕米（异搏定），此类药物对正常人及糖尿病患者血糖、胰岛素、血脂均无明显影响，但剂量过大可出现低血压、抑制心肌收缩力及窦房结、房室结传导等副作用，如患者原有糖尿病自主神经病变，服此类药物更易引起体位性低血压。

2）急性心肌梗死的治疗：糖尿病发生急性心肌梗死的治疗与非糖尿病患者基本相同，其中包括近几年被公认为最重要的静脉溶栓或冠状动脉溶栓疗法，以及其他常规吸氧、监护、抗心力衰竭、抗休克、抗心律失常治疗等。需要强调的是以下两点：①控制血糖和预防酮症：糖尿病性心脏病发生急性心肌梗死时，由于应激反应加强，胰高血糖素、肾上腺皮质激素、儿茶酚胺等反向调节激素分泌增加，可引起糖尿病患者血糖进一步升高，易发生酮症或酮症酸中毒；而在急性心肌梗死后1周内，由于进食减少又应用胰岛素控制血糖，还可引起低血糖反应，诱发致命性心律失常，所以对急性期心肌梗死患者，应停用口服降糖药，改用小剂量胰岛素调整糖代谢；严防低血钾等电解质紊乱。②慎用β受体阻滞剂：对急性心肌梗死的糖尿病患者，使用大剂量心脏选择性或心脏非选择性β受体阻滞剂，可增加胰岛素引起低血糖发作的危险，故对糖尿病急性心肌梗死患者最好少用或不用β受体阻滞剂，可选择钙拮抗剂预防梗死后心绞痛和心律失常，因本类药物对血糖无影响。

3）冠状动脉内血管成形术及冠状动脉旁路移植术。

（4）充血性心力衰竭的治疗：糖尿病合并充血性心力衰竭常发生在心肌梗死后，但也有人认为糖尿病心肌病是糖尿病患者出现心力衰竭的主要原因，而且在有微血管并发症与高血压患者中较为常见。在治疗糖尿病充血性心力衰竭时，需注意以下几点：

1）慎用利尿剂和洋地黄类药物：洋地黄或利尿剂并非是糖尿病性心脏病合并充血性心力衰竭的首选药物，因糖尿病患者使用利尿剂可引起血钾、血镁降低，并影响血脂代谢，同时电解质紊乱又使患者易发生洋地黄中毒和心律失常，故在用药过程中需加强心电监护、电解质及洋地黄血药浓度的监测。

2）提倡使用血管紧张素转换酶抑制剂（ACEI）：ACEI 不仅能纠正心力衰竭，还可使心力衰竭死亡率降低 50%，从而延长糖尿病性心脏病患者的生存期，而且对血糖、胰岛素水平及血脂均无不良影响，代表药物有卡托普利、依那普利等。但长期大量使用 ACEI 可引起体位性低血压、高血钾和可逆性肾功能减退（氮质血症）。

（5）体位性低血压的治疗

1）非药物治疗：患者起床或起立时应缓慢进行，穿弹力高筒袜，用弹力腹带，睡眠时将床头抬高 25cm 以防止卧位性低血压。

2）药物治疗：①激素类制剂：应用 9α－氟氢可的松，从 0.1mg/d 起缓慢增至 0.4mg/d，但长期服用本品，可出现水肿、低血钾、卧位性高血压和肺水肿，副作用较大，需慎用。②短效升压药：可使血压升高持续 2～3 小时，应在活动前服药，服药后 4～5 小时应避免平卧位，以防卧位性高血压，此类药物有氯化钠（肠溶片）、麻黄素、育亨宾碱等。

2. 中医治疗

（1）辨证治疗

1）火邪热结

主症：心中灼痛，口干，烦躁，气粗，痰稠，或有发热，大便干结。舌红苔黄，脉数或滑数。

治法：清热泻火，散结活血。

方药：小陷胸汤加减。黄连、牡丹皮、赤芍、枳实各 10g，半夏 5g，全瓜蒌、蒲黄各 15g。

加减：若热盛伤津，大便不通者，可与增液承气汤合用，去芒硝，加生地黄 15g，玄参、麦冬各 10g 以增液清热，大黄 10g 以泄热通下；如猝然发生心胸剧痛、口干、烦躁、手足不温、热闭心脉者，可予至宝丹以开闭止痛。

用法：水煎服，每日 1 剂。

2）痰浊闭阻

主症：胸闷，恶心，纳呆，口干，心烦，头晕倦怠，肢体沉重。苔黄腻，脉弦滑或滑数。

治法：清热化痰，宣痹通阳。

方药：黄连温胆汤加减。黄连、陈皮、枳实、竹茹、郁金各 10g，法半夏、甘草各 6g，茯苓 15g。

加减：由于痰性黏着，阻于胸中，易于窒阳气、滞血运，故于祛痰的同时，适当配以活血行瘀之品，如丹参、当归尾各 15g，泽兰、桃仁、赤芍、牡丹皮各 10g，红花

5g；若痰闭心脉，猝然剧痛，因于痰浊者用苏合香丸，因于痰热者用行军散，以取即刻启闭、化浊、止痛之效。

用法：水煎服，每日1剂。

3）瘀血阻滞

主症：心痛如刺如绞，痛有定处，胸闷，舌暗红，紫暗，或有瘀斑，或舌下血脉青紫，脉弦涩或结代。

治法：活血化瘀，通脉止痛。

方药：血府逐瘀汤加减。当归、生地黄各15g，川芎、桃仁、赤芍、桔梗、枳实、牛膝各10g，红花5g，柴胡6g。

加减：心痛较剧者，可加乳香、没药各10g。由于瘀血的病机变化，可在其他有关证候中相兼出现，故活血化瘀药的选择，应随临床证候表现的不同而有所区别，如寒凝或阳气亏虚兼血瘀者，宜选用温经活血之品；热结、阴虚火旺兼血瘀，宜选用凉性活血药；气血不足兼血瘀者，宜选养血活血之品。

用法：水煎服，每日1剂。

4）阳虚寒凝

主症：胸闷，心痛，遇寒易发作或加剧，形寒，甚则手足不温，冷汗出，心悸气短，或心痛彻背，背痛彻心。苔薄白，脉紧。

治法：祛寒活血，宣痹通阳。

方药：当归四逆汤加减。桂枝、白芍、丹参各10g，当归15g，甘草6g，细辛3g，大枣5枚，山楂12g，降香9g。

加减：若疼痛较剧者，可予乌头赤石脂丸；若痛剧而见四肢不温者，可予苏合香丸；渴甚者，加川石斛15g，葛根9g。

用法：水煎服，每日1剂。

5）气阴两虚

主症：胸闷痛，心悸，气短乏力，心烦，口干。舌红胖或淡红胖，苔薄，少苔，脉虚、细或带数。

治法：益气养阴，活血清热。

方药：天王补心丹加减。生地黄、党参、玄参、茯苓、当归、丹参各15g，麦冬、柏子仁、酸枣仁、炙远志、五味子、山楂各10g。

加减：若伴眩晕者，加青葙子6g，益母草9g；渴甚者，加大补阴丸9g；心痛剧烈者，加三七粉3g，吞服；如心胸剧痛不止者，可用至宝丹。

用法：水煎服，每日1剂。

（2）验方

1）冠通汤：丹参9g，炒赤芍9g，桃仁4.5～9g，降香3g，生香附9～15g，广郁金15g，全瓜蒌15g，延胡索9g，远志3g，炙甘草3g。水煎服，每日1剂。功能：活血化瘀，理气化痰。适于冠心病，临床上对糖尿病合并冠心病证属痰瘀互阻、气滞血瘀者有效。

2）益气活血方：黄芪40g，党参30g，当归20g，赤芍20g，川芎15g，红花10g，丹参15g，葛根15g，麦冬15g，五味子15g。水煎服，每日1剂。功能：益气养心，活血化瘀。适于糖尿病性心脏病证属气虚血瘀者。

3）解郁舒心汤：太子参10g，麦冬10g，五味子10g，桔梗5g，枳壳5g，香附10g，丹参10g，娑罗子6g，佛手片3g，玫瑰花3g。功能：益气养阴，理气活血。适于糖尿病性心脏病证属气阴两虚气滞不畅者。

4）定心汤：山茱萸15g，麦冬12g，五味子10g，酸枣仁15g，龙眼肉15g，炒柏子仁12g，生龙骨30g，生牡蛎30g，人参粉（冲服）6g，肉桂3g，黄连6g，牡丹皮10g。水煎服，每日1剂。功能：益气养阴，宁心安神。适于糖尿病性心脏病症见心悸、怔忡者。

5）山楂槐花葛根煎：山楂20g，槐花10g，葛根12g。水煎代茶饮。适于糖尿病性心脏病伴有高血压、高血脂者。

6）淡菜荠菜汤：淡菜10g，荠菜30g。煎汤服，适于糖尿病性心脏病伴高脂血症者。

3. 药物禁忌

（1）硝酸甘油

1）抗胆碱药：可能减少舌下含服硝酸甘油吸收，然而尚无临床报道。

2）阿司匹林：可使硝酸甘油血药浓度升高，导致低血压、头痛等副作用增加。

3）普萘洛尔（心得安）：与硝酸甘油联用治疗心绞痛可增强疗效，并且相互抵消副作用，但剂量不可过大。普萘洛尔可引起血压下降，从而导致冠状动脉血流量减少，有一定危险。

4）利多卡因：静脉输入利多卡因患者，舌下含化硝酸甘油，可发生完全性房室传导阻滞，并可引起心脏停搏。

5）麦角生物碱：可能对抗硝酸甘油抗心绞痛作用。

6）乙醇：服用硝酸甘油者，饮酒后会感到虚弱和头晕。

7）肝素：与硝酸甘油联用可能降低抗凝作用。

8）本品不可配伍任何药物。

（2）胰岛素（普通胰岛素，正规胰岛素）

1）普萘洛尔（心得安）：可增强胰岛素降糖作用。

2）乙醇：可增强胰岛素降糖作用，两药联用可发生严重低血糖和神经系统病变。胰岛素遇乙醇发生凝固变质，属于配伍禁忌。

3）噻嗪类利尿剂：与胰岛素联用常需增强降糖药用量，并应监测血糖水平。

4）糖皮质激素：可拮抗胰岛素降血糖效应，两药联用时需增加胰岛素用量。

5）单胺氧化酶抑制剂：可增强和延长胰岛素及口服降糖药作用，一般避免联用。

6）强心苷：可加重胰岛素所致低血钾，可诱发强心苷中毒。

7）慢心律：与胰岛素联用可加剧低血钾反应。

8）左旋甲状腺素：可降低胰岛素及口服降糖药效应。

9）帕吉林：可增强胰岛素作用，诱发低血糖。

10）氯化钾：可减少玻璃瓶对胰岛素的吸附量达20%（离子形成电荷屏障），如另加葡萄糖液制成极化溶液，可增加细胞钾离子，稳定膜电位。

11）甘草，鹿茸：可与胰岛素和口服降糖药产生药理性拮抗作用，使降糖效果降低。

12）党参：对胰岛素低血糖反应有拮抗作用。

13）麦门冬，黄芩，川贝母：含有皮质激素样物质，可升高血糖，减弱降糖药效应。

14）利血平：可降低血糖，与胰岛素作用呈相加性，两药联用可引起低血糖反应。

15）吸烟：可增加糖尿病患者对胰岛素的需要量。

16）不可配伍药物：氨茶碱，异戊巴比妥，巴比妥酸盐，氯噻嗪，甲泼尼龙，苯妥英钠，碳酸氢钠，磺胺嘧啶，硫喷妥钠。

（3）磺脲类降糖药

1）阿司匹林：小剂量和中等剂量具有降糖作用，与磺脲类降糖药联用易致低血糖反应，联用时降糖药宜减量。

2）β受体阻滞剂：普萘洛尔等可致血糖下降，并可掩盖低血糖症状，与磺脲类降糖药联用宜慎重。

3）降压药（可乐定、利血平、胍乙啶等）：能增强组织对胰岛素的敏感性，促进糖利用，联用可增强磺脲类降糖作用，宜适当减少剂量。

4）利尿药：噻嗪类利尿药常引起低血钾和血糖升高，可拮抗磺脲类降糖药作用。依他尼酸与磺脲类降糖药可发生致命性不良反应，禁止联用。

5）H_2体拮抗药：西咪替丁、雷尼替丁等可增加弱酸性磺脲类降糖药吸收，并使其代谢减慢，作用增强。

6）磺胺类药物：可抑制磺脲类降糖药代谢，联用降糖作用增强，甚至发生低血糖危象。

7）乙醇：可使磺脲类降糖药效果和毒性作用均增加。糖尿病患者应尽量少用或不用乙醇及含乙醇饮料。

8）食物：可延缓磺脲类降糖药吸收，并降低磺脲类降糖药效果，故忌饭时服药。

9）甘草及其中成药：其皮质激素样作用，可降低磺脲类降糖药的作用。

10）利福平：可使甲苯磺丁脲、格列嘧啶和氯磺丙脲的血清浓度降低，降糖作用下降。

11）三环抗抑郁药：与磺酰脲类降血糖药联用，个别患者出现低血糖反应。

12）尿碱化：可使氯磺丙脲的作用降低，尿酸化可使氯磺丙脲的作用增强。

13）卡托普利，依那普利：与磺脲类降糖药联用个别患者出现低血糖反应。

14）别嘌醇：可使氯磺丙脲的半衰期延长，使甲苯磺丁脲的半衰期缩短，但对疗效无明显影响。

15）阿米洛利：联用可使糖尿病患者发生高钾血症。

16）促蛋白合成甾体类：苯丙酸诺龙（nandrolone）、美雄酮（methandienone），睾丸素和司坦唑（stanozolol）等均能增加磺脲类降糖药降糖作用，联用时应减少磺脲类降糖药用量。

17）抗凝血药：双香豆素与甲苯磺丁脲联用，可加重低血糖导致昏迷，并增强抗凝作用可导致出血；亦可增加氯磺丙脲的降血糖作用。

18）阿扎丙宗（azapropazone）：可增强甲苯磺丁脲作用，联用可引发严重低血糖。

19）钙通道阻滞剂：地尔硫䓬、硝苯地平等可使糖尿病加重，联用时应增加降糖药用量。

20）氯霉素：可增强甲苯磺丁脲和氯磺丙脲的降糖作用，联用可导致急性低血糖。

21）氯丙嗪：可升高血糖，特别是剂量 >100mg/d，严重影响糖尿病控制，联用需增加降糖药剂量。

22）口服避孕药：可能需要少量调整降糖药用量，但不严重影响病情。

23）皮质激素：具有升高血糖作用，可减弱磺脲类降糖药作用，联用需增加降糖药剂量。

24）芬氟拉明（氟苯丙胺，减肥药）：与常用降糖药联用有相加作用，有些情况下芬氟拉明可代替降糖药使用。

25）异烟肼：可使血糖升高或降低，联用应调整降糖药剂量。

26）碳酸锂：可升高血糖，有时导致糖尿病，一般对糖尿病控制无明显影响。

27）保泰松：可增强甲苯磺丁脲、醋磺己脲、氨磺丁脲、格列嘧啶和格列本脲的降糖作用，个别患者发生严重低血糖。

28）咪康唑：与磺脲类降糖药联用可能出现低血糖反应。

29）丙磺舒：可使氯磺丙脲从体内清除的时间延长。

（4）双胍类降血糖药

1）抗凝血药物：双胍类降血糖药（如苯乙双胍）与抗凝血药如双香豆素等合用，会置换血浆蛋白结合的双香豆素，从而使抗凝血作用增强，导致出血倾向，故应避免合用或慎用。

2）苯乙双胍不宜与四环素合用：与四环素合用易引起乳酸性酸中毒，故应避免合用。

3）并发酮症酸中毒者禁用苯乙双胍：苯乙双胍降血糖的作用主要是促进脂肪组织摄取葡萄糖，使组织中无氧酵解增加。但由于苯乙双胍在代谢中产生大量乳酸，可引起严重的乳酸性酸中毒，充血性心力衰竭、肝肾功能不全者尤为危险。故糖尿病酮症酸中毒和急性感染时禁用苯乙双胍。

4）二甲双胍忌与碱性溶液或饮料同服：因同服可降低本药的降血糖作用。

（5）阿卡波糖

1）蔗糖及含蔗糖的食物：由于阿卡波糖在治疗期间可抑制糖类的分解并延缓糖类的吸收，因而增加了糖类在结肠中的发酵，若与蔗糖或含蔗糖的食物（如甘蔗、甜菜等）同服，则易引起腹部不适，甚至腹泻。

2）抗酸药，考来烯胺，吸附剂，消化酶：抗酸药（碳酸氢钠、氢氧化铝等）、考来烯胺、肠道吸附剂（药用炭、枸橼酸铋钾等）、消化酶制剂（胃蛋白酶合剂、多酶片等）与本药同服，均有可能降低其降血糖作用。

（6）中药禁忌：糖尿病以阴津亏虚，燥热内盛为主要病机，因此治疗当用滋阴润燥、清热生津之品，特别在疾病的早中期，附子、肉桂、干姜、制川乌、制草乌、鹿茸等温热壮阳药物不可轻用。糖尿病后期，特别是合并肾病时，患者以阳虚为著，苦寒药如黄连、黄芩、黄柏、大黄、苦参、龙胆草、木通、防己、马兜铃等损阳、劫阴、伐胃之品一般不用。特别是木通、防己、马兜铃可导致肾衰竭，应禁用。氨基糖苷类、新霉素、两性霉素等许多肾毒性药物禁用于糖尿病肾病患者。

（7）分型用药禁忌：1 型糖尿病患者要用胰岛素，忌用磺脲类降糖药，不可单独使用双胍类、糖苷酶抑制剂等其他降糖药。2 型糖尿病患者在伴有酮症酸中毒、昏迷、严重感染、重大手术等应激情况时，忌用口服降糖药。

（8）特殊人群用药禁忌：动物实验和临床观察证明，磺脲类降糖药可造成死胎和胎儿畸形，本类药物可由乳汁排出，使婴儿发生低血糖，因此孕妇及乳母均忌用磺脲类降糖药。双胍类降糖药也禁用于孕妇及乳母，该类药物还禁用于：2 型糖尿病伴酮症、酸中毒，肝、肾功能不全，心力衰竭，急性心肌梗死，严重感染和外伤，重大手术以及临床有失水、失血、低血压和缺氧情况。双胍类药物（主要是苯乙双胍）可诱发乳酸性中毒，在老年人，尤其是合并上述情况时更易发生。

（9）其他用药禁忌：糖尿病患者合并肝、肾功能不全时要用胰岛素，因口服降糖药可加重肝、肾衰竭。糖尿病肾病患者使用格列本脲还可引起严重的低血糖，有时可导致死亡。

十七、甲状腺功能亢进性心脏病

【概述】

甲状腺功能亢进性心脏病是因甲状腺功能亢进引起的心脏功能改变。在甲亢患者总数中约占10%，多见于40岁以上患者，男女发病率大致相等，而40岁以下的患者，女性略多于男性。

1. 病因

甲状腺功能亢进症（hyperthyroidism）简称甲亢，是由于激素过多所致的一组常见的内分泌疾病，可由多种原因如弥漫性甲状腺肿、高功能性甲状腺腺瘤、亚急性甲状腺炎、人为性（医源性）甲状腺功能亢进症等引起。甲状腺功能亢进性心脏病，是因甲状腺功能亢进，过多的甲状腺激素对心脏的作用而导致的心律失常、心房颤动、心脏增大、心绞痛、心力衰竭等。

2. 临床表现

患者甲亢的一般症状可有可无（如淡漠型甲亢），常诉心悸、气促，稍活动即明显加剧。重症者常有心律失常、心脏扩大、心力衰竭等严重表现。

1）心动过速：多系窦性，每分钟心率100～120次，静息或睡眠时心率仍快，为本病特征之一。

2）心律失常：以期前收缩最为常见，亦可发生阵发性或持久性心房颤动、心房扑动、房室传导阻滞等。

3）心音和杂音：心搏动增强，心尖区第一音亢进，心尖区可闻及收缩期杂音，偶可闻及舒张期杂音。

4）心脏肥大、扩大和充血性心力衰竭：多见于病程长、病情严重的年长男性患者，合并感染或应用β受体阻滞剂常易诱发心力衰竭。

5）血压：收缩期动脉血压增高，舒张压下降或正常，脉压增大，是由于心搏出量和每分钟心排血量增加所致。

3. 辅助检查

（1）超声波检查：对发现甲状腺肿大、心脏结构异常及心功能不全有重要价值。超声波显像（B超），甲状腺多呈弥漫性轻中度肿大，内部回声均匀，周围组织少有压迫。通过超声心动图（UCG）及彩色多普勒检查，可发现心脏增大、肥厚，心肌收缩率增加，每搏量增高。发生心功能不全时，心排血量下降，但其绝对值仍较正常为高，因其属高心排血量性心力衰竭。心衰严重时，心排血量降至低于正常。

（2）放射性核素检查：甲状腺显像为甲状腺呈弥漫性肿大，放射性核素分布均匀呈热区，提示甲状腺功能亢进。

（3）心脏X线片及心电图（ECG）检查：均无特异性改变。

（4）甲状腺功能实验室检查：是确诊甲亢性心脏病的基础检查。通常检测血清甲状腺素（T_4）、三碘甲状腺原氨酸（T_3）、游离 T_4 和 T_3 水平增高，甲状腺^{131}I摄取率高峰前移，T_3 抑制试验、TRH兴奋试验及测TsAb（甲状腺刺激性免疫球蛋白）、示踪TSH抗体免疫放射鉴定法（IRMA）测定微量TSH等对确诊可提供重要资料，其中以前2项测定最为常用、简捷。

【饮食宜忌】

1. 饮食宜进

（1）饮食原则

1）宜适当增加脂肪摄入：适量增加脂肪的摄入量，可以满足过量的甲状腺素分泌所引起的代谢率增加。

2）宜供给足够的糖类：供给足够的糖类，可以纠正过度消耗。每日热能应供给12 552～14 644kJ，比正常人增加50%～75%。

3）宜适量供给蛋白质：每日应供给蛋白质1.5g/kg，但应限制动物性蛋白质。

4）宜供给丰富的维生素：因高代谢消耗热能而消耗大量的酶，导致多种水溶性维生素缺乏，尤其是B族维生素缺乏。维生素D是保证肠对钙、磷吸收的主要维生素，应保证供给，同时尚应补充维生素A和维生素C。

5）宜适量供给钙、磷：为预防骨质疏松、病理性骨折，应适量增加钙、磷的供给，尤其对症状长期不能控制者和老年患者。

6）宜增加餐次：为补充体内消耗，除了每日三餐主食外，于上下午两餐之间宜各增加1次配餐。

7）其他：甲亢是消耗性疾病，甲亢患者要注意安排营养丰富，易于消化的膳食，补充足够热卡、营养物质和维生素，以纠正本病引起的消耗，要多吃肉、蛋、奶、豆类、新鲜蔬菜、水果等。花生、西瓜、菜豆、芹菜、黄花菜、木耳、桑椹、枸杞子、百合、甲鱼、山药、鸭子、芡实、苹果、大枣、芥菜、淡菜等都对甲亢患者有好处，可选择食用。苦瓜、黄瓜、梨、西瓜、冬瓜性偏寒凉，百合、莲子、白木耳具有清补作用，阴虚火旺的患者可多加选用。枸杞子、桑椹、山药、甲鱼健脾补肾、滋阴养血，气血亏虚、肝肾不足的患者可经常选用。明显消瘦的患者尤其要注意多吃蛋白质丰富的食品。

（2）饮食搭配

1）鲫鱼与豆腐：鲫鱼甘、温无毒，能补虚羸、益五脏、消水肿、解热毒；豆腐性凉味甘，有宽中益气、生津润燥、清热解毒、健脾和胃、消胀满、下大肠浊气诸功效。两者同食，适于心肾阴虚型甲状腺功能亢进者。

2）冬瓜与薏苡仁：冬瓜性平、微寒、味甘，有利尿消肿、解暑止渴、清热化痰之功效。用冬瓜、薏苡仁煮成粥，适于痰湿凝结见有胸闷、纳呆、颈项肿大之甲状腺功能亢进者。

（3）药膳食疗方

1）酸枣仁饮：炒酸枣仁15g，百合15g，莲子心3g。水煎代茶饮。适于甲亢患者阴虚火旺、心烦不寐者。

2）黄花菜汤：黄花菜50g，甘草3g，白芍6g，郁金、合欢花、柏子仁、陈皮各6g，水煎服。适于甲亢患者忧愁不乐、痰气不清。

3）乌鸡汤：乌鸡1只，党参、黄芪各30g。慢火炖烂，食肉喝汤。适于气血两虚、肌肉无力、阴血不足、潮热、盗汗、月经不调、贫血、头晕眼花者。

4）党参龙眼粥：党参、龙眼肉、糯米各30g，大枣10枚，煮粥常服。有滋补强壮、安神补血、健脾开胃、益气壮阳之效。适于心悸、失眠、健忘、虚劳羸弱、贫血、白细胞减少者。

5）黑豆粥：黑豆50g，浮小麦30g，大枣5枚。水煎服。适于病后虚弱、汗出多者。

6）鲫鱼粥：鲫鱼1条（去磷、鳃、内肠），用纱布袋装，糯米50g，共煮粥食用。适于甲亢患者脾胃虚弱、食欲不振、水肿等。

7）猪肾栗子粥：猪肾1个，栗子肉（捣碎）30g，枸杞子15g，粳米50g。煮粥常食。有健脾养胃、补肾强身之效。适于甲亢患者肝肾不足、腰膝酸软无力。

8）参芪牛肉汤：牛肉200g，黄芪、党参、山药、浮小麦各30g。慢火煮至肉烂，加适量盐，食肉喝汤。适于身体虚弱、不思饮食、气虚自汗者。

2. 饮食禁忌

（1）忌食含碘高的食物：甲亢患者不是缺碘所致，故忌多食海鱼、紫菜、海带等含碘量高的食物。含碘食物虽可使症状略减轻，但碘是合成甲状腺激素的主要原料，它对甲状腺激素合成的抑制是暂时性的，如果长期大量摄入，则可诱发甲亢，或使病情迁延难愈，也使已肿大的甲状腺僵硬难消。

（2）忌饮酒：绝大部分甲状腺功能亢进患者都有心动过速，故忌饮各种酒。

（3）忌食强烈刺激性食物：中医学认为，甲亢的病机是阴液不足、阳气亢盛，治疗当以滋阴潜阳为主。辣椒、大蒜等性味燥热，易助火伤阴，于病情不利，故应忌服。

（4）忌食肥腻食物：甲亢患者虽食欲亢进，但消化功能差，营养吸收不良，以致消瘦无力，故应忌食羊肉、母鸡、狗肉及油腻、煎炒、熏烤之品，以免生痰动火，产生痰热。

（5）忌食致甲状腺肿的食物：大豆、豌豆、芦笋、卷心菜、菠菜等绿色蔬菜中含有致甲状腺肿的物质，过量食用可使病情加重。

【药物宜忌】

1. 西医治疗

西医治疗包括两方面：甲亢的治疗及心血管方面如心律失常、心绞痛及心力衰竭等的治疗。两者相辅相成，其中控制甲亢十分重要。

（1）抗甲状腺药物（ATD）治疗：常用的有硫脲类的甲硫氧嘧啶和丙硫氧嘧啶、咪唑类的甲巯咪唑和卡比马唑。本病总的疗程一般认为以1.5～2年为宜，个别可以更长，但本病疗程有明显的个体化差异。大致分为3个阶段：①初治阶段：按病情轻重决定剂量，甲硫氧嘧啶或丙硫氧嘧啶初用300～450mg/d，甲巯咪唑或卡比马唑每日30～40mg，分3次口服。初治阶段一般需要1～3个月，平均每日可降低BMR约1%。服药3个月如症状仍明显，应检查有无干扰因素，如不规则服药、服用碘剂、精神刺激或感染等。②减药阶段：当症状显著减轻，体重增加，心率降至每分钟80～90次，T_3、T_4接近正常时，可酌情每2～3周递减药量1次，硫脲类每次减少50mg，咪唑类每次减少5mg，不宜过快，应尽量保持甲状腺功能正常和病情稳定。此阶段一般需2～3个月。③维持阶段：每日用量硫脲类为50～100mg，咪唑类为5～10mg，停药前还可分别减至25～50mg。此阶段一般为1～1.5年。在整个疗程中务求避免间断服药。在减药期开始时可用小剂量左甲状腺素（L－T_4）或甲状腺干制剂片，左甲状腺素50～100μg，甲状腺干制剂片每日30～60mg，以稳定下丘脑垂体－甲状腺轴的关系，避免甲状腺肿和突眼加重。ATD的停药指征尚未明确，包括T_3抑制试验转阴及TR－Ab、TS－Ab转阴等。

（2）甲亢性心脏病属可治愈的心脏病变，但如未及时发现和确诊而延缓治疗，可使病情恶化。有效及时控制甲亢非常重要。

1）治疗甲亢性心脏病的心律失常、心绞痛及心力衰竭是临床主要内容。对心房颤动、心房扑动等快速心律失常，如洋地黄类药物控制心室率效果不佳时，可合用普萘洛尔等β受体阻滞剂，以控制心室率；它不仅对快速心律失常有效，且可抑制T_4转化T_3，减少外周组织对甲状腺素及儿茶酚胺的反应。房颤患者，在甲亢控制后，大多数（约60%）可恢复窦性心率，如房颤持续存在，可用药物转律或电转律，但一般不宜使用胺碘酮，因其含碘量较高，易诱发碘甲亢。

2）对以心绞痛为主的甲亢性心脏病，钙拮抗剂如硝苯地平、地尔硫䓬为首选药，因其发病机制主要为冠状动脉痉挛，单用β受体阻滞剂或硝酸酯类制剂，多不能满意控制症状。

3）由于甲亢性心脏病为高心排血量性心脏改变，在其发生心力衰竭时，应以利尿及扩血管为主，在此基础上可适当加用洋地黄类药，并应注意随着甲亢治疗显效，防止洋地黄中毒。甲亢未控制时，心衰治疗效果不佳。

（3）其他治疗：甲亢性心脏病患者，甲状腺手术治疗及放射治疗的适应证及禁忌证同甲亢患者，尤其是对心功能尚好者。需注意的是，严重心力衰竭或全身状况较差不能耐受者，为2种处置方法的禁忌证。

2. 中医治疗

（1）辨证治疗

1）肝郁气滞

主症：胸闷，胁痛，精神抑郁，常因情绪改变而症状加重，舌红苔薄，脉弦。

治法：疏肝清热，理气解郁。

方药：丹栀逍遥散加减。牡丹皮、栀子、白芍、白术、茯苓、浙贝母各10g，柴胡5g，当归12g，薄荷5g（后下），牡蛎30g。

加减：若见失眠多梦者，可加酸枣仁、合欢皮、朱茯苓各15g；若见颈部粗大者，可加黄药子、海带各15g。

用法：水煎服，每日1剂。

2）肝火亢盛

主症：心烦易怒，瘿肿眼突，面部烘热，怕热自汗，口苦目赤，头目昏眩，肢体震颤，舌质红，苔薄黄，脉弦数。

治法：清热泻火。

方药：龙胆泻肝汤加减。龙胆草、黄芩、栀子、木通各10g，生地黄、玉竹、夏枯草、泽泻各15g，海藻15～30g，黄药子12g，白芍、天花粉各12g。

加减：若胃热重，易饥者，可加黄连5g，石膏30g，直泻中焦之热；若性情暴躁，面红手抖者，可加珍珠母10g，磁石、钩藤各15g，以平肝潜阳；大便秘结者，可加大黄以泻腑通便。

用法：水煎服，每日1剂。

3）阴虚火旺

主症：心悸汗出，怵惕不安，心烦不寐，胁痛，头晕目眩，耳鸣，颧红，口干，舌红，脉细而数。

治法：滋阴降火，补心安神。

方药：天王补心丹或朱砂安神丸。天冬、麦冬、玄参、当归、五味子、炙远志各10g，生地黄、丹参、朱茯苓、酸枣仁、柏子仁各15g。

加减：若心悸甚者，可加入磁石15～30g，龙齿15～30g，以镇心安神；若五心烦热，遗精腰酸者，可加朱砂安神丸合六味地黄丸以滋阴补肾、清心安神，或知柏地黄丸以滋阴降火；若见瘿瘤者可加黄药子、牡蛎各15g，海藻20g。

用法：水煎服，每日1剂。

4）痰火扰心

主症：心悸不安，易惊，胸闷烦躁，头晕目眩，痰多，口干苦，舌质红，苔黄腻，脉滑数。

治法：清热化痰，宁心安神。

方药：黄连温胆汤加减。陈皮、枳实、法半夏、竹茹各10g，茯苓、甘草、黄连各5g。

加减：若见痰多者，可加胆南星10g，以化痰；热甚者，加栀子、黄芩各10g，以清热泻火；心悸甚者，加朱砂、茯神各10g，酸枣仁15g，以镇心安神；若火郁伤阴，舌质红少津，脉细数，宜去枳实、半夏、陈皮，酌加生地黄15g，石斛、麦冬各10g，以清热养阴；若有瘿病者，加夏枯草、海藻各20g，浙贝母、黄药子各15g，去甘草，以软坚散结。

用法：水煎服，每日1剂。

5）痰痹心阳

主症：心胸痞闷胀痛，时缓时急，甚则痛引肩背，心悸，气短，头晕，腹胀，食少或恶心，舌质胖润，有齿痕，苔薄白或白滑，脉弦滑或沉迟。

治法：宣痹通阳，豁痰理气。

方药：瓜蒌薤白半夏汤加减。瓜蒌15g，薤白、制半夏各10g。

加减：若痰浊痹阻较甚，症见不得卧，心痛彻背，加桂枝、陈皮各10g，茯苓20g，甘草、干姜各5g，以温阳行气化痰；若见畏寒肢冷，脉迟或结代，可加制附子5g（先煎），桂枝10g，炙甘草5g，以温阳通气；若见心痛阵发，脉涩，舌有瘀点，为兼有瘀血，宜加丹参15～20g，川芎10～15g，红花10g。

用法：水煎服，每日1剂。

6）气阴两虚

主症：心悸动，虚羸少气，舌光少苔，或质干而萎，脉结代。

治法：益气滋阴，补血复脉。

方药：炙甘草汤加减。炙甘草、人参、麦冬、火麻仁各10g，阿胶10g（烊化），大枣10枚，桂枝6～10g，生姜3片，生地黄10～15g。

加减：若面赤，手足心热，口干舌燥，脉虚大，为阴虚较甚者，宜去桂枝、生姜、大枣温燥之品，加白芍10～20g，五味子10g，以养阴和阳。

用法：水煎服，每日1剂。

7）心肾不交

主症：颈部肿大，目突手抖，口干目涩，心悸心慌，头晕耳鸣，健忘失眠，女子月经不调或闭经，男子阳痿，性欲下降，腰酸乏力，舌红无苔或少苔，脉沉数。

治法：滋阴降火，交通心肾。

方药：六味地黄汤合黄连阿胶汤加减。熟地黄、茯苓各10～15g，山茱萸、山药、牡丹皮、泽泻、黄芩、黄连、芍药各10～20g，阿胶10g（烊化），鸡子黄10个。

加减：若耳鸣，腰酸腿软甚者，可加桑寄生20g，牛膝10～15g，菟丝子15g，以强身壮腰；男子阳痿加淫羊藿、仙茅各15g，以壮阳强身；女子月经量少或闭经加何首乌15g，益母草30g，以养血活血，并可加软坚散结之品。

用法：水煎服，每日1剂。

8）血虚肝旺

主症：烦躁多怒，失眠心悸，身热或恶热，舌苔薄白，舌质红，脉弦细数或弦细。

治法：养血平肝，清泻胃热。

方药：菊花散加减。天麻、菊花各10g，川芎、当归各10～15g，白芍、生地黄各10～20g，生龙骨、钩藤、生牡蛎、生石膏各30g，知母10g，薄荷5g。

用法：水煎服，每日1剂。

9）心血瘀阻

主症：心悸气短，胸闷，或心胸疼痛，舌质紫暗，或有瘀点，脉涩或结代。

治法：活血化瘀。

方药：血府逐瘀汤加减。桃仁、红花、当归、赤芍、枳实、桔梗各10g，川芎、牛膝、生地黄各15g，柴胡5g。

加减：若瘀血阻滞较甚者，可去柴胡、牛膝、生地黄，加丹参、郁金香各15～20g，以加强活血化瘀作用；若夹痰浊，胸闷显著，舌苔腻者，可加瓜蒌、枳实、半夏各10g，以宣痹豁痰；若气血不足，或心阴心阳亏虚者，又当与养血、益气、滋阴、温阳等药合用。

用法：水煎服，每日1剂。

（2）验方

1）酸枣仁10～15g，水煎后，晚上临睡前顿服。

2）炒酸枣仁10g，麦冬6g，远志3g，水煎后，晚上临睡前顿服。

3）酸枣树根（连皮）30g，丹参30g，水煎1～2小时，午休及晚上临睡前各服1次，每日1剂。

4）定心汤：龙眼肉30g，酸枣仁、山茱萸各15g，炒柏子仁、生龙骨、生牡蛎各12g，生乳香、生没药各3g，水煎服。

5）养心镇惊汤：白茅根、生白芍各15g，天竺黄、牡蛎、钩藤、银花藤、茯神各9g，龙骨4g，磁石、朱砂各4.5g，石菖蒲10.5g，水煎服。

6）紫石英10～15g，水煎服。

7）苦参20g，水煎服，适用于心悸而脉数或促的患者。

8）苦参制剂：苦参、益母草各20g，炙甘草15g，水煎服，适用于心悸而脉数或促的患者。

3. 药物禁忌

（1）丙硫氧嘧啶

1）口服抗凝药：丙硫氧嘧啶可使口服抗凝药的抗凝作用降低。服用华法林的甲亢患者，在停用抗甲状腺药物后，凝血酶原时间延长。

2）下列药物具有抑制甲状腺功能和引起甲状腺肿大的作用，在与丙硫氧嘧啶联用时须注意调整剂量：磺胺类、对氨水杨酸钠、保泰松、巴比妥类、酚妥拉明、妥拉唑啉、维生素B_{12}、碘酰脲类。

3）碘剂：在应用丙硫氧嘧啶前避免服用碘剂。抗甲状腺药物也能干扰碘渗入甲状腺球蛋白，故在应用放射碘前后应停用丙硫氧嘧啶。

（2）甲巯咪唑（他巴唑）

1）甲巯咪唑可致严重脱发、药疹及急性剥脱性皮炎。个例报道，口服甲巯咪唑可引起双眼黄斑水肿。

2）甲巯咪唑可致急性造血功能停滞、血小板减少性紫癜、粒细胞减少症并发致命性感染、急性再生障碍性贫血等。临床调查中发现，40岁以上的妇女及服用甲巯咪唑>40mg/d的患者，粒细胞缺乏的危险性大为增加。

3）甲巯咪唑引起肝损害的临床流行病学调查表明，用药者肝损害发生率为3.77%，大多发生于服药后1个月内（92.9%）。肝损害类型以单项肝功能异常为主

(87.5%)，另有7.1%表现为无黄疸性肝炎及肝内胆汁淤滞，减量或停药后有94.6%的患者在1个月内恢复正常。

（3）碘剂

1）维生素C：碘剂可使维生素C还原为去氢抗坏血酸，属于配伍禁忌。

2）口服降糖药：碘赛罗宁可使其降糖作用减弱。

3）保泰松：可抑制甲状腺摄碘，联用影响碘剂对甲状腺疾病的疗效。

4）汞剂：可与碘剂发生毒性作用，禁忌配伍应用。各种含汞药物（朱砂、轻粉、红汞、硫柳汞、黄降汞、升汞、白降汞、红升丹及含汞中成药）无论以何种途径用药（注射、口服、外用或交叉用药途径），如与碘剂（碘化钾、碘酊、海藻、昆布等）相遇均可产生碘化汞而发生毒性作用。

5）孕产妇及哺乳期妇女：碘剂可以透过胎盘，孕妇摄入过量的碘会引起胎儿碘中毒，导致甲状腺功能低下，出现甲状腺肿，有时因甲状腺过于肿大而影响分娩。碘也可进入乳汁，故哺乳期妇女应慎用。

6）甲状腺功能亢进性心脏病患者：使用^{131}碘治疗，约有20%的患者在3周内出现甲状腺中毒症状，可能是由于心脏病患者出现代谢变化所致。由于甲状腺肿胀或瘢痕，有少数患者出现呼吸紧迫症。^{131}碘可引起甲状旁腺功能亢进或低下，但两者间的关系尚不清楚。甲亢患者用^{131}碘治疗或用手术治疗的白血病发生率类似，但如使用高剂量^{131}碘则白血病的发生率明显增加。甲状腺癌患者使用大剂量^{131}碘可引起睾丸损伤。

（4）补气助阳之品：中医学认为，甲亢的病机是阴液不足、阳气亢盛，治疗当以滋阴潜阳为主。本病患者不宜使用补气助阳之品，如红参、人参、黄芪、附子、肉桂、鹿茸等，以免补气助火，使内热更盛。

（5）致甲状腺肿的药物：对氨水杨酸、保泰松、酚妥拉明、妥拉唑啉、维生素B_{12}及碘酰脲类、磺胺类、巴比妥类药物等，都有抑制甲状腺功能和引起甲状腺肿大的作用，应用时须注意。

十八、痛风合并冠心病

【概述】

痛风合并冠心病是指痛风导致冠状动脉粥样硬化使血管腔狭窄、闭塞，和（或）冠状动脉功能性改变（痉挛）导致心肌缺血、缺氧或坏死而引起的心脏病，也称冠状动脉性心脏病或缺血性心脏病。冠心病已成为威胁人类健康的最严重的疾病之一。据统计，痛风合并冠心病的发生率为 27.6%。

由于冠状动脉病变的部位、范围和程度不同，冠心病有不同的临床特点。根据临床特点分为隐匿型或无症状型冠心病、心绞痛、心肌梗死、缺血性心肌病、猝死。下面介绍一下较为常见的心绞痛和心肌梗死。

1. 病因

引起高尿酸血症的主要病因包括：高嘌呤饮食、三磷腺苷降解增加、尿酸生成增加、细胞破坏所致的 DNA 分解增多、尿尿酸排泄减少等。原发性和继发性高尿酸血症的病因各不相同。在临床上，高尿酸血症主要见于慢性酒精中毒、肥胖和代谢综合征。高尿酸血症、糖尿病与心血管病均与胰岛素抵抗有病因联系。高尿酸血症还是心脑血管病的独立风险因素之一。高尿酸血症常引起尿酸盐在软组织中沉积，形成尿酸结石（痛风结石）和结石性炎症，直接或间接累及关节和骨骼，导致痛风性骨关节病。

（1）原发性高尿酸血症：磷酸核糖焦磷酸活性增高，磷酸核糖焦磷酸酰胺转移酶活性增高，次黄嘌呤－鸟嘌呤磷酸核苷转移酶缺陷，黄嘌呤氧化酶活性增高，为特发性。

（2）继发性高尿酸血症

1）先天性代谢性疾病：自毁容貌综合征，糖原贮积病。

2）系统性疾病：白血病，多发性骨髓瘤，淋巴瘤，红细胞增多症，溶血性贫血，肿瘤广泛转移和溶解，肿瘤放疗或化疗后，慢性肾脏病变，铅中毒，酮症酸中毒和乳酸性酸中毒，慢性酒精中毒。

3）生理性升高：摄入过多富含嘌呤类食物，长期禁食与饥饿。

4）药物所致高尿酸血症：噻嗪类利尿药，呋塞米，乙胺丁醇，吡嗪酰胺，阿司匹林，烟酸，乙醇，免疫抑制药。

2. 诊断要点

（1）有痛风的一般临床症状，如关节炎症及痛风石等表现。

（2）心绞痛：指急性暂时性心肌供血不足、供氧不足导致的以胸痛为主要特征的临床综合征。典型心绞痛是指突然发生在胸骨体中段后方或心前区或剑突下区的压迫感、憋闷感，或紧缩性胸闷，严重者有堵塞感或绞榨痛，可放射至左肩和左上肢尺侧，少数患者有烧灼感、呼吸短促伴咽喉紧缩感。疼痛范围约手掌大小。症状开始较轻，逐渐增剧，疼痛历时1～5分钟，然后逐渐消失，很少超过15分钟。

心绞痛发作时心电图可见导联选择性的缺血性ST－T改变（ST段水平型或下斜型压低>0.05mV），有时可见T波倒置。

（3）急性心肌梗死：是指急性心肌缺血性坏死，大多在冠状动脉病变的基础上发生冠状动脉血供急剧减少或中断，使相应的心肌严重而持久地急性缺血所致。疼痛是最先出现的症状为剧烈而持续的胸痛，疼痛的部位与心绞痛相同，但常发生于安静或睡眠时，疼痛程度较重，范围较广，持续时间可长达数小时或数天，休息或含服硝酸甘油片多不能缓解。患者常烦躁不安、出汗、恐惧，有濒死感。此外还伴有发热、心动过速等全身症状，恶心、呕吐等胃肠道症状，以及心律失常、低血压、休克、心力衰竭等。心电图为T波高耸，继之ST段呈弓背向上型抬高，与直立T波形成单向曲线，出现异常Q波。

（4）血尿酸测定：尿酸作为嘌呤代谢的最终产物，主要由肾脏排出体外，当肾小球滤过功能受损时，尿酸即潴留于血中，故血尿酸不仅对诊断痛风有帮助，而且是诊断肾损伤严重程度的敏感指标。正常血尿酸男性为380～420μmol/L，女性为300μmol/L。血尿酸超过正常参考值时称高尿酸血症。在37℃、pH值7.4时血浆尿酸饱和度（尿酸盐最高溶解度）为380μmol/L，当超过此值则易形成结晶物而沉积在人体的组织中，导致痛风。痛风急性发作期血尿酸值>420μmol/L，缓解期可正常。

【饮食宜忌】

1. 饮食宜进

（1）饮食原则

1）无症状高尿酸血症期饮食原则：虽然并不是所有的高尿酸血症都会发展成痛风，但是痛风能否发生与身体内血尿酸升高的水平、高尿酸血症持续的时间及发病年龄有密切的关系。如果血尿酸值>420μmol/L，持续时间愈长、发病年龄越轻，则发生痛风的可能性就愈大。因此，及时发现高尿酸血症的存在，及早采取饮食治疗措施，将尿酸降至正常范围，把痛风的发生控制在萌芽状态，许多患者可不发展成痛风。若饮食控制6个月后血尿酸值仍偏高，尤其>420μmol/L时，需辅以药物治疗将尿酸值降至正常范围内，以防止痛风性关节炎及痛风性肾病的发生。无症状高尿酸血症期饮食原则如下。

①限制热能：多数痛风患者喜欢高热能、高脂肪及高蛋白饮食，这就容易导致营养过剩、热能摄取过多。因此，必须控制每日所需的热能，均衡各种营养成分的摄取。

②维持理想体重：痛风患者常常营养过剩，体重增加与高尿酸有明显的相关性。定期测体重可作为衡量营养状态的指标。

③限制嘌呤的摄入：高尿酸血症期要限制嘌呤的摄入，限用高嘌呤含量的食物，自由选择低嘌呤含量的食物，适当选用中等嘌呤含量的食物。

④均衡营养素的摄入：糖类摄取量占所需总热能的55% ~60%。在选择上不宜选粗粮，应选用细粮，因为粗粮嘌呤含量较细粮高。不吃果糖，因为果糖中热能高，1g果糖所提供的热能为16.7kJ（4kcal）。每日摄取脂肪量应 <50g，占总热能的25% ~30%。蛋白质摄入量应稍低于正常人，每日为0.8 ~1.0g/kg。嘌呤多存在于富含蛋白质的食物中。因此，在选择蛋白质食物时，要选用不含或少含嘌呤的食物，如奶类、鸡蛋及植物蛋白。但需注意植物蛋白中，黄豆、扁豆也含不少嘌呤。

⑤养成多饮水的习惯：晚上睡前、晨起、运动后、出汗后、洗澡后均要喝一杯水。每日摄入水分2000 ~3000mL，可稀释血尿酸浓度，并促进肾脏排泄尿酸。

⑥尽可能少喝酒，努力戒酒：痛风患者大多数都喜欢饮酒，不仅酒量大，而且通常一口气喝完，这是十分有害的。因为人体为了分解进入体内的大量乙醇，必须消耗热能，结果产生大量尿酸；另外，酒中的乙醇代谢使血中乳酸水平增高，阻碍了肾脏对尿酸的排泄，使血尿酸升高，易引起关节炎急性发作。一般人认为，啤酒度数低，饮用很安全，却不知道啤酒内含有大量的嘌呤体，而且热能很高，更容易使血尿酸值升高，诱发痛风。因此，痛风急性期要禁酒，慢性期、间歇期要努力戒酒，如果非饮不可，应控制酒量。

2）急性期饮食原则

①限制嘌呤：正常嘌呤摄取量为每日600 ~1000mg。急性期应选用低嘌呤饮食，摄入量在每日150mg以内。禁选用嘌呤高的食物，如动物内脏、沙丁鱼、凤尾鱼、鲭鱼、小虾、扁豆、黄豆、浓肉汤及菌藻类等。可选用第三类微量嘌呤的食物，以牛奶、鸡蛋为膳食中主要的优质蛋白质来源，以精白米、白面为热能的主要来源，选含嘌呤量低的蔬菜和水果，限制脂肪量。

②限制热能：因痛风患者多伴有肥胖、高血压和糖尿病等，故应降低体重、限制热能。体重最好能低于理想体重的10% ~15%；热能根据病情而定，通常为6276 ~7531kJ（1500 ~1800kcal）。切忌减重过快，应循序渐进；减重过快会促进脂肪分解，易诱发痛风急性发作。

③适量供给蛋白质和脂肪：标准体重时蛋白质可按0.8 ~1.0g/kg供给，宜每日40 ~65g，以植物蛋白为主。动物蛋白可选用牛奶、鸡蛋，可在蛋白质供给量允许范围内选用。尽量不选用肉类、禽类、鱼类等，如要食用，可将少量瘦肉、禽肉等经煮沸弃汤后食用。脂肪可减少尿酸的正常排泄，应适当限制，一般控制在每日50g左右。

④多食蔬菜、水果：以补充丰富B族维生素、维生素C及矿物质，尤其是碱性水果、蔬菜可提高尿酸盐溶解度，有利于尿酸的排出，如萝卜、黄瓜、马铃薯、藕、紫菜、海带、西红柿、大白菜、芹菜、山芋、蘑菇、木耳等。

⑤多饮水：食用含水分多的水果和食品，液体量维持在每日2000mL以上，最好能达到3000mL，以维持尿量，促进尿酸的排出；肾功能不全时，宜适当限制水分的摄入。

⑥禁用强烈香料及调味品：如酒和辛辣调味品。过去曾禁用咖啡、茶叶和可可，因其分别含有咖啡因、茶叶碱和可可碱，但咖啡因、茶叶碱和可可碱在体内代谢中并

不产生尿酸盐，也不在痛风石里沉积，故可适量选用。

3）痛风非急性发作期（间歇期和慢性期）饮食原则

①饮食要点：此期饮食治疗的目标是将血尿酸值长期控制在正常范围内。嘌呤的限制可适当放宽，因为过分限制会造成蛋白质摄入不足而导致营养不良。可通过烹饪技巧来减少鱼肉中嘌呤的含量，如采用蒸、烤，少用油炸，少吃鱼汤、肉汤。养成多喝水的习惯，尽可能戒酒。低盐、优质蛋白饮食可保护肾功能。

②控制体重：有助于减轻关节负荷，保护关节功能。

③食物的选择：蔬菜类多选用萝卜、胡萝卜、黄瓜、马铃薯、藕、海带、西红柿、大白菜、荷兰豆、青椒及芦笋；奶类多选用牛奶、酸奶、炼乳、麦乳精、豆奶、麦片；谷薯类应选用精细粮食，如精白米、富强粉、精粉面包、馒头、面条、通心粉、苏打饼干等。对鱼肉蛋类食物中嘌呤含量的限制可较急性发作期的选择适当放宽些，但血尿酸浓度高时，最好仍选择不含嘌呤的蛋、牛奶为蛋白质来源；血尿酸浓度正常时，每周可选择2~3次低嘌呤的鱼肉类，如青鱼、鳝鱼、龙虾、鸡肉、羊肉、牛肚等。油类宜选以植物油为主，可加少量动物油。水果点心除急性期选用的碱性水果可作为点心外，其他水果也都可以作为点心，但应避免热能摄取过多。

（2）各类食物的嘌呤含量

1）第一类（含极高嘌呤食物）：每100g食物中含嘌呤150~1000mg。在痛风急性期与缓解期均禁止食用。

①动物内脏：肝、肠、心、胃、肾、脑等。

②肉类制品：肉馅、肉汤（各种肉禽制的浓汤或清汤）、肉脯、肉汁、肉干。

③鱼类：沙丁鱼、凤尾鱼、乌鱼、鲭鱼、鱼皮、鱼卵、鱼干。

④贝壳类：牡蛎、蛤蜊、蚝、干贝等。

⑤其他：部分蔬菜、水果、豆类（黄豆、扁豆）、酵母（酿造或烤面包用）、各种酒类。

2）第二类（含大量嘌呤食物）：每100g食物中含嘌呤75~150mg。在痛风缓解期可食用。

①禽肉类：猪肉、牛肉、兔肉、鹅肉、野鸡肉、鸽肉、鹌鹑肉、火鸡肉。

②鱼类：鲤鱼、鳕鱼、大比目鱼、鲈鱼、梭鱼、鳗鱼、鳝鱼。

③蔬菜类：豌豆、蘑菇、芦笋及干豆类。

3）第三类（含中等量嘌呤食物）：每100g食物中最高含嘌呤75mg。病情轻者可适量食用煮过弃汤的瘦肉、鱼类及禽类。

①肉类：羊肉、鸡肉、鸭肉、火腿、熏肉。

②鱼类：鲑鱼、金枪鱼、青鱼、鲱鱼、白鱼、龙虾、螃蟹。

③谷类：面包、粗粮、麦片。

4）第四类（含嘌呤甚微或无嘌呤食物）

①谷类：大米、小麦、小米、荞麦、玉米面、精白面、面条、面包、馒头、苏打饼干、黄油小点心。

②蔬菜：白菜、卷心菜、胡萝卜、芹菜、黄瓜、茄子、甘蓝、莴笋、南瓜、西葫芦、西红柿、土豆、红薯、泡菜。

③其他：各种水果；蛋类、鲜奶、炼乳、奶酪、酸奶、麦乳精；饮料茶、可可；各种油脂、花生酱、果酱。

（3）宜进的主要食物

1）萝卜：萝卜性凉，味辛、甘，属碱性食物，含有多量的水分和维生素，是一种基本上不含嘌呤的蔬菜。唐・孟诜说，萝卜“甚利关节”；《食性本草》认为，萝卜能“行风气，去邪热，利大小便”；《随息居饮食谱》也说它能“御风寒”。萝卜生食，可摄入大量的维生素 C 和丰富的钾盐，这样就可起到碱化尿液并有利尿作用。所以，痛风患者多食萝卜有利于康复。萝卜生食、凉拌、煮食或煨汤均可。

2）芹菜：芹菜有水芹与旱芹之分，水芹性凉，味甘、辛，有清热、利水作用。芹菜富含钾，有很强的利尿作用，可促进尿酸排出。芹菜中含有丰富的维生素和矿物质，基本上不含嘌呤。这对痛风、血尿酸偏高者有益。

3）黄瓜：黄瓜属于碱性瓜菜食物，含有丰富的维生素 C、钾盐和多量的水分。中医学认为，黄瓜有除热、利水、解毒、生津止渴的作用。《本草求真》曾说：“黄瓜气味甘寒，服此能利热利水。”这对痛风血尿酸偏高患者，通过“利热利水”作用而排泄出多余的尿酸，颇有益处。黄瓜可生食，或作凉拌菜食用。

4）青菜：青菜俗称白菜、菘菜，是一种基本上不含嘌呤的四季常青蔬菜，不仅含较多的维生素 C 和钾盐，而且还是一种碱性食物。《滇南本草》说它能“利小便”，认为青菜还有解热除烦、通利肠胃的功效。所以，痛风患者一年四季均可常食、多食青菜。

5）茄子：茄子有活血消肿、祛风通络、清热止痛的作用。它不仅是一种碱性食物，同时几乎不含有嘌呤物质。现代研究还发现，它有一定的利尿功效，适宜痛风患者经常食用。

6）卷心菜：俗称包菜，又名甘蓝，是一种基本上不含嘌呤的蔬菜，它含有大量的维生素 C，具有排泄体内有害物质的作用。《本草纲目拾遗》称它“补骨髓，利五脏六腑，利关节，通经络中结气”。因此，卷心菜亦属痛风患者宜食之物。

7）马铃薯：马铃薯是一种碱性食物，基本上不含嘌呤，含有大量的维生素 C 和丰富的钾盐，可起到碱化尿液及利尿作用。

8）甘薯：甘薯基本不含嘌呤，故痛风患者适宜以之代粮，常食、多食。

9）南瓜：南瓜性温，味甘，是一种碱性食物。《滇南本草》载：“南瓜横行经络，利小便。”所以，慢性痛风者可食用南瓜。不仅如此，南瓜是低热能饮食，对肥胖的痛风患者更为适宜。

10）冬瓜：冬瓜性凉，味甘、淡，有利尿作用。《本草再新》中还说它能“利湿去风”。不仅如此，冬瓜本身又含多量的水分和丰富的营养，维生素 C 的含量特别丰富，对痛风患者有促进尿酸排泄的作用，故痛风患者可常食之。

11）赤小豆：赤小豆是一种利尿食物，而且所含嘌呤也极少。元代医家王好古就曾说过："赤小豆消水通气而健脾胃。"《本草纲目》亦云："赤小豆行津液，利小便，消胀除肿。" 其通利小便作用，就可增加痛风患者血尿酸的排泄。所以，急、慢性痛风患者用赤小豆煨汤食用，既增加饮水量，又加强尿酸排泄作用。

12）梨：梨性凉，味甘，有生津、清热、化痰的作用。梨不仅是多汁、多水分的水果，而且基本不含嘌呤，同时又属于碱性食物。急性和慢性痛风患者均宜食。

13）苹果：苹果性凉，味甘，能生津、润肺、除烦、解暑。苹果是碱性水果，含较多的钾盐，又含水分，基本不含嘌呤，这些都有利于人体内的尿酸排泄。所以，凡痛风患者无论急性期或慢性期皆宜食用。

14）葡萄：葡萄性平，有补气血、强筋骨、利小便的作用。早在《名医别录》中就记载："逐水，利小便。"《百草镜》还说，葡萄"治筋骨湿痛，利水甚捷"。《滇南本草》又称它"大补气血，舒筋活络"。葡萄是一种碱性水果，含嘌呤极少，又有较多的果汁水分，这些都有利于痛风患者血尿酸的排出。

15）玉米：玉米是一种基本上不含嘌呤的食物，所以痛风患者可以食用。《本草推陈》中还说它"为健胃剂，煎服亦有利尿之功"。将玉米磨成细粉，调入粳米粥内，煮成稀薄的玉米粥，适宜痛风患者作主食长久服食。

16）芦根：芦根性寒，味甘，有利尿解毒的作用。芦根能溶石，适宜于高血尿酸患者及痛风者食用。

17）番茄：碱性食物，有净化血液的功效，有助于排出血液中的尿酸，可碱化尿液，促进尿酸的排泄。

18）黑色食品：如黑米、黑木耳、黑芝麻、黑豆。通过强化肾脏功能，使尿酸顺利排泄，延缓尿酸结晶引起的肾功能损害。

19）食用油：食用油有植物油和动物油 2 种。植物油包括豆油、菜籽油、玉米油、花生油、芝麻油、葵花子油、椰子油等；动物油常用的有猪油、牛油、鸭油、羊油、鱼油等。无论动物油或植物油中，嘌呤含量都较少，植物油中嘌呤含量比动物油更少。所以，痛风患者以食植物油为宜。植物油中含有较多的不饱和脂肪酸，如亚麻酸、亚油酸、花生四烯酸等，具有加速胆固醇分解和排泄的作用，从而使血胆固醇降低，保护血管壁，防止动脉硬化。动物油中含有较多量的饱和脂肪酸，它可使血胆固醇升高，诱发动脉硬化，可妨碍尿酸由肾脏排泄，所以痛风患者原则上不宜食用动物油。因为痛风患者高脂血症及动脉硬化的发生率比正常人高，故应尽可能地避免促发动脉硬化的各种因素。

但在动物油中，鱼油具有降低血脂，防止动脉硬化的作用，尤其是海鱼鱼油作用更为明显，痛风患者可适当食用，以补偿偏食植物油的不足。近年的研究证明，偏食植物油也有害处。植物油中多量的不饱和脂肪酸很容易自动氧化而产生有毒的过氧化物，它可使多种维生素，特别是维生素 C 氧化分解，导致人体维生素不足；它尚可与蛋白质结合生成脂褐素，导致皮肤衰老与老年斑形成。过氧化物对血管内皮细胞、脑细胞等也有损伤作用。因此，痛风患者在以植物油为主的基础上最好搭配少量的动物油。

20）调味品：调味品是指能增加菜肴的色、香、味，促进食欲，有益于人体健康的辅助食品。它的主要功能是增进菜品质量，满足消费者的感官需要，从而刺激食欲，增进人体健康。从广义上讲，调味品包括咸味剂、酸味剂、甜味剂、鲜味剂和辛香剂等，如食盐、酱油、醋、味精、糖、八角、茴香、花椒、芥末等都属此类。

各类调味品嘌呤含量均极少，在烹调时用量也不多，所以调味品对痛风患者不属于禁忌之列。患者在烹调时可根据自己的习惯与嗜好，选择适当的调味品。应指出的是，调味品不宜过量，适当添加调味品可改善菜肴的色、香、味，增加食欲，但如果食用过多，则会适得其反，如香、鲜调料添加过多时，会抑制食欲；辛辣调料过多则会刺激胃肠道，引起肛门灼热、皮肤瘙痒等。

（4）科学饮水：痛风患者要多饮水，以便增加尿量，有利于尿酸从肾脏排泄。适当饮水还可降低血液黏度，对预防痛风合并心脑血管病有一定好处。但要讲究科学、合理饮水。

1）饮水量：每日饮水量应保证在 2000mL 左右，这不包括吃饭时喝汤及饮其他液体类食物，如牛奶、豆浆等。每日饮水量 2000mL 只是一个参考数字，尿量如果在 1800mL 能上能下，即证明饮入水分是充足的。在炎热多汗的夏季，饮水量可能还要增加，才能保证理想的尿量。如已发生肾功能不全和水肿等，则通过饮水增加尿量来帮助尿酸排泄已无甚功效，有时由于饮水过量反而造成水中毒及水肿加重或心力衰竭等不良反应，此时应请医生安排治疗方案。

2）注意事项：碱性饮料是痛风患者较为理想的饮料，有助于碱化尿液。因为尿 pH 值为 6.5 ~ 7.0 时，尿酸可变为可溶性尿酸盐，溶解度增加 10 倍。

（5）饮食搭配

1）冬瓜与赤小豆：冬瓜性平、微寒，味甘。有利尿消肿、解暑止渴、清热化痰之功效。与赤小豆煮汤，有清热利湿之功效。适于痛风证属湿热壅遏者。

2）薏苡仁与防风：生薏苡仁与防风加水熬汁，代茶饮。有祛风除湿、通络宣痹之功效。适于痛风，证属痰湿阻滞。

（6）药膳食疗方

1）笋片拌莴苣：鲜竹笋 200g，鲜莴苣 150g。竹笋去壳，洗净，切薄片。莴苣洗净，刨去外皮，切薄片，放碗中，加精盐适量，腌渍片刻。烧锅置火上，加入清水煮沸，入笋片，焯一下即捞出，沥去水分，与腌渍后挤去汁水的莴苣片同放盘内。加适量白糖、姜末、麻油、味精、精盐，调匀，佐餐食用。每日 1 剂，连食数日。适于各期痛风。

2）茄汁花菜：花菜 250g，番茄 250g。花菜洗净，掰成小块，放入沸水中焯透捞出。番茄洗净，放温开水中浸泡片刻，反复洗净，切碎，榨汁机中榨取汁。炒锅中加适量植物油，烧至六成热时加入葱花、姜末煸炒出香味，加入花菜，急火熘炒片刻，加适量精盐、味精、红糖，翻炒至菜熟，装盘。加入番茄汁拌匀，淋上麻油，佐餐食用。每日 1 剂，时时服食。适于痛风各期。

3）百合粥：百合 100g，粳米 100g。百合掰瓣，洗净。粳米淘洗干净。同入锅中，加水适量，大火煮沸后改小火煨至酥烂，分早晚 2 次食用。每日 1 剂，连食数日。适于老年人痛风急性发作期轻症者。

4）慈菇蜜饮：山慈菇 5g，蜂蜜 10g。山慈菇洗净，切薄片，放锅中，加水浓煎成约 150mL，去渣取汁，加入蜂蜜，拌匀饮服。每日 1 剂，分 2 次服，连饮数日。适于老年人痛风急性发作期。

2. 饮食禁忌

嘌呤是组成细胞核中遗传物质——核酸的重要成分，不仅人体细胞含有嘌呤，几乎所有的动、植物细胞都含有嘌呤。在正常情况下，从饮食摄入的嘌呤和人体自身代谢生成的嘌呤会以尿酸的形式通过肾脏从尿中排除，“入”与“出”处于动态平衡，一旦这种平衡被破坏，就会表现为痛风了。因此，痛风的治疗就要把好饮食关，使嘌呤的摄入量尽量降低。对于急性期的患者，甚至应使食物嘌呤的摄入量接近零，才能配合用药迅速缓解症状。一般缓解期或慢性期的患者，将嘌呤的摄入量控制在每日 100～150mg，就会有效预防症状的发生。

（1）忌高蛋白和高嘌呤食物：这类食物易引起尿酸升高，加重痛风症状，因而要控制总摄入量，并应以植物性蛋白为主（牛奶和鸡蛋没有细胞结构，不含核蛋白，不是嘌呤的来源，可以经常选用）。

1）蛋白质和嘌呤含量 > 150mg/100g：沙丁鱼、鳗鱼、凤尾鱼，动物脑、心、肝、肾、胰及猪肚、牛肚、大肠、肉汤、肉精等应严格禁食。

2）蛋白质和嘌呤含量在 75～150mg/100g：牛肉、猪肉、火腿、香肠、鸡肉、鸭肉、鹅肉、兔肉、鸽肉、狗肉、驴肉、马肉、鹌鹑、扁豆、大豆、粗粮、贝类、河蚌、罐头肉、海参、海虾、蟹类、带鱼、黄鱼等应严格控制食量，以每天不超过 100g 为宜。

3）蛋白质和嘌呤含量在 75mg/100g 以内：黑面包、精制面、玉米、花菜、蘑菇、豆角、芹菜、四季豆、大蒜、洋葱、龙须菜、植物油、水果、坚果类、糖果、肉松、鳝鱼、白鱼、河虾、龙虾、鲫鱼等可适量进食，一般可占到每日食量的 50% 左右。

4）蛋白质和嘌呤含量在 25mg/100g 以内：精白米、白面、藕粉、细挂面、鸡蛋、牛奶、白面包、饼干、奶粉、苏打饮料、山药、海带、白萝卜、大白菜、紫菜、番茄、黄瓜、茄子、土豆、胡萝卜、卷心菜等食物，可依个人喜好自由进食。

（2）忌食鱼类：鱼类食物中含有较多嘌呤，能引起痛风发作，痛风患者不宜食用。

（3）忌食辛辣等刺激性食物：痛风的发生，尤其是急性发作时的疼痛与神经有关，因此能使神经系统兴奋的咖啡、浓茶、烈性酒、辣椒及咖喱等刺激性食物应尽量不选用。

（4）忌过多摄入高热能、高脂肪的食品：一般痛风患者均较肥胖，应控制体重，但热能应逐步减少，以免引起痛风急性发作。特别需少食脂肪，因脂肪有妨碍肾脏排泄尿酸的作用，使血尿酸升高，同时脂肪供给热能高，易引起肥胖，对患者不利。所以，应限制总热能和脂肪摄入，多食用 B 族维生素、维生素 C 丰富的食物，能促使组织内淤积的尿酸盐溶解。

（5）忌少饮水：应饮用充足的水分和饮料，每日不少于3000mL，以促进尿酸排出，保持每日尿量在2000mL以上。

（6）烹调禁忌：烹调肉、鱼时，应先加水小煮，倒去汤汁后，再加调料烧煮，这样可去除50%的嘌呤。

（7）忌过度禁食和饥饿：饥饿或空腹，或极低热能的饮食，虽能降低体重，却可诱发痛风急性发作。

（8）忌食豆腐：痛风与血尿酸浓度增高的患者不宜食用，因其体内嘌呤代谢失常，尿酸钠积存在血液或骨骼关节处，引起骨关节红肿、剧痛。豆腐含嘌呤较多，痛风患者与血尿酸浓度增高的患者食用，必然导致体内嘌呤蓄积，尿酸钠积存也更为增多，使病情加重。

（9）忌海鲜加啤酒：海鲜含有嘌呤和核苷酸，而啤酒中则富含分解这2种成分的重要催化剂维生素 B_1。吃海鲜时喝啤酒容易导致血尿酸水平急剧升高，诱发痛风，以至于出现痛风性肾病、痛风性关节炎等。

（10）限食鸡精：鸡精的主要成分通常是食盐、麦芽糊精和味精，鸡精还含有核苷酸，而核苷酸的代谢产物就是尿酸，所以痛风患者应该少吃。

（11）限饮浓肉汤、浓鱼汤：近年来，流行病学调查显示痛风患病率呈直线上升趋势，且南方比北方更为明显，这种差异体现了痛风发病与经济发展状况、日常生活水平与人们饮食结构之间的相关性。沿海地区不少人常年喜欢喝鲜美的浓肉汤、浓鱼汤，嘌呤含量较高。但是并不是说，肉汤、鱼汤就再也不能喝了，要视情况而定。

（12）忌服人参：痛风患者体内尿酸过多，会破坏人参所含的人参皂苷等活性成分，使其中的有效成分失去滋补功能。因此，痛风患者不宜食用人参。

【药物宜忌】

1. 西医治疗

（1）镇痛消炎及激素类药物

1）秋水仙碱：初始口服剂量为1mg，随后每次0.5mg，1～2小时1次，24小时内总量不得超过4～8mg，直到症状缓解。

2）双乳酸：抗炎、解热、镇痛，口服，每次50mg，每日2～3次。

3）布洛芬（芬必得、异丁苯丙酸、拔怒风、炎痛停）：抗炎解热镇痛，口服，每次0.2～0.4g，每日3次，餐中服。有心功能不全史的患者及肾功能不良者应慎用，并要严密监护。

4）泼尼松：为糖皮质激素，一般不使用。在上述药物常规治疗无效或因严重不良反应不能使用秋水仙碱或抗炎镇痛药时，可适量应用。剂量按每千克体重每日口服0.5～1mg计算，3～7日迅速减量或停用，疗程不超过2周。

（2）促进尿酸排泄药物

1）丙磺舒：应从小剂量开始服用，每次0.25g，每日2次；2周内递增至每次0.5g，每日2～3次，最大剂量每日不超过2g。老年人剂量减半。

2）磺吡酮（磺吡酮）：口服，每次 0.1～0.2g，每日 2 次，以后可递增至每日 0.4～0.8g，初服 2～3 周后应加服碳酸氢钠并大量饮水。

3）苯溴马隆（立加利仙）：应从小剂量开始，每次 25mg，每日 1 次，早餐后服用，无不良反应者，2 周内可逐渐递增至每日 100mg，最大剂量每日不超过 100mg。同时，加服碳酸氢钠，每日 3g。用药 1～3 周查血尿酸浓度，视病情而定维持量。一般每次 50mg，每日 1 次，维持治疗 3～6 个月。

（3）抑制尿酸合成的药物（别嘌醇）：初始剂量为口服每次 100mg，每日 1～2 次，每周可增加 100mg，直至血尿酸 < 387μmol/L 维持有效治疗剂量。大多数患者使用每日 300mg 可获疗效，每日最大剂量一般不超过 600mg。如该药已达最大耐受剂量，血尿酸仍高且无禁忌，可并用排尿酸药。

（4）硝酸酯制剂

1）硝酸甘油：舌下含化后作用可持续半小时。对稳定型心绞痛患者在心绞痛发作前给予 0.3～0.6mg；舌下含化可预防心绞痛发作。

2）硝酸甘油缓释片：每次 2.5mg，口服，12 小时 1 次。

3）硝酸甘油膜片：每片含硝酸甘油 25～50mg，贴于左胸前区作用可维持 12～24 小时，24 小时释放量 5～10mg。

4）硝酸异山梨酯：每次 5～10mg，口服，6～8 小时 1 次。

5）单硝酸异山梨醇酯：20～40mg，口服，8～12 小时 1 次。

6）硝酸异山梨醇酯皮肤喷雾剂：每喷含硝酸异山梨醇酯 30mg，每日 1 次，左胸前区皮肤喷雾，每次喷雾 1 下，最多每次 2 下。

（5）β 受体阻滞剂

1）普萘洛尔：每次 10～20mg，每日 3～4 次，口服。

2）美托洛尔：每次 50～100mg，每日 2 次，口服。

3）阿替洛尔：每次 25～75mg，每日 2 次，口服。

4）纳多洛尔：每次 40～80mg，每日 1 次，口服。

5）氧烯洛尔：每次 20～40mg，每日 3 次，口服。

6）吲哚洛尔：每次 5～20mg，每日 3 次，口服。

7）巴索洛尔：每次 5mg，每日 1 次，口服。

该类药适用于劳力性心绞痛，禁用于因冠状动脉痉挛引起的心绞痛发作者。该类药应从小剂量开始，逐渐增加剂量至心率在休息状态下保持 56 次/分以上，并达到心绞痛控制满意为止。

（6）钙离子拮抗药

1）地尔硫䓬：每次 30～90mg，每日 3 次，口服；缓释剂每次 90～180mg，每日 1 次，口服。

2）维拉帕米：每次 80～120mg，每日 3 次，口服；缓释剂每次 240～480mg，每日 1 次，口服。

3）硝苯地平缓释片（拜心同）：每次 20mg，每日 2 次，口服；控释片每次 30mg，每日 1 次，口服。

4）尼群地平：每次 10 ~ 20mg，每日 3 次，口服。

5）氨氯地平：每次 5 ~ 10mg，每日 1 次，口服。

6）非洛地平（波依定）：每次 2.5 ~ 10mg，每日 1 次，口服。

（7）抗凝治疗

1）阿司匹林：每次 75 ~ 150mg，每日 1 次，餐后服用。

2）噻氯匹定（抵克立得）：每次 250mg，每日 2 次，口服。

3）氯吡格雷（波立维）：每次 75mg，每日 1 次，口服。

（8）痛风合并心肌梗死的急救原则

1）保证患者安静休息：让患者平卧，稳定情绪，尽量减少搬动。家属不要慌乱，切不可啼哭、喊叫，以免刺激患者，加重病情。若患者烦躁不安，可口服镇静药。

2）密切观察病情：密切观察患者的心率、心律、血压等变化，并记录下来，为赶来急救的医生分析病情提供依据。

3）镇痛：患者可能出现剧烈的胸痛症状，应尽量设法止痛。可给患者舌下含化硝酸甘油、麝香保心丸或复方丹参滴丸等。必要时可吸入硝酸异山梨酯气雾剂（异舒吉）。如果这些治疗方法仍不能镇痛，可肌内注射哌替啶（度冷丁）。

4）吸氧：如果患者出现发绀或胸闷症状，可给患者吸入氧气（有冠心病患者的家庭，应该准备好家用氧气袋）。

5）警惕心力衰竭：如果患者出现呼吸困难，口吐大量粉红色泡沫状痰时，应警惕有发生急性心力衰竭的可能，应立即扶患者采取半卧位，减少静脉回流，以减轻心脏负担。

6）预防休克：如果患者出现面色苍白、大汗淋漓、四肢冷厥，脉搏细弱、血压下降等症状，提示可能发生休克，这时应轻轻地将患者头部放低，以增加头部血流量。另外，可采取针刺患者的人中、合谷、涌泉等穴位。有条件的可予独参汤（野山参熬出的汤汁）。

7）排便切忌屏气：如果遇到患者提出要排大便，千万不可让患者用力屏气，否则，会通过迷走神经反射，偶可引起心搏骤停。

总之，痛风患者一旦发生急性心肌梗死时，应迅速拨打急救电话，切勿惊慌失措，不要搬动患者。如果一时叫不来急救医生，也要等患者疼痛有些缓解，心率、心律、血压等基本稳定后，再由家属护送到邻近医院接受救治。

（9）对心绞痛频繁发作，或急性心肌梗死早期，应尽早行冠状动脉造影术，依据病情，可安放支架或行冠状动脉置换术。

2. 中医治疗

辨证治疗：

（1）气滞血瘀

主症：胸闷心痛，痛有定处，两胁胀痛，善太息，舌淡或暗红，苔薄白，脉弦。

治法：行气止痛，活血化瘀。

方药：四逆散合丹参饮加减。柴胡15g，白芍20g，枳实10g，甘草6g，檀香6g，砂仁9g，郁金15g，丹参20g，赤芍15g，川芎15g。

加减：口干口苦，急躁易怒者，加牡丹皮、栀子各12g，生石决明30g；胸痛甚者，加降香10g，延胡索15g。

用法：水煎服，每日1剂。

（2）痰浊瘀阻

主症：心胸疼痛，痛引肩背，痛有定处，头晕倦怠，肢体沉重，舌质暗淡苔浊腻，脉滑。

治法：通阳豁痰，化瘀止痛。

方药：瓜蒌薤白半夏汤合失笑散加减。瓜蒌15g，薤白、半夏各10g，干姜9g，陈皮12g，豆蔻仁6g，五灵脂、蒲黄各10g，丹参、郁金各20g。

用法：水煎服，每日1剂。

（3）寒凝血瘀

主症：胸痛彻背，感寒痛甚，胸闷气短，不能平卧，面色苍白，四肢厥冷，舌质紫暗，苔白，脉沉细或结代。

治法：通阳散寒，化瘀开痹。

方药：瓜蒌薤白白酒汤合丹参饮加减。瓜蒌15g，薤白10g，附子9g，枳实10g，檀香6g，丹参、郁金各15g，红花、桂枝各10g，白酒适量。

用法：水煎服，每日1剂。

（4）气虚血瘀

主症：心悸气短，胸闷心痛，乏力自汗，头晕目眩，少寐多梦，舌质暗淡，舌体胖有齿痕，苔薄，脉沉细或结代。

治法：补益心气，活血通络。

方药：天王补心丹加减。太子参10g，玄参12g，丹参20g，茯苓15g，五味子12g，远志、桔梗、当归、天冬各12g，柏子仁、酸枣仁各30g，川芎15g。

用法：水煎服，每日1剂。

（5）阴虚血瘀

主症：心胸作痛，心悸盗汗，心烦失眠，五心烦热，腰酸腿软，舌质红少苔，边有瘀斑，脉细数或结代。

治法：滋阴补肾，养血通络。

方药：左归饮加减。熟地黄、山药、山茱萸、枸杞子、麦冬各12g，茯苓15g，甘草10g，五味子12g，酸枣仁30g，当归、丹参、郁金各20g。

用法：水煎服，每日1剂。

（6）气阴俱虚

主症：胸闷隐痛，时发时止，心悸气短，倦怠懒言，面色无华，头晕目眩，遇劳加重，口干少津，舌边红见瘀点，脉细无力或结代。

治则：益气养阴，活血通络。

方药：生脉饮合人参养营汤加减。人参 10g，黄芪 30g，茯苓、白术各 15g，甘草 10g，麦冬、生地黄、当归各 12g，白芍、丹参、郁金各 20g，益母草 30g。

用法：水煎服，每日 1 剂。

3. 药物禁忌

（1）硝酸酯类

1）巴比妥类药物：巴比妥类药物是肝脏酶诱导剂，能加速肝脏对硝酸酯制剂的代谢，从而使硝酸酯的血药浓度下降，作用减弱。

2）硝酸甘油慎与含乙醇的药酒或酊剂同服：因为乙醇和硝酸甘油同服后，可引起血管扩张，出现低血压。常用的药酒和酊剂包括舒筋活络酒、胡蜂酒、丁公藤风湿酒、远志酊、姜酊、颠茄酊等。

3）硝酸甘油慎与肝素合用：临床资料显示，硝酸甘油可抑制肝素的抗凝血作用。已用肝素的患者，如再用硝酸甘油，应增加肝素剂量；如果停用硝酸甘油，则应减少肝素剂量，否则可导致出血。

4）异山梨酯（消心痛）忌与酒精同用：异山梨酯与酒精同用常可增加皮疹发生率，甚至发生剥脱性皮炎。

5）服硝酸酯剂忌饮酒：因硝酸酯剂（如硝酸异山梨酯、硝酸甘油等）与酒同服可加重血管扩张，易引起低血压。

（2）β 受体阻滞剂

1）布库洛尔不宜与丙吡胺、普鲁卡因胺合用：因布库洛尔与丙吡胺、普鲁卡因胺合用时可过度抑制心功能。

2）布库洛尔不宜与可乐定合用：因两者合用可增强可乐定停药后的反跳现象。

3）阿普洛尔忌与乙醚麻醉药合用：因两者合用可增强对心肌的抑制作用，易引起心律失常等不良反应。

（3）钙通道阻滞剂

1）洋地黄类药物：服用维拉帕米、硝苯地平、地尔硫䓬等钙通道阻滞剂的患者，如同时用洋地黄类药物（如地高辛、毛花苷 C 等），很容易发生洋地黄中毒。因钙通道阻滞剂可使洋地黄类药物在体内清除率下降，半衰期延长，从而诱发中毒，出现抑制心肌自律性和传导性的不良反应。所以，必须同时服用洋地黄时，应减少其用量。

2）β 受体阻滞剂：钙通道阻滞剂与 β 受体阻滞剂合用时，会产生相加的负性传导、负性肌力和负性频率作用，可出现低血压、严重心动过缓、房室传导阻滞，甚至心脏停搏，故禁忌伍用。

3）地尔硫䓬慎与利血平等降压药合用：地尔硫䓬与利血平等降压药合用，会增加降压作用，加剧心动过缓。

（4）双嘧达莫

1）茶及咖啡：冠心病患者服用双嘧达莫期间，不宜饮茶及咖啡。因为双嘧达莫是通过增强体内腺苷而选择性扩张冠状血管，而茶叶和咖啡的主要成分为嘌呤类生物碱咖啡因和茶碱，这些成分有对抗腺苷的作用，因而能降低双嘧达莫的作用。

2）抗血凝药：因为双嘧达莫能抑制血小板的黏滞性，若与肝素、双香豆素等抗凝药合用，可引起出血现象。

（5）吗啡

1）饮茶：吗啡与茶叶中的咖啡因有拮抗作用。

2）牛黄：因为牛黄与吗啡等药合用可发生拮抗作用，所以两者不宜联合应用。

3）氯丙嗪，异丙嗪：因氯丙嗪、异丙嗪能增强吗啡的呼吸抑制作用，所以两者一般不宜同用。如必须合用时，应减少剂量到1/2～1/4。

4）多巴胺：因为多巴胺能拮抗吗啡的镇痛作用，故忌同用。

5）利尿药：因吗啡与利尿药（如氢氯噻嗪、呋塞米等）合用易引起体位性低血压。

6）单胺氧化酶抑制药：因单胺氧化酶抑制药（如帕吉林、呋喃唑酮等）能增强吗啡对中枢的抑制作用。

（6）哌替啶：不宜与异烟肼及其衍生物合用。哌替啶与异烟肼及其衍生物合用，可产生昏迷、低血压、周围血管萎陷等严重不良反应。

（7）芬太尼，曲马朵：忌与单胺氧化酶抑制药合用。因单胺氧化酶抑制剂（如帕吉林等）能增强芬太尼、曲马朵的作用，两者合用可引起严重低血压、呼吸抑制等不良反应。

（8）曲马朵：忌与酒精、镇静药、镇痛药合用，因曲马朵与后者合用会引起急性中毒。

（9）间羟胺

1）环丙烷，氟烷及其他卤代麻醉剂：因合用易诱发心律失常。

2）洋地黄或其他拟肾上腺素药：因间羟胺与洋地黄制剂（如地高辛、毛花苷C等）或其他拟肾上腺素药（如麻黄碱、异丙肾上腺素）合用，易导致心脏异位节律。

（10）去甲肾上腺素

1）呋塞米：因呋塞米能降低动脉对去甲肾上腺素等升压药的反应，减弱去甲肾上腺素疗效。

2）氯仿，氟烷，奎尼丁，洋地黄：因合用可诱发心律失常，甚至室颤。

3）利血平，胍乙啶，可卡因及三环类抗抑郁药：因利血平、胍乙啶、可卡因及三环类抗抑郁药（如丙米嗪、阿米替林等）可抑制肾上腺素能神经突触前膜摄取去甲肾上腺素，合用可引起严重高血压。

（11）美芬丁胺

1）二氢麦角碱：因二氢麦角碱可拮抗美芬丁胺的作用。

2）单胺氧化酶抑制药：单胺氧化酶抑制药（如甲基多巴、胍乙啶、左旋多巴、帕吉林等）可增强美芬丁胺的升压作用，故2周内应用过单胺氧化酶抑制药者禁再用美芬丁胺。

3）氯丙嗪及α受体阻滞剂：因氯丙嗪和α受体阻滞剂（如酚妥拉明、酚苄明等）可引起血压下降，若再用美芬丁胺可导致血压进一步下降。

(12) 酚苄明：忌与肾上腺素并用。两药并用可因酚苄明对 α 受体的阻断作用而翻转肾上腺素的升压作用，导致低血压，并可出现心动过缓等反应。

(13) 尿激酶：不宜与抗凝药并用。尿激酶与抗凝药（如肝素、双香豆素、华法林等）并用，可引起或加重出血等不良反应，故应用本品期间应避免并用抗凝药。

(14) 吲哚美辛

1) 果汁或清凉饮料：果汁或清凉饮料可大大降低药效，加剧对胃壁的刺激，甚至造成胃黏膜出血。

2) 饭前服用：吲哚美辛对胃黏膜有刺激作用，如饭前空腹服用，药物直接与胃黏膜接触，可加重胃肠反应。

3) 含大量有机酸的中药：含有大量有机酸的中药（如乌梅、蒲公英、五味子、山楂等）会增加布洛芬、保泰松、吲哚美辛在肾脏中的重吸收而增加毒性。

4) 阿司匹林：阿司匹林能使吲哚美辛在胃肠道的吸收下降，血药浓度降低，作用减弱，同时又可增强其对消化道的刺激，可能引起出血。

5) 保泰松或泼尼松：吲哚美辛可增强保泰松与糖皮质激素的致溃疡作用。

(15) 丙磺舒

1) 红霉素：丙磺舒能抑制红霉素在肾小管的重吸收，使其血药浓度降低。

2) 水杨酸类药：两者不仅有拮抗作用，而且丙磺舒能抑制水杨酸类药的排泄，而使血清中水杨酸类药浓度提高而发生中毒。

3) 碘吡啶，酚磺酞：合用后两药竞争肾小管的分泌，抑制肾脏排泄，影响正确诊断。

(16) 别嘌呤醇

1) 氨苄西林：合用可使皮疹的发生率增高。

2) 硫唑嘌呤，6 – 巯基嘌呤：别嘌呤醇可使此两药分解代谢减慢，从而增加毒性。

3) 氯磺丙脲，阿糖腺苷：别嘌呤醇与氯磺丙脲合用，有发生长时间低血糖的危险；与阿糖腺苷合用，则毒性增加。

(17) 苯溴马隆：不宜与水杨酸类药、吡嗪酰胺同服。苯溴马隆与水杨酸类药及吡嗪酰胺同服，可减弱苯溴马隆的作用。

(18) 忌用热性药物：本病不宜用附子、干姜等大辛大热之品，以免伤阴，加重病情。

(19) 忌用人参：痛风患者体液和组织内尿酸浓度较高，人参进入体内与之相遇后，有效成分可被尿酸破坏而失去作用。

(20) 忌用抑制尿酸排泄的药物：氢氯噻嗪、呋塞米、依他尼酸、吡嗪酰胺，可引起药源性高尿酸血症。

(21) 忌用血管收缩药：冠心病患者血管腔变窄，血流量减少，因此慎用血管收缩药对防止血流减少是很有意义的。肾上腺素类药物如肾上腺素、去甲肾上腺素、间羟胺、多巴胺等能收缩血管，致心脏缺血，故均当忌用。

十九、系统性红斑狼疮心脏病

【概述】

系统性红斑狼疮（systemic lupus erythematosus，SLE）是一种自身免疫性结缔组织病，由于体内有大量致病性自身抗体和免疫复合物，造成组织损伤。临床可以出现各个系统和脏器损害的症状。本病女性约占90%，常为育龄女性。有色人种比白种人发病率高，我国患病率约为70/10万。SLE患者52%～80%有心血管方面表现。

1. 病因

病因未明，可能与遗传、环境和性激素有关。

（1）遗传素质：下述提示本病与遗传有关：①同卵双胎者发病率约为40%，而异卵双胎者仅约30%；②患者家族中患SLE者，可高达约13%；③本病的发病率在不同人种中有差异；④SLE的易感基因，如HLA－DR_2、HLA－DR_3等，在患者中的发病率明显高于正常人。

（2）环境因素：日光、紫外线、某些化学药品（如肼屈嗪、青霉胺、磺胺类等）、某些食物成分（如苜蓿芽）都可能诱发SLE。

（3）性激素：下述提示雌激素可能会促发SLE：①本病育龄女性与同龄男性之比为9∶1，而在绝经期男女之比仅为3∶1；②女性的非性腺活动期（＜13岁，＞55岁），SLE发病率显著减少；③SLE患者不论男女，体内的雌酮羟基化产物皆增加；④妊娠可诱发SLE，与妊娠期性激素水平改变有关。

2. 临床表现

除表现有多系统损害症状外，心血管表现以心包炎最常见，可为纤维素性心包炎或为心包积液。患者有心前区疼痛或不适，超声心动图对诊断有很大帮助。约10%的患者有心肌炎，可有气促、心前区不适、心律失常，心电图有助于诊断，严重者可发生心力衰竭而死亡。约10%的患者可发生周围血管病变，如血栓性静脉炎等。

3. 辅助检查

（1）血常规检查：贫血、白细胞减少、血小板减少常见。

（2）尿沉渣检查：血尿、蛋白尿、白细胞尿和管型尿，是肾脏病变的指征；红细胞的形态可判断产生血尿的肾脏病变部位，细胞管型尿提示肾功能损害严重。

（3）肝功能、肾功能、肌酶学、血糖、血脂等血液生化检查：有助于了解肝功能、肾功能、肌酶学、血糖、血脂代谢变化。血肌酐≥180μmol/L，＜450μmol/L时为肾功能不全，＞450μmol/L时为肾衰竭。

（4）ESR、CRP和补体C3、C4测定：有助于判断疾病的活动程度。

（5）自身抗体检查：本病患者血清中可以检出多种自身抗体，它们的临床意义主要是 SLE 诊断的标记、疾病活动性的指标及可能出现的临床亚型。疾病活动期 ANA 阳性率高达 95%，但并不特异，因为该抗体阳性也见于其他结缔组织病；抗体的滴度与疾病的活动性不一定完全平行。抗 dsDNA 抗体是诊断 SLE 的标记抗体之一，疾病活动期阳性检出率为 20% ~90%，其特异性高，但敏感性较低，其抗体滴度的高低与疾病的活动性密切相关。抗 Sm 抗体是诊断 SLE 的标记抗体之一，特异性高达 99%，但敏感性仅为 25%，有助于早期或不典型患者或回顾性诊断；它不代表疾病有无活动性，抗 SSA、抗 SSB 抗体、RF 均可阳性，但无特异性。抗 RNP 抗体阳性率约为 40%，抗 RNP 阳性者常常有雷诺现象，而肾炎、神经精神病变较少见；抗心磷脂抗体阳性者多见于有狼疮抗凝物质者，伴血小板减少。抗组蛋白抗体阳性者多见于药物性狼疮患者。抗 Ku 抗体、抗 U 抗体阳性者多数合并其他结缔组织病，抗核糖体蛋白抗体、抗神经元抗体与神经精神受累有关。

（6）心电图、X 线、超声、CT 检查：有助于了解各个脏器的形态和功能。

【饮食宜忌】

1. 饮食宜进

（1）饮食原则

1）宜清淡饮食：红斑狼疮患者中约有 3/4 的人继发肾脏损害，因而在膳食中应以清淡为宜。

2）宜食谷类：如小麦、小米、薏苡仁、玉米等，经常调配食用是维持患者基本热能所必需的。

3）宜食富含维生素的蔬果：如豆类、新鲜蔬菜、水果及蛋黄等。

4）宜食香油、鱼油：这些油不仅对动脉硬化和继发淀粉样变有良好疗效，而且还含有大量的维生素 E，对红斑狼疮的治疗有良好的辅助作用。

5）宜食补：以温补、平补为主，参合清补。清补的食物有甲鱼、乌龟、鸭、海蜇、甘蔗、百合、银耳、西瓜、生梨、香椿；平补的食物有大米、小米、山药、毛豆、白扁豆、白果、莲子、花生、鸽子、芝麻；温补的食物有猪肝、羊肝、猪肾、羊肾、紫河车、枸杞子、龙眼肉、海虾、韭菜、桃，鸡、鹅、栗子。若疾病不断演变，则针对相应脏器受累，予以补养，如心脏受累，则予以人参、丹参、红花等；眼部受累，则加配菊花。同时，饮食注重荤素结合，合理搭配，既要补益肝肾，又不要厚腻伤脾。脾胃受损，则易聚湿生痰，日久化火成毒，加重病情。

（2）饮食搭配

1）枸杞子与菊花：枸杞子与菊花加入粳米熬成粥，加少量食醋。有滋肝补肾、明目之功效，适用于系统性红斑狼疮出现眼部病变者。

2）花生仁与大枣：取花生仁的红皮与大枣同煮，加入红糖食之。有补气、健脾、生血之功效，适用于系统性红斑狼疮出现邪犯营血之证。

（3）药膳食疗方

1）参芪精：党参250g，黄芪250g，白糖500g。将党参、黄芪洗净，以冷水泡透，加水适量煎煮。每半小时取煎液1次，加水再煮，共煎3次，合并煎液，再继续以小火煎煮浓缩，到稠黏如膏时撤火，待温，拌入干燥的白糖粉，把煎液吸净，混匀，晒干，压碎。装瓶备用。每日2次，每次10g，以沸水冲化，顿服。具有补益心气、健脾之功，适于系统性红斑狼疮毒邪攻心型。

2）补气活血粥：党参15g，黄芪15g，当归10g，酸枣仁10g，丹参12g，桂枝5g，甘草10g，麦片60g，龙眼肉20g，大枣5枚。先将党参、黄芪、当归、酸枣仁、丹参、桂枝、甘草以清水浸泡1小时，捞出加水1000mL，煎汁去渣，入麦片、龙眼肉、大枣，共煮为粥。每次1小碗，每日2次。此方具有益心、通阳、活血之功，适于系统性红斑狼疮病邪侵及心肾两脏者。

3）枸杞子菊花粥：枸杞子120g，菊花30g，粳米120g，食醋少许。枸杞子、菊花、粳米分别洗净。先将菊花加入适量水，置武火上煎开，以文火略熬，滤去渣，然后放入粳米、枸杞子共入菊花汤里熬制，待成软粥后略凉，加入少许食醋，即可食用。本品有滋肝补肾明目之功，适于系统性红斑狼疮出现眼部病变者。

4）糖大枣：大枣50g，花生米100g，红砂糖50g。将洗净的大枣用温水浸泡，将花生米加水略煮，待凉取其红皮。将大枣和花生红皮放入煮花生的水中，再加清水500mL，用文火煎煮30分钟，捞取花生米的红皮，加入红砂糖，搅拌溶化，浓缩收汁即可。本方具有补气健脾生血之功，适于系统性红斑狼疮出现邪犯营血之证。

5）玄参炖猪肝：玄参30g，猪肝250g，香油适量，食盐少许。先将玄参洗净，放入沙锅中煎煮，取药汁备用。再将新鲜猪肝放入盛有玄参药液的沙锅中文火煨炖，加入盐少许。炖好后，加入少许香油，即可食用。每剂分3次，1日服完。本方具有补肝滋肾之功，适于系统性红斑狼疮出现肝脾大者。

6）蜜饯双仁饮：杏仁250g，胡桃仁250g，蜂蜜500g。将杏仁洗净，放入锅内，加水适量，先用武火烧沸，后用文火煎煮1小时。将胡桃仁切碎，倒入盛白糖的锅中，待稠黏时，加入蜂蜜，搅匀，再烧沸即可。最后将蜜饯双仁放入汤罐内备用。每次3g，每日2次。本方具有补肾益肺功效，适于系统性红斑狼疮出现肺部病变者。

2. 饮食禁忌

（1）忌食直接促发红斑狼疮的食物：如牛奶、乳制品、豆腐皮、鱼干及蚕豆、豌豆、大豆等豆类食物，可诱发和促进本病恶化。

（2）忌饮酒：酒为刺激之品，容易诱发或加重红斑狼疮，造成多脏器损害。

（3）忌食肥腻、厚味食物：肥腻、厚味食物会使体内热能增加，并形成肥胖症，从而加重动脉硬化和高血压，对患者的治疗极为不利。

（4）忌过食温补之品：温补之品多为热性，常可伤阴耗血。过多应用，则能引起阴血亏虚，加重病情。

（5）忌食盐过多：若盐摄入过量，就会增加体内水、钠潴留，加重肾脏负担，严重者还会引起急性尿毒症。

（6）忌服人参、西洋参：人参、西洋参含多种人参皂苷，能增加免疫球蛋白、免疫复合物，激活抗核抗体，从而加重或诱发红斑狼疮。

（7）忌食菠菜：中医学认为，菠菜发疮。菠菜能加重狼疮性肾炎蛋白尿，还能引起尿混浊和结石。

（8）忌食香菇、芹菜：香菇能加重光敏感，芹菜能加重红斑狼疮患者脱发。

（9）忌食油炸食物：红斑狼疮患者由于消化、吸收功能降低，食用油炸食物会刺激胃肠黏膜，导致消化不良和腹泻、腹痛。

【药物宜忌】

1. 西医治疗

（1）轻型 SLE：约占 25%。虽有轻度活动性，但症状轻微，如疲倦、关节痛、肌肉痛、皮疹等，而无重要脏器损伤者。如以关节肌肉疼痛为主，可用非甾体抗炎药如双氯芬酸（双氯灭痛）25mg，每日 3 次，口服。如以皮疹为主，可用抗疟药如氯喹 0.25g，每日 1～2 次，口服，治疗 2～3 周，可望改善。氯喹对光过敏和关节症状也有一定疗效。皮疹还可用含糖皮质激素的软膏，如 1% 醋酸氢化可的松软膏外涂。如上述治疗无效，应及早服用小剂量糖皮质激素治疗（每日服泼尼松 0.5mg/kg，口服）。

（2）重型 SLE：SLE 活动程度较高，病情较严重，患者每有发热、乏力等全身症状，实验室检查有明显异常。按病情需要，可应用下述治疗。

1）糖皮质激素（简称激素）：对不甚严重病例，可先试用大剂量泼尼松或泼尼松龙每日 1mg/kg，晨起顿服。若有好转，继续服至 8 周，然后逐渐减量，每 1～2 周减 10%，减至小剂量时（每日 0.5mg/kg）不良反应已不大，在能控制 SLE 活动的前提下，激素应更缓慢地继续减量，一直至最小量作维持治疗。如用大剂量激素未见效，宜及早加用细胞毒药物。长期使用激素会出现以下不良反应：肥胖、血糖升高、高血压、诱发感染、股骨头无菌性坏死、骨质疏松等，应予以密切监测。

激素冲击疗法：用于急性爆发性危重 SLE，如急性肾衰竭、狼疮脑病的癫痫发作或明显精神症状、严重溶血性贫血等，即用甲泼尼龙 1000mg，溶于葡萄糖液中，缓慢静脉滴注，每日 1 次，连用 13 日，接着使用大剂量泼尼松如上述，这样能较快控制 SLE 爆发。

2）细胞毒药物：活动程度较严重的 SLE，应给予大剂量激素和细胞毒药物，后者常用的是环磷酰胺（CTX）和硫唑嘌呤。加用细胞毒药物有利于更好地控制 SLE 活动，减少 SLE 爆发，以及减少激素的需要量。狼疮肾炎用激素联合 CTX 治疗，会显著减少肾衰竭的发生。

1）环磷酰胺：CTX 冲击疗法，每次剂量 10～16mg/kg，加入 0.9% 氯化钠溶液 200mL 内，静脉缓慢滴注，时间要超过 1 小时。除病情危重每 2 周冲击 1 次外，通常 4 周冲击 1 次，冲击 6 次后，改为每 3 个月冲击 1 次，至活动静止后 1 年，才停止冲击。冲击疗法比口服疗效好。CTX 口服剂量为每日 2mg/kg，分 2 次服。CTX 有不少不良反应，如胃肠道反应、脱发、肝损害等，尤其是血白细胞减少，应定期检查，当血白细

胞 $<3\times10^9/L$ 时，应暂停使用。

2）硫唑嘌呤：激素联合使用硫唑嘌呤也有疗效，但不及 CTX 好，仅适用于中度严重病例，脏器功能恶化缓慢者。硫唑嘌呤不良反应相对较 CTX 少，主要是骨髓抑制、肝损害、胃肠道反应等。剂量为每日口服 2mg/kg。在 SLE 活动已缓解数月后，本药应减量，酌情继续服用一段时间后，可停服。

大剂量激素联用细胞毒药物治疗 4～12 周，如病情获得改善，激素在病情允许情况下，宜尽快减至小剂量。

3）环孢素：如果大剂量激素联合细胞毒药物使用 4～12 周，病情仍不改善，应加用环孢素，每日 5mg/kg，分 2 次服，服用 3 个月，以后每月减 1mg/kg，至每日 3mg/kg 进行维持治疗。其主要不良反应为肾、肝损害，使用期间应予以监测。在需用 CTX 的病例，由于血白细胞减少而暂不能使用者，亦可用本药暂时替代。

近年有学者报告霉酚酸酯（MMF）治疗本病有效，用量为 0.5～1.5g/d，分 2～3 次口服。但仍需进一步验证。

4）雷公藤总苷：每次 20mg，每日 3 次，病情控制后可减量或间歇疗法，1 个月为 1 个疗程。对本病有一定疗效，但不良反应较大，如对性腺的毒性，可发生停经、精子减少，尚有肝脏损害、胃肠道反应、白细胞减少等，使用时要小心监测。

5）静脉注射大剂量丙种球蛋白：适用于某些病情严重而体质极度衰弱者或（和）并发全身性严重感染者。本疗法是一种强有力的辅助治疗措施，对危重的难治性 SLE 颇有效。一般每日 0.4g/kg，静脉滴注，连用 3～5 日为 1 个疗程

6）心肌损害严重者，除使用甲泼尼龙冲击疗法和 CTX 冲击疗法如上述外，还需进行对症治疗。有心力衰竭表现者，宜减轻心脏前后负荷和适当使用洋地黄制剂。此外，可酌情给予辅助治疗。

（3）一般治疗：①进行心理治疗，使患者对疾病树立乐观情绪；②急性活动期要卧床休息，病情稳定的慢性患者可适当工作。但注意勿过劳；③及早发现和治疗感染；④避免使用可能诱发狼疮的药物，如避孕药等；⑤避免强阳光曝晒和紫外线照射；⑥缓解期才可防疫注射。

（4）缓解期的治疗：病情控制后，尚需接受长期的维持性治疗。应使用不良反应最少的药物和用最小的剂量，以达到抑制疾病复发的目的，如可每日晨服泼尼松 7.5mg。

2. 中医治疗

（1）辨证治疗

1）毒热炽盛

主症：壮热，心烦，面部皮肤可见红斑皮疹，口渴喜冷饮，汗出，大便干，小便赤黄，关节肿热疼痛，肌肉酸痛乏力，或神昏，谵狂，或抽搐，或吐、衄、咯血，皮肤紫斑。舌质红或紫暗，舌苔黄，脉洪大或弦数。

治法：泻火，解毒，凉血。

方药：白虎加桂枝汤合犀角地黄汤。石膏、生地黄各 30g，知母、牡丹皮、桂枝各

9g，甘草3g，粳米6g，犀角（代）2g，芍药12g。

加减：毒热炽盛者，加大黄10g，黄连6g，以清热泻火解毒；关节肿痛甚者，加伸筋草15g，秦艽、牛膝各10g，以通络止痛；口渴、舌红少津者，加天花粉15g，芦根10g，以清热养阴；谵妄，抽搐或吐、衄血者，可配合安宫牛黄丸，以凉血止痉。

用法：水煎服，每日1剂。

2）毒邪攻心

主症：皮肤红斑，皮疹，心悸，心慌，胸闷或痛，气促，乏力，面色无华。舌淡红，苔薄白，脉细弱或结代。

治法：解毒通阳，益气养心。

方药：清营汤加减。犀角（代）2g，生地黄15g，玄参、麦冬各9g，竹叶心3g，丹参18g，黄连5g，金银花、连翘各12g。

加减：心气不足者，加人参或西洋参3～5g，黄芪20g. 以补益心气；气机不畅者，加瓜蒌20g，郁金10g，以行气通阳；盗汗，低热者，加地骨皮15g，柴胡10g，以清虚热。

用法：水煎服，每日1剂。

3）肾虚不足

主症：皮肤红斑，色绯红，腰膝酸痛，手足心热或长期低热，骨蒸盗汗，舌红少苔，脉细数（肾阴虚）；红斑无泽，腰膝酸痛，畏寒肢冷，脱发，闭经阳痿，甚水肿少尿，腹泻，完谷不化，舌胖大，质淡红，脉沉弱无力（肾阳虚）。

治法：益肾，补虚，解毒。

方药：肾阴不足者用六味地黄丸加减。熟地黄24g，山药、山茱萸、茯苓各12g，牡丹皮、泽泻各9g，黄连5g，白花舌蛇草、连翘各15g。

肾阳亏虚者，用济生肾气丸加减，或于上方加炮附子3g，桂枝3g，车前子15g。

加减：水肿少尿，腹泻纳差者，加人参5g，以健脾利湿。

用法：水煎服，每日1剂。

4）毒邪伤肝

主症：皮肤红斑，色暗，腹胀满，胸胁疼痛，头晕头痛，情绪抑郁，喜叹息，月经失调，纳差，口苦或干。舌淡，苔薄白，脉弦。

治法：疏肝理气，活血解毒。

方药：丹栀逍遥散合失笑散加减。牡丹皮、栀子各9g，柴胡、白术、茯苓、芍药、当归各10g，甘草5g，蒲黄、五灵脂各6g。

加减：腹胀满闷甚者，加香附、延胡索各10g，以行气消胀；瘀血明显者，加全蝎、蜈蚣各2～5g，以活血通络。

用法：水煎服，每日1剂。

5）血瘀阻络

主症：皮肤红斑紫暗，或紫斑，关节僵直、变形、屈伸不利，或手指足趾末端疼痛、麻木、发冷。舌淡或暗，脉迟涩。

治法：活血解毒。

方药：身痛逐瘀汤加减。秦艽、香附、羌活、川芎各10g，甘草6g，没药、地龙、五灵脂、桃仁、红花、牛膝、当归各9g。

用法：水煎服，每日1剂。

（2）验方

1）雷公藤及复方

①雷公藤糖浆：相当生药30～45g，每次5～10mL，每日3次，1个月为1个疗程。

②三藤糖浆（含雷公藤、红藤、鸡血藤等）：相当生药30～45g，每次10mL，每日3次，2个月为1个疗程。

③三色合剂（雷公藤、丹参、黄芪）：每次10mL，每日3次。

雷公藤及复方制剂，能减少激素剂量及激素副作用，但对血象、肝肾功能也有一定影响，需定期复查。

2）狼疮丸：含金银花、连翘、牡丹皮、赤芍、蒲公英、白鲜皮、桃仁、红花、蜈蚣等，以清热解毒、凉血祛风、活血化瘀为组方原则。每次2丸（每丸9g），每日2次，口服。药理实验证实，对各种炎症，包括Ⅰ型、Ⅱ型、Ⅳ型变态反应均有抑制作用，无不良反应。

3）红3方或红1方：用于SLE性心包炎，组方原则清肺养阴、逐饮利水。红3方：生地黄、玄参、生薏苡仁、虎杖、羊蹄根、忍冬藤、苦参、黄芩各30g，知母9g，麦冬2g。红1方：生石膏、寒水石、滑石、生地黄、生薏苡仁各30g，知母9g。

均加用利水方：葶苈子、桑白皮各30～60g，猪苓、茯苓、泽泻各15g，车前子30g，均水煎服，每日1剂，疗程为3～5个月。

3. 药物禁忌

（1）环磷酰胺（环磷氮芥，癌得星，CTX）

1）氯霉素：可促进环磷酰胺活性，并加重骨髓抑制。

2）神经肌肉阻断药：应用环磷酰胺患者，琥珀胆碱的作用增加并延长，可发生呼吸功能不全及呼吸暂停时间延长。

3）顺铂：可导致异环磷酰胺代谢物清除减少，加重神经毒性、骨髓抑制和肾毒性。

4）别嘌醇：与环磷酰胺联用可引起严重骨髓抑制。先使用别嘌醇可显著延长环磷酰胺半衰期。

5）苯二氮䓬类：可能增加环磷酰胺毒性。

6）氨苯砜：可能降低环磷酰胺活性。

7）多柔比星：与环磷酰胺联用可能增强对膀胱的损害作用。

8）华法林：与异环磷酰胺联用，可发生严重的抗凝功能障碍。

9）吗啡，哌替啶：可使环磷酰胺毒性增加。

10）地高辛：环磷酰胺、长春新碱、丙卡巴肼等均可损害小肠黏膜，使地高辛吸收速度减慢和减少吸收量。两药联用时应监测地高辛血药浓度。

（2）环孢素（环孢菌素，环孢霉素 A，环孢灵，山地明，赛斯平）

1）红霉素：可使环孢素（CsA）代谢和排泄降低，升高 CsA 血药浓度 2.4 倍，并增加肾毒性和肝毒性。两药联用时应减少环孢素剂量。

2）交沙霉素：可使 CsA 浓度升高 2 倍以上；停用交沙霉素 5 日后 CsA 血药水平降至正常范围。

3）利福平：可引起全血 CsA 浓度下降；停用利福平 2 周，CsA 血药浓度可增至毒性范围。利福平是一种强力的肝酶诱导剂，可增加环孢素代谢。利福平家族的其他成员，也能降低环孢素的代谢。

4）苯唑西林：可使 CsA 血药浓度降低 1 倍以上。

5）两性霉素 B：可增加 CsA 肾毒性。临床中，如若使用脂质体形式的两性霉素 B，可减少毒性而不降低其抗真菌效果。

6）酮康唑（600mg/d）：可降低 CsA 用量 75% ~80%，停用酮康唑数周后，血清 CsA 和肌酐可恢复到原来水平。硫康唑和氟康唑也能增加 CsA 血药浓度（抑制肝酶活性，降低代谢）。酮康唑其有抑制肝细胞色素 P450 酶系统的作用，可减少环孢素在肝脏的分解代谢速度，导致环孢素血药浓度升高，从而增加环孢素的免疫抑制作用和肾毒性。环孢素与酮康唑联用 2 日后，环孢素血药浓度增高 1 倍，联用 4 日后增高 3 倍；而联用 2 日后血清肌酐浓度上升约 30%，联用 4 日后血清肌酐浓度上升约 43%。

7）地高辛：环孢素可使地高辛的血浆清除率和体内分布容积减少，肌酐清除率降低，血药浓度升高，易出现毒性反应。

8）糖皮质激素：可竞争性抑制 CsA 代谢，使其清除率降低，血药浓度升高，但长期联用时 CsA 清除率增加，半衰期缩短。

9）性激素（达那唑，炔诺酮，睾酮）：可抑制 CsA 代谢，使其血药浓度增高和肾毒性增强。

10）苯妥英钠，苯巴比妥，卡马西平：可促进 CsA 代谢，降低血药浓度；联用时需增加 CsA 用量 2 ~3 倍。

11）庆大霉素，林可霉素：与环孢素联用可增加肾毒性的发生率，使其由 5% 增至 67%；两药应避免联用或谨慎使用。氨基糖苷类抗生素都具有肾毒性，与环孢素联用在肾毒性方面可能具有协同作用。

12）卡马西平：可降低环孢素的血药浓度，两药联用需增加环孢素剂量 2 ~3 倍，方能维持足够的免疫抑制作用。机制：卡马西平诱导肝微粒体酶活性，增加对环孢素的代谢。

13）甲睾酮：可抑制环孢素代谢，增加环孢素的毒性作用。

14）多柔比星：环孢素可干扰正常组织的 P－糖蛋白，并选择性地抑制肝脏 P450 细胞色素酶，可明显增加多柔比星的毒性及降低多柔比星的消除率。

15）头孢菌素：头孢呋辛、头孢曲松在与环孢素合并用药时，对患者的肾功能无不良影响，且不改变环孢素的血药浓度。头孢他啶不改变环孢素血药浓度，但两药联用时有一定的肾毒性，血清肌酐、尿素氮水平较联用前增加 2.6%、27.1%、较停药后增加6.6%、29.9%。

16）西伐他汀：可延缓环孢素的代谢。

17）异烟肼：加速 CsA 代谢，并加强肝毒性。

18）复方新诺明：可加重 CsA 肾损害。

19）西咪替丁，雷尼替丁：可增加 CsA 肾损害和肝损害（抑制代谢）。

20）地高辛：CsA 可使地高辛血药浓度增高，并出现中毒症状。

21）呋塞米：可增加 CsA 肾毒性。

22）吲哚美辛：可增加 CsA 肾毒性。

23）美法仑：可增加 CsA 肾毒性。

24）甲氧氯普胺：可增加 CsA 吸收，升高血药浓度达 29%。

25）普罗布考（probucol，降血脂药）：可降低 CsA 血药浓度。

26）疫苗：CsA 可降低机体对流感疫苗产生免疫力的能力。

27）依托泊苷（Etoposide）：与环孢素可有效地治疗白血病，但其副作用也很严重。

28）氟康唑：可迅速显著增加环孢素血药浓度达 5～10 倍，由于肾毒性的危险，应尽可能避免两药联用。

29）奥曲肽：可明显降低环孢素的血药浓度。

30）口服避孕药：可使环孢素血药浓度升高约 2 倍，并出现肝毒性。

31）华法林：可降低环孢素的血药浓度，联用时两药均需调整剂量。

32）甘露醇：环孢素与大剂量甘露醇联用，可加重中毒性肾小管病，合并空泡形成，进而使肾自发破裂。

33）格列吡嗪：可抑制环孢素代谢，升高血药浓度，可减少用药剂量。

34）熊去氧胆酸：可使环孢素血药浓度升高，两药联用时可减少环孢素剂量 50% 左右。

（3）糖皮质激素：用药禁忌参见“系统性硬皮病心脏病”。

（4）忌用能诱发或加重红斑狼疮的药物：如普鲁卡因胺、苯妥英钠、肼屈嗪、异烟肼和保泰松等，可引起狼疮综合征；青霉胺、磺胺类药物和口服避孕药，可使本病病情加重。

（5）忌突然停用激素：糖皮质激素仍是目前治疗红斑狼疮的主药。适于急性或爆发性狼疮或有主要脏器受累者等。应用较多的有泼尼松、氢化可的松。本类药物可迅速缓解症状，有较好的疗效，但服用时应严格遵守医嘱，切记不可突然停药，否则易出现反跳现象，使原有病情加重或恶化。

（6）慎用雌激素：系统性红斑狼疮发病与雌激素有一定关系，雌激素水平越高，发病率越高，所以本病患者应慎用雌激素。

（7）中药禁忌：系统性红斑狼疮发病，多有毒邪内侵，邪毒内滞，祛毒攻邪是主要方法之一，但攻毒之品常易损伤正气，具有一定肝肾毒性。因此，应用攻毒之时，要兼顾肝肾，补益正气，也要适可而止，不可攻邪太过。同时，在肾病阶段忌用含有汞成分的中药及中成药。

二十、系统性硬皮病心脏病

【概述】

硬皮病是较常见的一种结缔组织疾病，其特点为组织或器官隐匿的慢性纤维病变。临床分局限型和系统型 2 种类型，前者仅表现为局限性皮肤硬化，后者除有皮肤损害外，还累及内脏器官，如损及心脏、血管，产生心肌、心包、心内膜炎等，出现一系列相应的心血管系统病理生理改变，称系统性硬皮病心脏病，发病率占硬皮病的 60% 以上。

1. 病因

一般认为与遗传易感性和环境因素有关。

(1) 遗传：本病与遗传的关系尚不肯定。有研究提示与 HLA－DR_1、HLA－DR_2、HLA－DR_3、HLA－DR_5 以及 C4A 裸等位基因和 HLA－DQA_2 相关。

(2) 环境因素：煤矿和金矿工人患病率较高，提示矽尘可能是危险因素。长期接触聚氯乙烯、有机溶剂、环氧树脂、L－色氨酸、博来霉素、喷他佐辛（镇痛新）等可诱发硬皮与内脏纤维化。

(3) 其他：育龄女性发病率明显高于男性，移植物抗宿主病可诱发硬皮样改变，提示本病与性别和免疫异常有关。

以上因素可致心肌纤维变性和间质纤维化，以血管周围尤为明显。纤维化累及传导系统可引起房室传导障碍和心律失常。可见冠状动脉小血管壁增厚和心包纤维素样渗出。

2. 临床表现

除表现其他脏器损伤外，还表现为缓慢发展的无症状心包积液，可表现为踝部水肿及气短。偶可见有心包摩擦音或大量心包积液和急性心包炎。还可见心力衰竭、不同程度的传导阻滞和心律失常、肺动脉高压导致肺心病等。

3. 辅助检查

(1) 血常规检查：有小细胞正色素性贫血。

(2) 尿常规、尿沉渣检查：少部分患者有蛋白尿、镜下血尿、管型尿。

(3) 血液生化检查：肾损害者尿素氮和肌酐升高。

(4) 自身抗体测定：80% 的患者抗核抗体阳性（核仁型），30% 的患者 RF（＋）。少数患者抗 uRNP、抗 SSA、抗心磷脂抗体阳性。抗 Scl－70 抗体阳性，此抗体被认为是 SSC 的标志性抗体；抗着丝点抗体阳性，此抗体被认为是 CREST 综合征（钙质沉着、雷诺现象、食管运动功能障碍、指端硬化、毛细血管扩张）的标志抗体。

(5) 免疫球蛋白测定：血清丙种球蛋白、免疫球蛋白、冷球蛋白增高，清蛋白和球蛋白的比例倒置。

（6）血沉、C反应蛋白测定：可正常或增高。

（7）甲皱微循环检查：毛细血管显著减少，异常管襻数增多，血管支扩张、弯曲和襻顶增厚，血流缓慢、淤滞及白细胞聚集等。

（8）B超、X线、CT、MRI检查：可检查相应脏器病变及心脏病变（如心包积液）。

【饮食宜忌】

1. 饮食宜进

（1）饮食原则

1）宜食有滋阴养液、生津润燥作用的食物：如甲鱼、鸭肉、乌鸡、海参、蛤蜊、牛奶、燕窝、银耳、沙参、西洋参、干贝等。

2）宜食新鲜多汁、富含维生素的水果：如桑椹、乌梅、西瓜、甘蔗、梨、橘子、柿子、枇杷、西红柿、葡萄、草莓、柑、罗汉果等。

（2）饮食搭配

1）香菇与甲鱼：将香菇10g、甲鱼100g，共放沙锅内炖2小时，饮汤，食肉。有滋阴养血之功效。

2）菊花与罗汉果：白菊花与罗汉果用沸水冲泡，代茶饮。有清热润肺、明目之功效。

3）薏苡仁与青风藤：将青风藤30g，加水500g煎汁，加入薏苡仁粉100g煮粥食。有健脾利湿、清热通络之功效。

4）木瓜与蜂蜜：木瓜性温，味酸，能平肝和胃、活血散寒、祛湿舒筋，是强筋壮骨的理想食物。蜂蜜味甘，性平，能益气补中、安五脏、和百药、清热润燥、健脾益胃、解毒止痛。二者煮汤，有祛风利湿、舒筋止痛之功效。

2. 饮食禁忌

（1）忌食辛辣刺激性食物：辛辣之品易助火生热，化燥伤阴，使其病情加重。

（2）忌饮酒：饮酒会致使机体免疫功能降低，抵抗力减弱，加重系统损害。

（3）忌营养不足：若不注意营养，就会使抵抗力下降，外邪乘虚而入，诱发或加重病情。因此，本病患者应增加营养，尤其要增加饮食中的蛋白质和多种维生素的摄入。

（4）忌食过于酸、咸的食物：酸性食物若摄入过多，使乳酸分泌增多，且消耗体内一定的钙、镁等而加重病情。过咸的食物，会使体内钠增多，对患者不利。

【药物宜忌】

1. 西医治疗

本病尚无特效药物，早期治疗的目的在于阻止新的皮肤和脏器受累，而晚期在于改善已有的症状。

（1）糖皮质激素：本品对本病的效果不显著，通常对炎性的肌病、间质性肺改变早期有一定疗效，对早期的皮肤水肿、关节痛、肌痛的治疗有效。剂量30～40mg/d，连用数周，渐减至维持量10～15mg/d，口服。对晚期病例，本品有促进肾血管闭塞性改变的不良作用，故禁用。

（2）免疫抑制药

1）青霉胺：能将单胺氧化酶（MAO）中的铜离子络合，从而抑制新胶原生成，并能激活胶原酶，使已形成的胶原纤维裂解。剂量从0.125g/d开始，以后每2～4周增加0.125g/d，至0.75～1.0g/d，空腹口服。用药6～12个月后可能会有皮肤变软，肾危象和进行性肺受累的机会降低。该药的不良反应有发热、厌食、恶心、呕吐、口腔溃疡、味觉异常、皮疹、白细胞和血小板减少、蛋白尿和血尿等。

2）来氟米特：具有较强的免疫抑制作用和较低的不良反应，有人试用于治疗本病获得较好的疗效。

3）干扰素－γ：能减少胶原合成，有开放试验显示肌内注射可减轻皮肤的硬肿程度。

4）其他：沙利度胺、环磷酰胺、环孢素、硫唑嘌呤、甲氨蝶呤等也可用于治疗本病，通常选择一种与糖皮质激素合并应用，不仅能提高疗效，还可减少糖皮质激素用量。

（3）氨氯地平（洛活喜）：本品为一种新的钙通道拮抗剂，具有选择性扩张小动脉、冠状动脉，降低心肌收缩力，增加冠状动脉血流量，抑制血小板聚集，减少血栓素（TXA）的释放等作用，剂量0.5 mg，3次/日开始，可酌情逐渐增至1～2mg，3～4次/日，口服。

（4）前列腺素 E_1：能阻止红细胞和血小板聚集，降低血液黏性，可用于治疗雷诺现象、指端溃疡。

（5）中药注射剂：丹参粉针剂、注射液，灯盏细辛注射液加入5%葡萄糖注射液或右旋糖酐40注射液500mL，静脉滴注，对于改善微循环、血管炎有较好的作用。丹参粉针剂中丹参素、原儿茶醛、总酚含量较水针剂分别提高4.1、3.2、3.7倍，加强了质量控制，其蛋白质、鞣质草酸盐、树脂和钾离子的限量控制严格，各有效成分稳定性好。这不仅提高了效，而且不良反应更少。

（6）西咪替丁，雷尼替丁等组胺受体阻滞剂及奥美拉唑等质子泵抑制剂，多潘立酮等增加胃肠动力药物：对治疗反流性食管炎有作用。

（7）卡托普利，依那普利，贝那普利等血管紧张素转化酶抑制药：对治疗高血压有作用。

（8）内皮素受体拮抗剂，抗转移生长因子 β_1：治疗硬皮病所致的肺动脉高压有一定疗效。

（9）心包炎的处理，参见“急性心包炎”。

（10）积雪苷（asiaticoside）：本品是从积雪草（落得打）中提取的一种有效成分，具有抑制成纤维细胞繁殖的作用，对上皮细胞具有赋活作用，使生发层细胞活化。肌内注射，24mg/次，3次/日；或20mg/次，2～3次/周，每3个月为1个疗程。

2. 中医治疗

（1）辨证治疗

1）寒邪痹阻

主症：皮肤肿硬，形寒怕冷，肢体关节疼痛，指（趾）苍白青紫，或咳嗽，咳白色痰，气喘，心慌，甚则四肢水肿。舌淡红，苔薄白，脉涩紧。

治法：散寒通痹。

方药：独活寄生汤加减。独活、桑寄生、秦艽、防风各9g，细辛3g，当归、川芎、干地黄、杜仲、牛膝各10g，茯苓15g，人参、桂枝、甘草各6g。

加减：如咳嗽咳痰者，加用杏仁、半夏各10g，以宣肺化痰止咳；如气喘，气短，呼吸困难者，加用黄芪20g，胡桃肉10g，以补益肺气；下肢水肿者，加猪苓15g，泽泻10g，以利湿消肿。

用法：水煎服，每日1剂。

2）气血两虚

主症：皮肤硬化、萎缩，肤色不泽，四肢乏力，肌肉疼痛，肢体麻木或感觉异常，心慌，气短，纳差，消瘦。舌淡红，苔薄白，脉细弱无力。

治法：补益气血

方药：十全大补汤加减。熟地黄、黄芪各15g，白芍、当归各10g，川芎、人参各5g，白术、茯苓各12g，炙甘草、肉桂各6g。

用法：水煎服，每日1剂。

3）脾肾阳虚

主症：皮肤肿胀发紧变硬，有色素沉着，畏寒肢冷，关节疼痛，腰膝酸软，齿摇发脱，性欲减退，食欲减少，大便溏薄，肌肉萎缩。舌淡或暗，舌体胖大，脉沉迟。

治法：温补脾肾。

方药：右归饮合理中汤加减。熟地黄、山药、枸杞子、山茱萸各10g，炙甘草、肉桂各6g，杜仲、熟附子各9g，人参、干姜各5g，白术12g。

加减：如痛有定处，肌肤、舌象青暗，加用当归尾、红花各10g，以活血化瘀；如水肿，少尿者，加猪苓10g，茯苓15g，以利湿消肿；如胸胁胀满，皮肤肿胀变厚者，加用白芥子8g，昆布20g，僵蚕10g，以化痰软坚；如腹泻严重者，可加用赤石脂20g，肉豆蔻10g，以温脾固肾。

用法：水煎服，每日1剂。

4）气虚血瘀

主症：皮肤变硬，手指发紫，关节僵硬，胸闷气短，心慌，胸痛。舌暗紫，脉涩结代。

治法：益气活血。

方药：补阳还五汤加减。黄芪60g，当归尾、赤芍、地龙、川芎各10g，桃仁、红花各9g。

用法：水煎服，每日1剂。

（2）验方

1）复方丹参注射液：以复方丹参注射液8～16mL，加入低分子右旋糖酐500mL或葡萄糖中静脉滴注，每日1次，10次为1个疗程。

2）采用隔药饼：含白附子、乳香、没药、丁香、细辛、小茴香、苍术、川乌、草乌等量，加蜂蜜、葱，水调，捏成药；或丁桂散，间接灸为主，3个月为1个疗程。轮流选用：①大椎、肾俞；②命门、脾俞；③气海、血海；④膈俞、肺俞，每周 2 次，每穴 2 壮灸。

3. 药物禁忌

（1）肾上腺皮质激素类（地塞米松、泼尼松等）

1）抗凝剂：皮质激素可降低抗凝效应。

2）降血糖药：小剂量皮质激素可诱发高血糖反应，大量激素则可使糖尿病恶化，需加大降糖药用量。但是，少数抗胰岛素患者，加用激素后可减少胰岛素用量，可能是由于激素改变免疫状态。

3）强心苷：皮质激素可提高强心效应，但激素的水钠潴留和排钾作用易诱发强心苷中毒反应，故两药联用时应适当补钾。

4）咖啡因：大量摄入后，“地塞米松抑制试验”结果将出现错误。

5）葡萄糖酸钙：与地塞米松联用可诱发 Kitamura 综合征。

6）吡喹酮：连续应用地塞米松可使吡喹酮的血药浓度降低 50%。

7）甲硝唑：泼尼松能加速甲硝唑从体内排出，联用时需加大甲硝唑剂量。

8）利福平：可降低皮质激素生物效应，两药联用时泼尼松龙用量甚至需加倍（药酶诱导作用）。

9）氯霉素：可使皮质激素效力增强（抑制药酶）。

10）青霉素：近期大量使用皮质激素，可影响青霉素皮试结果（假阴性）。

11）苯妥英钠，苯巴比妥：可加速皮质激素的代谢灭活（酶诱导作用），降低药效。

12）奎宁：与皮质激素有抵抗作用，联用时可降低奎宁抗疟效力。

13）抗癫痫药：与皮质激素联用需加大抗癫痫药物用量，方能控制发作。

14）含多价金属离子抗酸药：可降低泼尼松龙生物利用度，两药不宜同时联用。

15）疫苗：皮质激素使灭活疫苗抗体形成减少，降低免疫效价，故接种疫苗前后 2 周内禁用皮质激素类药物。

16）异丙肾上腺素：与皮质激素联用，可增强异丙肾上腺素的心脏毒副作用。

17）单胺氧化酶抑制剂：用药期间加用皮质激素可能促发高血压危象。

18）非甾体抗炎药：与皮质激素联用可增强抗炎效应，并可减少各药用量，但可能加剧某些副作用，如水钠潴留、出血性并发症等。个例报道，地塞米松与吲哚美辛联用致上消化道出血死亡。

19）卡马西平：可增加地塞米松、甲泼尼龙和泼尼松的体内消除，联用时需加大皮质激素剂量。“地塞米松抑制试验”结果可能无效。

20）卡比马唑（甲亢平），甲巯咪唑：可增加泼尼松龙体内清除，联用时需增加皮质激素用量。

21）口服避孕药：可显著增加皮质激素血药浓度，使其治疗作用和毒副作用均可增加。

（2）干扰素

1）对乙酰氨基酚：干扰素可使对乙酰氨基酚代谢毒性产物不能解毒，因而联用可加重肝损害。

2）氨茶碱：干扰素可降低茶碱体内清除率平均达 50%，联用有可能发生茶碱中毒。

3）泼尼松：对干扰素副作用无影响，但可能降低干扰素的生物活性。

4）双香豆素：干扰素抑制肝微粒体酶对药物的代谢，使双香豆素活性增强，两药联用应监测凝血状态。

（3）丹参

1）葡萄糖或脉通注射液：常与丹参注射液配伍，但如丹参浓度过高或输入过快可发生头痛、恶心等不良反应。

2）细胞色素 C：与大剂量丹参注射液配伍 30 分钟后即呈现混浊沉淀，形成丹参酚 – 铁络合物、颜色加深，属于配伍禁忌。

3）维生素 C：与丹参注射液混合发生氧化 – 还原反应，导致两药作用减弱或失效。但两药联用在拮抗自由基方面有协同作用，治疗小儿急性病毒性心肌炎，疗效优于单用维生素 C。

4）庆大霉素：不可与丹参注射液混合应用。但两药联用可减轻庆大霉素肾损害作用。

5）复方氢氧化铝：与丹参可形成丹参酚 – 铝络合物，不易被胃肠道吸收。

6）低分子右旋糖酐，能量合剂：与丹参注射液联用可提高对急性心肌梗死的疗效。近年有低分子右旋糖酐加复方丹参注射液混合静脉滴注发生严重不良反应的报道，包括过敏性休克致死、心跳停止等，两药不可同瓶静脉滴注。另有报道，丹参制剂与下列药物分别联用均有增效和协同作用：低分子右旋糖酐、能量合剂、辅酶 A、东莨菪碱、硫酸镁、阿司匹林、654 – 2、抗生素、维生素 C、酚妥拉明。

7）雄激素类：丹参酮具有拮抗雄激素作用，两药联用降低激素活性和疗效。

8）士的宁，麻黄碱，山梗菜碱，维生素 B_1、B_6：丹参水溶性成分具有鞣质特性，可与士的宁等结合产生沉淀，降低药物吸收率和疗效。两类药物服用应间隔 2 小时以上，不可混合注射。

9）普萘洛尔（心得安）：可阻断“益气活血方剂”的扩张支气管作用；丹参亦拮抗普萘洛尔的部分作用。

10）阿托品：可阻断丹参的降压作用。

11）罂粟碱：与丹参注射液混合可发生混浊。

12）抗酸药：可与丹参酮形成金属离子络合物，从而降低丹参的生物利用度，影响疗效。

13）止血药（维生素 K、凝血酶等）：丹参注射抑制血小板功能，可降低止血药的作用。

14）双嘧达莫（潘生丁）：但复方丹参注射液可影响双嘧达莫心电图试验结果，造成假阴性，故双嘧达莫试验前不宜应用丹参制剂。

15）川芎：与丹参在降血脂、抗凝及调整血管舒缩功能等方面具有协同作用。但两药联用可使川芎嗪吸收减慢和生物耐用度降低，丹参与川芎合剂中川芎嗪溶出率降低 18.4%。

（4）忌滥用止痛药：止痛药应在医生指导下用药，切忌滥用，以免依赖成瘾，导致其他疾病。

（5）忌长期服用糖皮质激素：可导致严重副作用，如骨质疏松、皮质功能亢进等，因此不能作为常规疗法，仅限于严重血管炎引起关节外损害而影响重要器官功能者，有效后即逐步减量至最小维持量。

二十一、心脏神经症

【概述】

心脏神经症是神经症的一种特殊类型，以心血管系统功能失常为主要表现，亦可兼有神经症等其他表现。本病大多数发生于青年和壮年，以20～40岁多见，女性多于男性，40岁以上的亦不少见，尤其是在伴有更年期综合征时。

1. 病因

病因尚不清楚，可能与神经类型、环境因素、性格、遗传等有关。患者神经类型常为抑郁、焦虑、忧愁型，精神上受到环境刺激或工作紧张、压力时难以适应即可导致发病。发病过程中有神经和内分泌系统，尤其是自主神经功能的失调，例如交感神经张力过高，静脉滴注异丙肾上腺素时患者心率增快较一般人明显，有时可伴有高动力循环的表现，如动脉搏动增强、左心室射血速度增快、循环时间缩短等；也可出现对运动、心理学测试或疼痛刺激的异常反应。部分患者因缺乏对心脏病的认识，对已患有的疾病或疑似症状产生过度忧虑而诱发本症。

2. 临床表现

主诉症状多而分散，缺乏内在联系，症状多变而客观检查无疾病证据。发病时以心血管疾病主诉症状为主，同时伴多种神经症症状。

（1）心悸：自觉心脏搏动增强或感到心慌，可有心动过速或期前收缩。心悸感觉常非突发、突止，紧张、疲劳可使之加重。

（2）呼吸困难：主观感觉呼吸不畅或空气不够，要打开窗子甚至要求吸氧；有时需深呼吸或做叹息性呼吸来缓解症状；如发生过度换气可引起呼吸性碱中毒，使症状更为加重。

（3）心前区痛：部位常不固定，可数秒或持续数小时不等；疼痛发作与劳力活动无关，且多在静息时发生，含服硝酸甘油无效。

（4）疲乏无力：四肢无力，体力活动减少。

（5）自主神经功能紊乱症状：多汗、手足冷、两手震颤、尿频、大便次数增多或便秘等。

（6）其他症状：失眠、多梦、低热、食欲不振、头晕、头痛等。

与症状之繁多相反，体检常缺乏阳性体征。心率可能较快或偶有期前收缩。部分患者可有心音增强、短促收缩期杂音或脉压稍增大等现象。

3. 辅助检查

心脏X线检查无异常。心电图可示窦性心动过速，偶有期前收缩或伴非特异性

ST－T波变化等。

【饮食宜忌】

1. 饮食宜进

（1）饮食原则

1）宜进食各种益肾健脾、宁心安神之品：如柏子仁、龙眼肉、莲子、百合、夜交藤、粳米、鸡子黄，这些食补具有“补其不足，泻其有余，调其虚实”之功，使气血调和，阴阳平衡，脏腑功能得以恢复正常。如柏子仁，味甘，性平，长于宁心止汗、润燥通便；龙眼肉味甘，性平滋润，即能补脾气，又能养心血而安神；莲子味甘，性平，补脾，又能养心安神；夜交藤味甘，性平，养心安神，止汗又祛风湿；百合味甘，性寒濡润，具清润心肺之功，又能止咳安神。现代研究提示，百合含有淀粉、蛋白质、脂肪等微量物质，为神经衰弱之强化滋补药。

2）宜食富含锌、铜的食物：身体中缺乏微量元素锌、铜是导致神经衰弱的原因之一。因此，宜多食含锌、铜丰富的食物。牡蛎、鲱鱼中含锌最高。其他鱼、贝壳类、瘦肉、动物肝脏、奶及奶制品、苹果、核桃仁、花生仁、栗子含锌量也较高。含铜较丰富的食物有乌贼、鱿鱼、蛤蜊、蛏子、淡菜、黄蚬、河蚌、田螺、泥螺、蟹、虾、泥鳅、黄鳝、羊肉、动物肝脏、蘑菇、核桃、豌豆、蚕豆、玉米等。

（2）饮食搭配

1）茼蒿与猪肉或猪心：茼蒿与滋补肾气、清热解毒的猪肉搭配，营养丰富，有很强的健脑作用。对记忆力减退、脾胃不和、咳嗽痰多及习惯性便秘患者有辅助治疗效果。

2）百合与桂圆：桂圆配以滋肺、清心、泻火的百合，可作为强身健体的滋补佳品，能补中益气、滋阴养血、宁心安神。适于思虑过度、劳伤心脾、健忘失眠、肺燥干咳等症。

3）薇菜与猪蹄：猪蹄与薇菜搭配，营养丰富，有补益气血、清神强智的功效。适于治疗体虚乏力、月经不调、腰膝酸软、失眠遗精者。

4）金针菜与鸡蛋：金针菜与鸡蛋搭配食用，有清热解毒、滋阴润肺、止血消炎的功效。对神经衰弱、失眠、贫血、头晕等有辅助治疗作用。

（3）药膳食疗方

1）龙眼肉莲子猪脑汤：取龙眼肉30g，猪脑2个，精盐少许。先将莲子、龙眼肉分别洗净备用，猪脑浸于水中，撕去表面薄膜，放入开水锅中稍煮片刻取出，再将全部用料放入炖盅，加开水适量，盖好，隔水炖2小时，加精盐少许即成。此汤具有养心安神、健脑养颜之功，适于神经衰弱、失眠、多梦等症。

2）蜜汁炖银杏：取白果200g，芡实100g，大枣（去核）8枚，龙眼肉一汤匙，冰糖250g。先将白果去壳后，放入滚水中煮5分钟，去洗净备用，冰糖加水适量，用小火烧开，再把白果、芡实、大枣、龙眼肉、冰糖加水放入炖盅内，炖3小时即成。此汤具有补血益脑安神之功，适于神经衰弱引起的失眠、健忘、心烦、咽干等症。

3）猪心粥：取粳米50g，猪心150g，味精、精盐、花生油、葱、姜末、黄酒适量。先将猪心洗净切丁，在锅中放适量花生油，加葱末、姜末、黄酒及猪心丁，翻炒片刻，锅中再加清水、精盐及粳米同煮成粥即成。此粥具有宁心安神之功，适于神经衰弱引起的惊悸、怔忡、不眠等症。

4）胡桃龙眼粥：胡桃肉35g，龙眼肉10g，粳米适量，精盐少许。先将胡桃肉、龙眼肉、粳米分别用清水漂洗干净后，一齐放入沙锅内，加清水适量，用文火煮成稀粥，加入精盐少许调味即可。此粥具有益肾健脑之功，适于神经衰弱所致的失眠、健忘、记忆力减退等症。

5）百麦粥：小麦30g，百合30g，莲子30g，粳米30g。将小麦、百合、莲子、粳米分别洗净，共同入锅煮成粥。每日3次，温热食用。此粥具有清热除烦之功，适于心肾不交之神经衰弱，症见虚烦不眠、心悸、纳少、舌质淡红、脉细等。

6）夜交藤粥：夜交藤60g，大枣2枚，白糖20g，粳米100g。先将夜交藤用温水浸泡片刻，加清水适量煎取药汁，去渣后与淘洗干净的粳米、大枣、白糖一同入锅，加水适量，先用旺火烧开，再转用文火煮成稀粥。每晚睡前1小时温服，连服10日为1个疗程。此粥具有养血安神、祛风通络之效，适于神经衰弱引起的虚烦不寐、顽固性失眠、多梦等症。

7）灵芝粉蒸肉饼：灵芝（研末）3g，猪瘦肉100g，酱油少许。将猪肉剁成肉酱，与灵芝粉拌匀后加酱油少许，碟载，隔水蒸熟即成。此饼具有养心安神之功，适于神经衰弱引起的失眠、多梦等症。

8）聪明饮：茯神、远志、石菖蒲各6g。将白茯神刮去皮，远志用甘草水泡后去骨取肉，与石菖蒲并水煎取汁。每日分4～5次温饮。此饮具有养心神、开心窍之功，适于防治神经衰弱，也适用于健忘症等。

9）枸杞煎：枸杞子100g，生地黄100g，麦门冬50g，杏仁30g，人参10g，茯苓30g。先将杏仁用热水浸后去皮、尖，研末泥；人参、茯苓研细末；再将枸杞子、生地黄、麦门冬加水煎煮1小时，去渣，用绢绞取汁，加入杏仁泥，煎煮如稀粥状，加入人参，茯苓末，搅匀，再用小火煎至膏状，盛入瓷碗中，用酒或白开水送服。此煎具有益气养血、滋阴生津之功，适于神经衰弱引起的心烦、口干、心悸、健忘、失眠等症。

10）大枣龙眼猪心汤：猪心1个，龙眼肉、党参各30g，大枣（去核）3枚，精盐少许。将猪心剖开去肥脂，洗除血水，龙眼肉、党参、大枣洗净备用，然后全部放入清水锅内，用小火煮2小时，加盐调味食用。此汤具有补气养血、宁心安神之功，适于气血两虚所致的虚烦失眠、健忘、心悸、多梦等症。

2. 饮食禁忌

（1）忌食辛辣燥烈食物：辛辣之物性热属阳，食后易助热生火，容易兴奋大脑皮质，能加重神经衰弱的病情，如头痛、头晕、胸闷、心悸、多汗，所以患神经衰弱者应忌食辛辣之物，如辣椒、芥末、葱、姜、蒜、酒类。

（2）忌饮茶、咖啡：茶中茶碱及咖啡中咖啡因对人的大脑皮质有刺激作用，可引起健忘、失眠、易兴奋等神经衰弱症状。

【药物宜忌】

1. 西医治疗

治疗措施包括：

（1）使患者了解本病的性质以解除其顾虑。

（2）医务人员与家属一起设法寻找可能的诱发因素，并使之尽可能解除。

（3）鼓励患者进行运动锻炼。

（4）心理咨询，消除思想障碍。

（5）药物对症治疗：①地西泮 5～10mg，每日 2～3 次口服；10% 水合氯醛 10～20mL，口服，每日 1～2 次。②普萘洛尔 10～20mg，口服，每日 2～3 次；阿替洛尔 12.5～25mg，口服，每日 2～3 次。③必要时给予抗抑郁药。

2. 中医治疗

（1）辨证治疗

1）心虚胆怯

主症：心悸不宁，善惊易恐，坐卧不安，少寐多梦而易惊醒，胸闷气短，自汗，恶闻声响。舌质淡红，苔薄白，脉动数，或虚弦。

治法：镇惊定志，养心安神。

方药：安神定志丸加减。人参、茯苓、茯神、远志、石菖蒲各 10g。

加减：心阴不足者，加柏子仁、酸枣仁各 15g，五味子 10g，以养心安神，收敛心气。

用法：水煎服，每日 1 剂。

2）心血不足

主症：心悸气短，头晕目眩，失眠健忘，面色无华，倦怠乏力。舌淡红，脉细弱。

治法：补血养心，益气安神。

方药：归脾汤加减。党参、白术、木香、炙甘草、远志、大枣各 10g，黄芪、茯神、酸枣仁、龙眼肉各 15g，生姜 3 片。

加减：心悸动而脉结代者，宜加人参、大枣、桂枝、熟地黄、阿胶、麦冬各 10g。

用法：水煎服，每日 1 剂。

3）阴虚火旺

主症：心悸烦躁，头晕目眩，失眠多梦，颧红耳鸣，低热盗汗，口干咽燥，小便短黄。舌质红，少苔或无苔，脉细数。

治法：滋阴清火，养心安神。

方药：天王补心丹或朱砂安神丸加减。药物略，参前面章节。

加减：阴虚火旺者，以天王补心丹加减。党参、玄参、丹参、茯苓、五味子、远志、桔梗、当归身、天冬、麦冬、生地黄各 10g，柏子仁，酸枣仁各 15g。虚烦失眠、口燥咽干、口苦等热象较著者，用朱砂安神丸加减：朱砂 0.2g，炙甘草 3g，黄连 6g，生地黄、当归身各 10g。兼有五心烦热，梦遗腰酸者，用知柏地黄丸：知母、黄柏、熟地黄、山茱萸、山药、茯苓、牡丹皮、泽泻各10g，以滋阴降火。

用法：水煎服，每日1剂。

4）心阳不振

主症：心悸不安，胸闷气短，面色苍白，自汗乏力，食欲缺乏，活动后加重，休息则减轻，形寒肢冷，畏寒喜温。舌质淡，苔白，脉虚弱或沉细无力。

治法：温补心阳，安神定惊。

方药：桂枝甘草龙骨牡蛎汤加减。桂枝、炙甘草、党参各10g，远志、当归各12g，龙骨、牡蛎各20g，炒酸枣仁25g，黄芪30g。

用法：水煎服，每日1剂。

5）水饮凌心

主症：心悸眩晕，胸脘痞满，形寒肢冷，小便短少或下肢水肿，渴不欲饮，恶心呕吐，流涎。舌淡胖，苔白滑，脉弦滑或沉细而滑。

治法：振奋心阳，化气行水。

方药：苓桂术甘汤加减。茯苓、桂枝、甘草各10g。

加减：如水饮上逆，恶心呕吐者，加半夏、陈皮、生姜各10g，以和胃降逆。

用法：水煎服，每日1剂。

6）心血瘀阻

主症：心悸怔忡，短气喘息，胸闷不舒，心痛时作，痛如针刺，时伴两胁胀痛，善太息。舌质紫暗或有瘀点、瘀斑，脉细涩或结代。

治法：活血化瘀，理气通络。

方药：血府逐瘀汤加减。甘草3g，桔梗、柴胡、枳壳各6g，红花、当归、生地黄各9g，川芎、赤芍各10g，桃仁12g。

加减：短气喘气，劳累尤甚，心烦善恐，形寒肢冷者，加桂枝、党参各10g；气滞血瘀心痛甚者，配伍失笑散（蒲黄、五灵脂各6g）或用舒心口服液10mL，每日2次。

用法：水煎服，每日1剂。

（2）验方

1）万年青根：成人用干品20g或鲜品30～40g，煎成50mL，分3次服。对心动过速型心悸有效。

2）补骨脂：30g，煎服，对心动过缓型心悸有效。

3）甘麦大枣汤加味：五味子10g，酸枣仁12g，甘草15g，麦冬20g，浮小麦、大枣、党参各30g。水煎服，对心悸不安、喜悲伤欲哭有效。

4）麻黄细辛汤：麻黄、桂枝各9g，北细辛、炙甘草各5g，制附子、补骨脂各20g。治心悸怔忡心动过缓型有效。

5）参附青皮汤：人参10g，熟附片15g，青皮10g，水煎服。治心脉跳动过缓型心悸有效。

6）定心汤：龙眼肉、酸枣仁各15g，山茱萸、炒柏子仁各10g，生龙骨、生牡蛎各20g，生乳香、没药各3g，水煎服。

7）养心镇惊汤：朱砂4.5g，天竺黄、龙骨、牡蛎、钩藤、金银花藤、茯神各9g，石菖蒲10.5g，磁石12g，白茅根15g，水煎服。适于心悸易惊者。

8）养心汤：茯神、麦冬、石莲肉、远志、酸枣仁、茯苓各6g，党参、山药、当归、白芍各9g，水煎服。适于心血不足心悸者。

9）补心活剂：党参、川楝子各15g，桂圆肉、石菖蒲、生山楂、炒麦芽、当归各10g，龙骨、牡蛎、炒枣仁各20g，熟地黄6g，水煎500mL，每日3次，每次10mL，适于心气不足、心阳虚者。

3. 药物禁忌

（1）地西泮（安定，苯甲二氮䓬）

1）磺酰脲类降糖药：与地西泮竞争蛋白结合部位，使降血糖作用下降。

2）异烟肼：可延缓地西泮代谢，联用时应减少地西泮用量。

3）利福平：可使地西泮消除时间缩短1/2（酶诱导作用），地西泮可延缓利福平胃肠道吸收。

4）哌替啶（度冷丁）：与地西泮联用可发生呼吸停止；联用时应减少哌替啶用量1/3。

5）左旋多巴：地西泮有时可拮抗左旋多巴的治疗作用。

6）吩噻嗪类药物：与地西泮有协同作用，注射用易加深中枢神经系统抑制及发生呼吸循环意外。

7）锂盐：与地西泮联用可发生严重体温过低。

8）阿米替林：地西泮可使阿米替林血药浓度过高，并引起肝损害。

9）苯妥英钠：与地西泮有协同作用，联用时苯妥英钠血药浓度增高。

10）苯巴比妥：与地西泮有相加作用，联用时应减量，对于老年患者更应慎用。

11）肌肉松弛剂：与地西泮联用可增强肌肉松弛作用，并可致长时间呼吸抑制。

12）西咪替丁：可抑制地西泮代谢，延长半衰期达50%，联用时可发生过度中枢镇静作用。

13）氨茶碱：可拮抗地西泮的镇静作用，但可以联用。

14）碘赛罗宁：地西泮可使碘赛罗宁的血药浓度增高。

15）氟尿嘧啶：不宜与地西泮配伍应用。

16）乙醇：与地西泮联用可加重中枢神经系统抑制，其相互作用强度大于氯氮䓬与乙醇的相互作用。

17）单胺氧化酶抑制剂，抗抑郁药，抗惊厥药，麻醉药，巴比妥类：均可加强地西泮类药物的作用。

18）抗酸药：轻度延缓氯氮䓬（利眠宁）和地西泮的吸收。

19）β受体阻滞剂：普萘洛尔或美托洛尔可使地西泮代谢有所减少，患者可能更容易发生意外。

20）口服避孕药：可增加地西泮的作用，降低奥沙西泮、劳拉西泮和替马西泮的作用。

21）双硫醒：可增加地西泮的血药浓度，加重嗜睡反应。

22）奥美拉唑：可使地西泮的体内清除率降低一半，增强镇静作用。

23）吸烟：可增加苯二氮䓬类药物体内清除率，吸烟者比不吸烟者需要较大剂量。

24）氯普噻吨：与地西泮联用可引起急性中毒。

25）氟西汀：可能延长地西泮的半衰期。

26）氯普噻吨：与地西泮联用可引起急性中毒。

27）地西泮拮抗剂：①毒扁豆碱：易通过血脑屏障，可对抗中枢抗胆碱症状，静脉给药1～2mg，可使地西泮所致呼吸抑制及昏迷在1～2分钟恢复，但常引起严重的恶心呕吐；②纳洛酮：可拮抗地西泮的作用（1～5mg以上），用量需大于治疗吗啡中毒（0.4～0.8mg）；可消除呼吸抑制、昏迷和地西泮的抗焦虑及镇静作用；③氨茶碱（60mg）：可对抗地西泮的镇静作用（阻断腺苷合成）及对抗地西泮的抗惊厥作用；④咖啡因：可消除地西泮的抗惊厥和肌肉松弛作用；⑤戊四氮：可对抗地西泮的抗惊厥、抗焦虑和肌肉松弛作用。

（2）普萘洛尔

1）地高辛：与普萘洛尔药物联用具有协同性抗心力衰竭效应，但易引起心动过缓和传导阻滞。

2）奎尼丁：与普萘洛尔药物联用治疗快速型心律失常，疗效迅速可靠；但可加剧心肌抑制。

3）维拉帕米（异搏定）：与普萘洛尔联用治疗心绞痛有效；但加剧心肌抑制，剂量越大心功能越差。普萘洛尔与维拉帕米联用有引起严重心衰或休克的病例报道。

4）胺碘酮：与普萘洛尔药物联用可加重房室传导阻滞心动过缓，甚至可发生晕厥和心脏停搏。

5）丙吡胺：与普萘洛尔联用负性肌力作用增强，加重心动过缓和传导阻滞。

6）利多卡因：普萘洛尔可使其血药浓度升高，必需联用时利多卡因应减量。

7）可乐定：普萘洛尔可拮抗其降压作用，联用易发生停药反应；如已联用者，停药时应先停β受体阻滞剂，以防血压反跳。

8）哌唑嗪：普萘洛尔可加重哌唑嗪“首剂晕厥反应”，发生低血压、心动过速等，联用应减少首剂用量。

9）肼屈嗪：与普萘洛尔联用可提高降压效果，可减少普萘洛尔用量50%左右。

10）氟西汀：与普萘洛尔联用可引起心脏传导阻滞、心动过缓和晕厥。

11）利血平，胍乙啶，甲基多巴：与普萘洛尔联用可增强降压效果，但可诱发心力衰竭、心动过缓、昏厥及加重嗜睡等副作用。普萘洛尔与胍乙啶和甲基多巴呈相加性降压作用。

12）单胺氧化酶抑制剂（如帕吉林）：与普萘洛尔联用可导致高血压。

13）酚苄明：可提高普萘洛尔降压效果，减少副作用；但普萘洛尔可降低酚苄明对肢端血管痉挛疾病的疗效。

14）麦角胺：与普萘洛尔联用治疗偏头痛有效；但普萘洛尔可加强麦角胺血管收

缩作用，易引起肢体血管痉挛。

15）肾上腺素：与普萘洛尔联用可发生异常高血压和心动过缓（包括含有肾上腺素的局麻药）。

16）沙丁胺醇：普萘洛尔可对抗沙丁胺醇的支气管舒张作用。

17）多巴胺：其心脏活性作用可被普萘洛尔所拮抗，降低疗效。

18）制酸剂：其所含钙、铝、镁离子的吸附作用，可降低普萘洛尔生物利用度；必须同服时应加大普萘洛尔剂量。

19）西咪替丁：与普萘洛尔联用易引起心动过缓和低血压，应减少普萘洛尔剂量30%。

20）噻嗪类利尿药：与普萘洛尔联用可增强降压作用，联用时应减少普萘洛尔用量，并注意利尿药加入和撤出速度，以防止血压波动。

21）非甾体抗炎药：与普萘洛尔呈药理性相互拮抗作用，联用可降低抗高血压疗效。

22）氯丙嗪：抑制普萘洛尔代谢，联用时两药作用均增强，易发生严重低血压和晕厥，联用3～4日后不良反应加显著。

23）巴比妥类：可增加普萘洛尔类代谢和排出，降低疗效。

24）全身麻醉：可增加普萘洛尔类诱发低血压和心动过缓危险。应用普萘洛尔患者需要紧急全麻手术时，可选用胰高血糖素、阿托品或多巴胺等对抗其低血压、心动过缓及负性肌力作用。

25）氨苄西林：可降低阿替洛尔血浓度，必需联用时后者剂量应加倍。

26）异丙肾上腺素：禁忌与普萘洛尔联用于哮喘患者

27）龟龄集：普萘洛尔可部分降低龟龄集的强心作用，但联用仍可增强心肌收缩作用。

28）海风藤：普萘洛尔可阻断其降低冠状动脉阻力作用。

29）肉桂，桂枝：普萘洛尔可抑制其增强心肌收缩力和增加心率作用。

30）细辛：普萘洛尔可阻断细辛兴奋β受体效应。

31）川芎：普萘洛尔可阻断川芎嗪强心、扩张冠状动脉等β受体激动剂作用。

32）丹参：可拮抗普萘洛尔收缩冠状动脉作用，而普萘洛尔可阻断丹参松弛支气管平滑肌作用。

33）附子：普萘洛尔可减弱或完全拮抗附子（去甲乌药碱）的β受体激动剂作用。

34）黄连：普萘洛尔预先给予，可明显降低黄连解毒汤的降压作用，但可增强黄连素抗心律失常作用。

35）佛手：佛手甾醇是β受体阻滞剂，与普萘洛尔属于同效药物，故两药不宜联用。

36）买麻藤：其总碱及有效成分去甲乌药碱属于β受体激动剂，普萘洛尔可消除其部分作用。

37）银杏叶：其支气管扩张作用可被普萘洛尔所拮抗。

38）萝芙木：可增强普萘洛尔的β受体阻断作用造成心肌过度抑制，两药如需联用应监测心脏功能和血压。

39）碱性中药：可延迟胃排空速率，降低普萘洛尔吸收。氢氧化铝胶可吸附普萘洛尔使其血药浓度降低57%。

40）吗啡：与普萘洛尔联用中枢神经系统抑制作用加强，甚至引起死亡。

41）利福平：可降低普萘洛尔作用（加速代谢）。

（3）忌长期服用安眠药：长期服用安眠药可出现肝肾损害，如肝区痛、水肿、黄疸、尿少、血尿、蛋白尿等。另外，还会出现胃肠道症状，如恶心、腹胀、纳差、便秘等。亦可引起蓄积性中毒，表现为精神不振、记忆力下降、反应迟钝等。最重要的是耐药问题，患者开始服用时1~2片可能就有效，但长期服用后，再服大剂量也可能无效，停药后反跳症状更严重。

（4）慎用巴比妥类安眠药：有些巴比妥类安眠药排泄很慢，长期服用还会蓄积中毒，出现精神不振、记忆力下降、思维迟钝、血压下降，严重者可引起呼吸、循环功能障碍，所以要慎用。

（5）忌长期服用止痛药：神经衰弱患者常服索米痛片、阿司匹林等以缓解头痛症状，但长期服用此类药会出现肝、肾功能损害，如肾乳头坏死、血压升高、夜尿多、贫血、白细胞和血小板减少等，有时还会出现胃溃疡。

（6）忌用补阳助火药：神经衰弱患者多因虚热内扰心神，而牛鞭、海马、附片、干姜等燥热药有助热化火之作用，服后可加重本病症状。

（7）忌用麻黄及麻黄类中药：麻黄含麻黄碱，有明显的中枢神经兴奋作用，易引起失眠，加重本病症状。